糖尿病中西医结合护理问答

主　审　高怀林

主　编　王林娟　葛　焱　王丽霞

副主编　乔晶喆　崔　静　董　敬

　　　　耿翠兰　李彩云　丁福艳

　　　　李彦红

辽宁科学技术出版社
LIAONING SCIENCE AND TECHNOLOGY PUBLISHING HOUSE

拂石医典
FU SHI MEDBOOK

内 容 简 介

　　本书详细介绍了糖尿病健康教育相关知识、糖尿病中医护理相关知识、糖尿病常用中医护理技术及特色护理知识。

　　全书共分为 6 章,分别从基础知识、降糖药物、糖尿病的各项化验结果解读、糖尿病患者饮食、糖尿病患者适宜的运动、糖尿病中西医护理这几方面阐述了如何采用中西医结合的方法为糖尿病患者提供最佳护理。

　　本书读者对象为内分泌科相关的护理人员,以及广大基层医疗机构,包括县级医院、乡镇医院以及社区医疗服务中心的护理人员;同时也可作为内分泌科专科护士的工具书。

图书在版编目（CIP）数据

糖尿病中西医结合护理问答 / 王林娟, 葛焱, 王丽霞主编. -- 沈阳 : 辽宁科学技术出版社, 2020.6
ISBN 978-7-5591-1598-0

Ⅰ. ①糖… Ⅱ. ①王… ②葛… ③王… Ⅲ. ①糖尿病—中西医结合—护理 Ⅳ. ①R473.5

中国版本图书馆CIP数据核字(2020)第082326号

出版发行: 辽宁科学技术出版社
　　　　　北京拂石医典图书有限公司
　　　　　地址: 北京海淀区车公庄西路华通大厦 B 座 15 层
联系电话: 010-57262361/024-23284376
E-mail: fushimedbook@163.com
印 刷 者: 三河市双峰印刷装订有限公司
经 销 者: 各地新华书店

幅面尺寸: 185mm×260mm
字　　数: 461 千字　　　　　　　　　印　　张: 18.5
出版时间: 2020 年 6 月第 1 版　　　　印刷时间: 2020 年 6 月第 1 次印刷

责任编辑: 李俊卿　　　　　　　　　责任校对: 梁晓洁
封面设计: 潇　潇　　　　　　　　　封面制作: 潇　潇
版式设计: 天地鹏博　　　　　　　　责任印制: 丁　艾

如有质量问题, 请速与印务部联系　　联系电话: 010-57262361

定　　价: 69.00 元

前言

糖尿病是一种常见的内分泌代谢系统疾病，其实疾病本身并不可怕，但如果血糖长期控制不好，其后果是不可避免地会发生微血管病变（如视网膜、肾及神经等病变）和大血管病变（如缺血性心脏病、中风及外周血管疾病等）。目前，我国超过1.2亿人患有糖尿病，占全球总患病人数的1/4。研究表明，及早开展饮食、药物等综合干预对控制糖尿病意义重大。有鉴于此，为了给临床护理人员提供更新、更多、更容易理解的糖尿病中西医护理知识，我们组织临床一线糖尿病中西医护理资深专家，根据长期从事中西医护理工作的经验，编写了此书。本书详细介绍了糖尿病健康教育相关知识、糖尿病中医护理相关知识、糖尿病常用中医护理技术及特色护理知识。

全书共分为6章，分别从基础知识、降糖药物、糖尿病的各项化验结果解读、糖尿病患者饮食、糖尿病患者适宜的运动、糖尿病中西医护理这几方面阐述了如何采用中西医结合的方法为糖尿病患者提供最佳护理。

本书读者对象为内分泌科相关的护理人员，以及广大基层医疗机构，包括县级医院、乡镇医院以及社区医疗服务中心的护理人员；同时也可作为内分泌科专科护士的参考书。

在本书编写过程中，我们得到了领导及多位同仁的支持，他们在繁忙的护理、教学和科研工作之余给予指导，在此表示衷心感谢！书中引用、吸纳了很多前辈同行的经验和文献资料，在此深表感谢！

由于编者编写经验不足，时间又较为仓促，虽然编委会在审稿时尽最大努力进行调整，但不足之处和疏漏在所难免，谨请各位专家及同仁不吝批评指正，深表谢忱。

编者

2020年2月

前言

目录

第一章 糖尿病常识

1 为什么糖尿病患者应掌握相关知识?

糖尿病是一种以糖代谢异常为主要表现的慢性终身性疾病,一旦发病,需终身治疗,并且目前尚无根治办法。因此,学习糖尿病相关知识有助于患者的糖尿病治疗和保健。患者了解糖尿病相关知识后,有助于与医师进行交流,达到心有灵犀一点通,有助于提高对糖尿病的自我管理能力,纠正不良生活方式和习惯,对饮食、运动、心理及用药等方面能主动自觉地进行自我调节,尽快控制病情,减少和延缓并发症发生,从而提高患者的生活质量。

2 什么是糖尿病?

糖尿病是一组由遗传因素和环境因素相互作用,因胰岛素分泌绝对或相对不足以及伴有或不伴有胰岛素抵抗,以慢性血中葡萄糖水平持续增高为特征的代谢疾病群,同时伴随蛋白质、脂肪等一系列代谢紊乱的临床综合征。临床表现为血糖升高、尿糖阳性及糖耐量减低,典型表现为"三多一少",即多饮、多食、多尿和体重减少;久而久之,可伴有一系列并发症出现。

糖尿病可发生于任何年龄,随着病程延长或血糖控制不佳,其代谢紊乱可致心、脑、肾、神经及眼等多种并发症,是严重危害患者生命和健康的一种慢性疾病。如不积极治疗,将大大降低糖尿病患者的生活质量,并缩短寿命。

中医称糖尿病为消渴症,将"三多"谓"三消",即"多饮为上消,多食为中消,多尿为下消"。

3 全世界糖尿病患病情况是怎样的?

全球1型糖尿病患病率为0.1%~1.1%。在亚洲,1型糖尿病年发病率不足1/10万人。1型糖尿病多在秋季和冬季发病，春、夏季较少见，可能与病毒感染损伤胰岛β细胞有关。2型糖尿病患病率为2%～10%。北美土著人（美国比马印第安人）和西太平洋国家，成年人群50%为2型糖尿病。中国、印度和新加坡的2型糖尿病患病率正在迅速增加。

4 中国糖尿病患病情况及流行病学特点如何?

中国是全球糖尿病患者最多的国家。2017年，JAMA杂志发表的中国糖尿病患者流行病学调查数据显示，我国成人糖尿病和糖尿病前期最新患病率分别为10.9%和35.7%。该研究与2013年JAMA发表的中国糖尿病流行病学情况比较，糖尿病前期患病率从50.1%降低到35.7%。糖尿病人数减少了1亿人多，可能源于糖化血红蛋白测量方法及采用糖尿病诊断标准不同所致。我国糖尿病患者分布特点：①地域分布"北高南低、东高西低"；②男女两性患病率接近1∶1；③年龄差异：年龄越高，患病率越高。

5 如何识别 1 型糖尿病和 2 型糖尿病?

（1）看年龄：30岁以下得病，1型可能性大；40岁以上得病，2型可能性大。

（2）看体型：1型患者常偏瘦，2型患者多肥胖。

（3）看有无酮症：酮症多发生于1型患者，2型患者一般情况下不会发生酮症。

（4）看治疗反应：对口服降糖药治疗无效提示为1型，对口服降糖药治疗效果较好提示为2型。

（5）看胰岛素水平：发病之初，患者血中胰岛素水平低提示1型，胰岛素水平正常或高于正常提示2型。

6 糖尿病是怎么发生的?

糖尿病的发生原因非常复杂，其发生可能与下列因素有关：

（1）肥胖：肥胖是诱发2型糖尿病的最重要原因之一，40岁左右的肥胖女性更为明显。肥胖者的胰岛素受体减少，对胰岛素的敏感性降低。

（2）感染：1型糖尿病与病毒感染有显著关系，感染本身会诱发糖尿病，且可以使隐性糖尿病得以外显。

（3）食物：有人认为，高脂肪、高糖饮食可能诱发糖尿病。

（4）体力活动：体力活动少者易发生糖尿病。

（5）妊娠：有人发现妊娠次数与糖尿病的发生有关，多次妊娠易发生糖尿病。

（6）年龄：随着年龄增长，糖耐量有降低倾向，45岁以上者，易发生2型糖尿病。

7 糖尿病的危险因素有哪些？

（1）家族遗传。

（2）高血脂和高血压。

（3）肥胖。

（4）分娩过巨大婴儿的女性。

（5）妊娠糖尿病。

（6）能量摄入增加和体力活动减少。

8 糖尿病分哪些类型？

（1）1型糖尿病：是指身体不会产生胰岛素或产生的胰岛素极少，通常发生在青少年，因为大部分产生胰岛素的细胞已被破坏，所以需要注射胰岛素治疗。

（2）2型糖尿病：是指身体不能产生足够的胰岛素，或是身体不会妥善地运用胰岛素，通常发生在成年人。开始的治疗可能是饮食控制、运动治疗和/或口服药治疗，随着病程的延长，人体分泌胰岛素的功能逐渐下降，大部分患有2型糖尿病的人最终需要使用胰岛素。

（3）妊娠糖尿病：是指女性怀孕期间发生的糖尿病。该病多发生在有糖尿病家族史、肥胖、高龄的孕妇中。妊娠糖尿病患者的血糖容易控制，多数患者通过饮食治疗与运动治疗即可控制，部分患者需胰岛素治疗。多数患者分娩以后血糖会恢复正常，但有近1/4的患者若干年后会发生永久性糖尿病。

（4）特殊类型糖尿病：主要包括遗传性β细胞缺陷、胰腺疾病（如胰腺切除）、内分泌疾病（如库欣综合征、肢端肥大症等）以及药物因素（如糖皮质激素、利尿剂等）所致的糖尿病。特殊类型糖尿病要在医师指导下治疗，对有明确病因的糖尿病，要注意原发病的治疗。

9 1型糖尿病的特点是什么？

此病特点是起病较急，血浆胰岛素水平低于正常低限，必须绝对依赖外源性胰岛素。若不用胰岛素治疗，就会出现酮症酸中毒，如不及时治疗，则会导致死亡。发病年龄多在30岁以下，更多的是幼年发病，以往称幼年型糖尿病，但也有成年发病。一般发病急，原来身体健康，突然出现酮症酸中毒，重者昏迷。遗传因素为重要诱因，表现为第六号染色体上HLA抗原的阳性率增加，并伴有特异性免疫或自身免疫反应，胰岛细胞抗体往往呈阳性。此型患者往往在遗传因素基础上加之外来因素（如病毒感染）而发病，对胰岛素敏感。

10 2型糖尿病的特点是什么？

此型患者大多数在40岁以后发病，但也可以在儿童时期发病。此型糖尿病患者血浆胰岛素水平可正常或稍低，肥胖型患者胰岛素水平可高于正常。平时一般可不用胰岛素治疗，也不会出现酮症酸中毒，但在应激时会出现。有的患者采用饮食控制、口服降糖药仍不能满意控制血糖及症状时，需用胰岛素治疗。此型患者可长期无糖尿病症状，但病情呈隐匿性进展，常在不知不觉中出现大血管、微血管病变，神经病变及白内障等并发症。2型糖尿病较1型糖尿病受遗传因素的影响更大，环境因素中最重要的是肥胖，此型患者60%～90%属肥胖，即体重超过标准体重或体重指数超过正常（男性大于25，女性大于24）。对胰岛素敏感性差。

11 什么是妊娠糖尿病？

妊娠糖尿病是指怀孕过程中由于激素水平的改变而产生抵抗胰岛素的作用，引起任何程度的糖耐量异常。分娩后有13%～15%的女性血糖仍高，发展为糖尿病；而大部分女性的血糖可恢复正常，但多年后有的也会发展为2型糖尿病。

12 怎样筛查妊娠糖尿病？

妊娠糖尿病（GDM）患者常无自觉症状，而且多数空腹血糖也在正常范围内。因此，常规空腹血糖检查易造成GDM的漏诊，妊娠期应常规筛查。

（1）所有妊娠妇女都应在20周后进行筛查（一般在24～28周）。

（2）高危人群应在首次产前检查，即孕12～14周筛查。

（3）筛查方法为随机口服50g葡萄糖，服糖后1小时静脉血浆血糖≥7.8mmol/L为异常。筛查异常者进行75g葡萄糖耐量试验，查空腹、餐后1小时和餐后2小时血糖。

13 哪些女性容易患妊娠糖尿病?

妊娠期糖尿病是糖尿病的一种特殊类型,指妊娠期发现有不同程度的糖耐量减低或明显的糖尿病,不论是否需用胰岛素或仅使用饮食治疗,也不论分娩后这情况是否持续,均可认为是妊娠糖尿病。妊娠糖尿病的发生率为1%～6.6%。以下女性易患妊娠糖尿病:

(1)直系亲属中有糖尿病患者。

(2)直系亲属中出现过妊娠糖尿病患者。

(3)年龄超过30岁的高龄孕妇。

(4)肥胖,妊娠前体重超过标准体重的20%,或者妊娠后一直增加营养,进食过多,活动过少,体重增加太多。

(5)既往有妊娠糖尿病病史。

(6)有异常妊娠分娩史,如流产、早产、死胎、死产、新生儿不明原因死亡及新生儿畸形等。

(7)有分娩巨大胎儿史(胎儿出生体重超过4kg)。

(8)此次妊娠胎儿有异常(羊水过多、胎儿畸形)。

(9)此次妊娠有其他妊娠合并症。

14 其他类型糖尿病包括哪些?

此类型按病因及发病机制分为8种亚型:

(1)β细胞功能遗传性缺陷,包括青年人中的成年发病型糖尿病和线粒体基因突变糖尿病。

(2)胰岛素作用遗传性缺陷。

(3)胰腺外分泌疾病。

(4)内分泌疾病。

(5)药物和化学品所致糖尿病。

(6)感染所致糖尿病。

(7)不常见的免疫介导糖尿病。

(8)其他与糖尿病相关的遗传综合征。

15 糖尿病会遗传吗?

20世纪70年代,科学家就在研究中发现,糖尿病患者的家属中,糖尿病的发病率远高于普通人,因而认为糖尿病会通过基因遗传给子女。目前的研究表明,糖尿病的遗传涉及多个基因,这些基因的变异使人更易患糖尿病。一般认为,糖尿病患者遗传给下一代的不是病的本身,而是遗传容易发生糖尿病的体质,临床称之为糖尿病易感性。2型糖尿病的遗传易感性尤为明显。糖尿病易感者对胰岛素的适应能力很差,容易发生糖尿病,但并不意味着父母有糖尿病,子女就一定会患糖尿病。也就是说,虽然有遗传倾向,但糖尿病患者的后代并不一定患糖尿病,因为糖尿病的发生还受环境、肥胖等后天因素的影响,积极的预防对于这些易患糖尿病的人来说是非常有意义的。

16 糖尿病患者可以结婚吗?

不管是何种类型的糖尿病患者,只要通过合理的治疗,病情得到满意控制后,是可以结婚的。但因为糖尿病有遗传倾向,若男女双方都是糖尿病患者,其下一代患糖尿病的概率会较正常人高。据报道称,若父母双方均为糖尿病患者,子女患糖尿病的概率为20%左右。

17 糖尿病患者结婚后能否怀孕?

糖尿病患者结婚后,病情控制一直很理想,无心脏、脑、肾及其他器官严重并发症者,可以怀孕。但在妊娠的前3个月,特别要控制好血糖,因为只有在正常血糖水平的环境中,受精卵才能正常发育,才能早期预防胎儿畸形,降低流产、早产、胎死宫内及巨大胎儿的发生率。

18 糖尿病能预防吗?

糖尿病是一种终身性疾病,目前尚无根治性方法,但这并不是意味着持无所作为、听之任之的观念。相反,更应积极行动起来。糖尿病专家告诉我们,糖尿病可以预防。目前,有三道防线可构筑和坚守:①如果还不是糖尿病患者,需要规范自己的生活,使自己的生活方式科学,这是最重要、也是最牢固的一条防线。②如果已经是糖尿病患者,也不必悲观,只要长期控制良好,是可以防止和有效延缓糖尿病慢性并发症的发生和发展的。③如果已进入了慢性并发症期，那就需要提高警惕，延缓慢性并发症的恶化。如果健康和智慧是人的两大最宝贵财富的话，那么健康更重要，因为智慧是依附于健康之上的。忧患意识不可无，对糖尿病患者来说可能更是如此。"多学点儿，少吃点儿，勤动点儿，放松点儿"，这是保持健康的"终身法则"。

19 儿童糖尿病应注意什么？

（1）年龄小，认知性较差：小儿对"糖尿病治疗"在理解上有些困难，这就要求家长和医师更加细致和耐心地帮助和指导。

（2）饮食控制较为困难：小儿嘴馋，家长和医师也应给予指导，提出要求。

（3）体力活动量相对较大：小儿多爱玩，好动，运动量难以控制，家长和医师也应给予关心，不能刻意限制其运动，也不使其过量运动。

（4）必须使用胰岛素：儿童糖尿病绝大多数是1型糖尿病，要做长期注射胰岛素的精神和物质准备。

（5）可监测尿糖：糖尿病患儿也需要经常做血糖检查，但患儿因每天上学，采血比较困难，不过他们的尿糖与血糖相符率较高，所以可以用监测尿糖的方法来观察病情的变化。

20 老年人如何预防糖尿病？

老年人虽然易患糖尿病，但如果能进行积极的预防，其发病率还是能得到一定的控制。因此，老年人在预防糖尿病时，应做到以下几点：

（1）饮食清淡，避免贪食，少吃甜食、动物脂肪和精制食品，多吃粗粮、鱼类、蔬菜、豆制品和水果。

（2）坚持适当的体育锻炼并参加体力劳动。

（3）饭后应进行室外活动，不宜立即卧床或睡觉。

（4）控制体重增加，防止肥胖。控制体重不提倡用节食的方法，而是应采用少吃多餐及运动等方法。

（5）定期检查血糖、尿糖及血脂，防止动脉硬化，及早发现本病，以便及时采取措施。

21　出现哪些症状应检查是否得了糖尿病?

现在临床上许多糖尿病患者初发病时常没有症状,完全依靠检查才能诊断,但有下列情况者应考虑到糖尿病发生的可能,应立即去医院检查。

(1) 有多饮、多食、多尿。

(2) 体重减轻找不到原因,特别是原来肥胖、近年来体重减轻。

(3) 易患疖和痈,尤其发生在疖和痈发病率较低的季节,如冬季。

(4) 反复尿路、胆道、肺部或其他感染。

(5) 妇女外阴瘙痒而非滴虫感染。

(6) 有感觉障碍、疼、麻等周围神经炎症状。

(7) 较早出现白内障而视力减弱。

(8) 间歇性跛行、下肢疼痛。

(9) 下肢溃疡久不愈合。

(10) 水肿、蛋白尿、类似肾病综合征。

(11) 尿潴留、顽固性便秘或腹泻。

(12) 早期出现动脉硬化症状,如心绞痛、心肌梗死、脑血管病变。

22　糖尿病主要有哪些临床表现?

典型症状为"三多一少",即"多尿、多饮、多食和消瘦"。①多尿:糖尿病患者尿量增加,每昼夜可达3000~4000ml,最高可达10 000ml以上,排尿次数也增多,有的患者日尿次数可达20余次。②多饮:由于多尿,水分丢失过多,发生细胞内脱水,刺激口渴中枢,以饮水来作为补充。因此排尿越多,饮水自然增多。③多食:由于尿中丢糖过多,机体处于半饥饿状态,能量缺乏引起食欲亢进,食量增加。④"一少":指消瘦,糖尿病患者外周组织对葡萄糖利用障碍,脂肪分解,蛋白质负平衡,体重下降,有的患者在1~2个月内体重下降10kg左右,甚至更多。以上是糖尿病发病时的典型症状,但现在许多患者发病时没有任何症状,或仅有周身乏力、消瘦症状。

23　为什么有些糖尿病患者没有症状?

有的2型糖尿病患者,特别是老年糖尿病的患者可以无症状,在体检时或在其他疾病检查时才能被发现。这是由于他们肾排糖阈值增高的原因,因而即使血糖高达

11.1～16.7mmol/L，也无糖尿，所以没有"三多"症状，常常得病多年后才被发现。有的患者不是无症状，只是被忽略而已，患者自以为多食是身体健康的标志。他们常常因一些糖尿病并发症，如视物不清、水肿、足部溃疡、皮肤疖、脑梗死、肺结核，到医院看病发现有糖尿及查血糖高而被确诊。

24 糖尿病的普查项目有哪些?

（1）空腹血糖：一般晚10:00后禁食至次日，早晨6:00～8:00空腹抽血检测。早期和轻型糖尿病患者的空腹血糖往往轻度升高或正常，对糖尿病的诊断敏感性低于餐后2小时血糖。空腹血糖正常或稍高者，需查餐后2小时血糖。

（2）如检查目的为确定有无糖耐量异常，应给予标准餐负荷，进食100g馒头或米饭。

（3）随机血糖：一天中任何时候检查，在怀疑有低血糖或明显高血糖时随时检查。

（4）75g葡萄糖耐量试验：即试验前3天至少每天进食不少于250g碳水化合物。试验前过夜空腹10～16小时，上午6:00～8:00做试验。75g纯葡萄糖粉溶于300ml左右温水中，5分钟内喝完，从喝第一口糖水开始计时，空腹和服糖后0.5小时、1小时、2小时、3小时准时采血，监测血糖值。

25 诊断糖尿病的实验室检查项目有哪些?

（1）血糖测定：目前多采用葡萄糖氧化酶法，也有采用邻甲苯胺法。正常空腹血糖为3.9～6.1mmol/L，如两次重复测定空腹血糖7.0mmol/L以上，可诊断为糖尿病。

（2）葡萄糖耐量试验：①口服葡萄糖耐量试验（OGTT）；②静脉葡萄糖耐量试验（IGTT）；③可的松葡萄糖耐量试验。

（3）胰岛素测定：①空腹正常值为5～20mU/L，1型则低于正常的下限或测不出；2型早期在正常范围或高于正常人（表现为高胰岛素血症），中晚期低于正常人；②胰岛素释放试验：1型无高峰出现，呈低曲线；2型高峰比正常低，或高峰延迟。

（4）C肽测定：①空腹血正常值为0.3～0.6mmol/L（放射免疫法）。1型减少或测不出，2型可在正常范围或偏低。②C肽释放试验同胰岛素释放试验曲线。

（5）糖化血红蛋白：糖化血红蛋白是反映采血前8～12周血糖的总水平，正常值4%～6%。但不作为糖尿病的诊断指标。

26 糖尿病治疗的"五驾马车"是什么？

我们常说糖尿病治疗是一个综合的治疗，常把相关的治疗比喻成"五驾马车"，那么是哪"五驾马车"呢？

（1）饮食控制：这是糖尿病治疗的基础，以维持标准体重。世界卫生组织（WHO）倡导人群饮食控制目标为"二少（高碳水化合物、高粗纤维），"四低"（低糖、低盐、低脂、低胆醇），"一平"（蛋白质）。

（2）运动疗法：要因人而异，循序渐进，中等强度，持之以恒，每次10～30分钟，如步行、健身跑、游泳、登楼等。

（3）药物治疗：包括口服药物治疗和胰岛素治疗。要坚持用药，定期随访，不断调整，注意低血糖发生。

（4）血糖监测：检测血糖比尿糖准确、可靠。目前市场上有多种简易血糖仪，家庭使用颇为方便。要注意应在餐前和餐后2小时检测。

（5）糖尿病教育：一位国际知名的糖尿病教育家指出："高质量的糖尿病及其并发症的治疗，取决于对糖尿病患者的教育。"

27 胰岛素对血糖代谢有什么作用？

（1）胰腺（一个靠近胃的腺体）分泌一种被称为胰岛素的激素。

（2）胰岛素很重要——把葡萄糖从血液运输到身体需要的部位，在那里葡萄糖可以用来提供能源。患有糖尿病时，胰腺不能产生足够的胰岛素。没有足够的胰岛素，就会有太多的糖留在血液中而出现高血糖。

（3）胰岛素打开细胞的"大门"让葡萄糖进入细胞内。人体内包含许多激素，但只有胰岛素能使血糖下降，其他如糖皮质激素、胰高血糖素、生长激素等均使血糖升高，所以当人体胰岛素分泌不足或胰岛素作用不敏感时（胰岛素抵抗），人的血糖就会升高。

28 血糖升高时人体是如何调节的？

血糖浓度升高时，首先刺激胰岛β细胞分泌更多胰岛素入血，使血葡萄糖转变为糖原和脂肪酸储存起来，同时抑制脂肪、氨基酸向葡萄糖转变，进而使血糖浓度维持在正常范围。与此同时，血糖浓度升高反射性引起下丘脑血糖调节中枢兴奋，刺激胰岛β细胞分泌更多胰岛素入血以降低血糖浓度。以上两种调节方式同时进行。

29 糖尿病与吃糖有关吗？

这里所讲的糖，是碳水化合物的总称。糖又被分为多糖、双糖、单糖。我们常食用的米饭、馒头、面条、面包、饼干、南瓜等所含的淀粉都是多糖。多糖类的淀粉虽然不甜，但是可在淀粉酶的作用下分解为单糖，而且主要是葡萄糖。葡萄糖是可以被人体吸收并利用的。但它的吸收和利用需要有胰岛素的帮助。如果含淀粉或糖的食物吃得过多，再加上运动少，没有足够的能量消耗，身体里的胰岛素就无法帮助多余的糖类吸收和利用，就会使血糖升高，甚至通过肾滤出成为尿糖，最终导致糖尿病的发生。

30 影响糖消化、吸收的因素有哪些？

食物中营养素的种类和含量会影响糖类吸收；胃蠕动功能及幽门括约肌功能影响糖类进入小肠速度和糖类消化及吸收；小肠功能也影响糖类吸收。肠炎腹泻时，肠蠕动增强，糖类在小肠内停留时间短，吸收不良；胰腺损伤引起淀粉酶分泌障碍；内分泌腺功能状态（脑垂体前叶分泌的促甲状腺激素和促糖皮质激素、肾上腺和甲状腺功能状态）间接影响糖的吸收。

31 蔗糖、葡萄糖、果糖的区别是什么？

蔗糖是由一分子葡萄糖和果糖脱水缩合而成的双糖，经蔗糖酶催化分解为葡萄糖和果糖吸收入血。葡萄糖与果糖是同分异构体，葡萄糖是多羟基醛糖，果糖是多羟基酮糖。葡萄糖及果糖是单糖，可直接由小肠吸收入血。葡萄糖吸收入血后使血糖浓度升高，刺激胰岛素分泌，尚能产生饱感及反馈性抑制食欲，除代谢供能外，多余部分转变成脂肪储存；果糖吸收入血后不能直接升高血糖浓度，不刺激胰岛素分泌和不产生饱腹感，因口感好，容易多食，引起腹内脂肪堆积、肝脂肪含量增加，引起低密度脂蛋白胆固醇和甘油三酯浓度升高，发生肥胖等。蔗糖、葡萄糖及果糖甜味比例分别为5：4：9。

32 什么是人体必需氨基酸？

机体生长发育必不可少、自身不能合成、必须从食物中取得的氨基酸称必需氨基酸。成年人的必需氨基酸包括赖氨酸、色氨酸、苯丙氨酸、甲硫氨酸、苏氨酸、异亮氨酸、亮氨酸和缬氨酸8种。缬氨酸为婴儿生长发育的必需氨基酸；精氨酸、胱氨酸、酪氨酸、牛磺酸为早产儿必需的氨基酸。饮食中缺少上述氨基酸可影响健康。亮氨酸可促进胰岛素分泌。肥胖患者的色氨酸、亮氨酸、异亮氨酸、甲硫氨酸、苯丙氨酸及非必需氨基酸、精氨酸、酪氨酸、丙氨酸等浓度明显升高，血甘氨酸浓度明显降低。

33 动、植物蛋白的区别是什么？

人体摄入的蛋白质可分为植物蛋白和动物蛋白。植物蛋白是指豆类、小麦（面粉）和大米中所含的蛋白，大豆种子含有的植物蛋白高达40%。飞禽、走兽及海鲜的肉中所含的蛋白称为动物蛋白，包括奶制品和禽蛋中所含的蛋白。植物蛋白和动物蛋白在氨基酸数量和组成上有区别。动物蛋白较植物蛋白易消化和吸收，更有益于人体营养，其蛋白质种类、结构和数量与人体蛋白更近似，都含有人体必需的8种氨基酸（特别是蛋制品和奶制品）。因此，动物蛋白较植物蛋白营养价值高。此外，植物蛋白缺乏免疫球蛋白，谷类中相对缺乏赖氨酸等。

34 体内胰岛素是怎么生成的？

胰岛素是在胰腺胰岛β细胞中生成的。在胰岛β细胞的细胞质内质网首先生成具有109个氨基酸、相对分子质量为11 500的前胰岛素原，前胰岛素原经蛋白酶水解作用脱去其前肽23个氨基酸，生成86个氨基酸、相对分子质量为9000的单链胰岛素原，然后随细胞质中微泡进入高尔基体。胰岛素原在胰岛β细胞高尔基复合体内形成β颗粒，β颗粒成熟后，约95%胰岛素原再经蛋白酶水解作用脱去4个碱基氨基酸，分解成等分子的胰岛素和无活性C肽（31个氨基酸，相对分子质量为3201）。未经蛋白酶水解的小部分胰岛素原及剩余的中间产物——裂解胰岛素原也随胰岛素和C肽入血。从胰岛β细胞β颗粒形成到胰岛素分泌大约需要1小时。胰岛β细胞储备约200U胰岛素，每天分泌胰岛素25～50U（平均40U）入血。成年人空腹胰岛素参考正常值：3.0～24.9mU/L，半衰期为3～8分钟；胰岛素原生物学活性只有胰岛素的5%，半衰期为18～20分钟。

35 胰岛素受体是什么？

胰岛素受体是指体内胰岛素靶器官靶细胞膜上能与胰岛素特异性结合的位点，是产生生物学作用的功能单位。体内所有组织几乎都有胰岛素靶细胞和胰岛素受体，不同靶器官细胞膜上胰岛素受体数目差异很大：红细胞膜上约有40个胰岛素受体；脂肪细胞膜每平方微米约有10个胰岛素受体，每个脂肪细胞约结合11 000个胰岛素分子；肝细胞膜上约有20万个胰岛素受体。人体靶细胞膜表面胰岛素受体数目依据生理情况而变化：肥胖人的受体数目减少，饥饿者的受体数目增加。靶细胞受体与胰岛素结合程度与靶细胞受体数目及其亲和力大小有关。血浆胰岛素浓度对胰岛素受体数目及亲和力大小有重要调节作用。血浆胰岛素浓度增高时，靶细胞胰岛素受体数目减少，此为下降调节。胰岛素受体只能与胰岛素或胰岛素原特异性结合。胰岛素原与胰岛素受体的结合力仅为胰岛素的1/20，降糖作用只有胰岛素的1/8～1/4。

36 什么是胰岛素抵抗？

胰岛素抵抗是因靶器官细胞的胰岛素受体敏感性降低，机体代偿性产生高胰岛素血仍不能发挥胰岛素正常生理作用所致。通常，空腹血胰岛素浓度≥90pmol/ml（≥15mU/L）为高胰岛素血，胰岛素抵抗患者空腹血胰岛素浓度超过150pmol/L（25mU/L），甚至较正常升高数倍或10余倍。大约25%正常人群存在胰岛素抵抗，75%糖耐量异常人群存在胰岛素抵抗，约85%的2型糖尿病患者有胰岛素抵抗。胰岛素抵抗的病因复杂，见于许多疾病状态，如2型糖尿病、肥胖症、代谢综合征、多囊卵巢综合征等。20世纪50年代，耶鲁（Yale）等应用放射免疫分析技术测定血胰岛素浓度时发现，血胰岛素浓度较低者的胰岛素敏感性较高，血胰岛素浓度较高者的胰岛素敏感性较低。检测胰岛素抵抗的方法有许多，如胰岛素钳夹技术和微小模型技术等。目前认为，胰岛素钳夹技术是诊断胰岛素抵抗的金标准。虽然测定机体组织对外源性胰岛素敏感性的胰岛素钳夹技术是诊断胰岛素抵抗的金标准，因技术复杂、费用高，不适合临床常规应用。口服葡萄糖耐量试验是检测胰岛素抵抗的一种较准确、简单、更符合生理性的方法，适用于临床常规检测。

37 气候变化会影响糖尿病病情吗？

糖尿病患者往往在冬天病情加重，尤其气候突然变冷时易使血糖升高，这是因为寒冷刺激可促进肾上腺素分泌增加，肝糖原输出增加，肌肉对血中葡萄糖摄取减少而引起病情加重。同时，糖尿病患者由于胰岛素缺乏，失去与葡萄糖的对抗作用，血糖则必然升高，由此病情反复而加重。鉴于以上情况，糖尿病患者在冬季应注意保暖。夏天炎热多汗则应注意补充水分，否则，血液浓缩也能使血糖升高。总之，糖尿病的病情在冬季不如夏天易控制，因此应根据季节变化采取相应的防治措施，预防病情反复或恶化。

38 吸烟对糖尿病危害大吗?

烟中含有的烟碱会刺激患者血糖升高,而且对血管、神经的危害很大,能使血管收缩,故对有心脑血管并发症的患者能加重病情,引起心动过速、血压上升、血液黏滞、组织缺氧等症状,故需下决心慢慢戒掉。

39 糖尿病的危害有哪些?

糖尿病在全世界的发病率有逐年增高的趋势,已经成为世界上继肿瘤、心脑血管病之后第三位严重危害人类健康的慢性疾病。目前糖尿病对人类健康危害最大的是在动脉硬化及微血管病变基础上产生的多种慢性并发症,主要是危害心、脑、肾、血管、神经、皮肤等。由于糖尿病病程冗长,糖尿病的危害往往是在不知不觉中发生的。糖尿病患者如果平时不注意必要的检查和正确的治疗,一旦发生了糖尿病的急性并发症,或者不可逆转的糖尿病慢性并发症,就可能造成严重后果。

据国内调查报道,我国糖尿病患者的并发症在世界上发生最早、最多,且最严重,传统的糖尿病急性并发症已退居次位,而慢性并发症已占据主要地位。如糖尿病病程10年以上的患者,78%都有程度不同的并发症。据WHO糖尿病相关专家统计,因糖尿病引起双目失明者占4%,其致盲概率比一般人高10~23倍;糖尿病性坏疽和截肢患者比一般人多20倍;并发冠心病及中风者比一般人增加2~3倍;并发肾衰竭比一般肾病多17倍。我国糖尿病患者死亡原因依次为:血管病变(包括冠心病、脑血管病等)、感染性疾病、酮症酸中毒、全身衰竭及尿毒症等。第一位的心血管病所致死亡占总死亡的70%~80%,是糖尿病患者的主要死因。总之,糖尿病及其慢性并发症对人类健康的危害是十分严重的。

40 糖尿病足如何预防?

糖尿病患者容易并发血管、神经病变。在此病变基础上,当有感染、冻伤、外伤时,就可能会导致糖尿病足的发生,但糖尿病足是可以预防的。

(1)控制血糖是关键。只有血糖控制平稳才能有效缓解周围血管、神经病变的发生。

(2)患者需要早期发现,如果患者出现足部发凉、麻木、时有疼痛感,尤以夜间表现明显等早期症状时,应提高警惕,加强对足部的保护,预防碰伤、冻伤,以免发生感染导致迁延不愈。

（3）注意控制饮食，适当运动。糖尿病患者需严格控制饮食，运动以散步、练体操为宜，可以减轻体重、协助降低血糖。但糖尿病足合并感染时不宜进行运动。

（4）平时多注意足部的清洁卫生，并及时处理足部伤口。

（5）经常按摩下肢，以促进血液循环。

41 糖尿病患者可以用热水泡脚吗？

糖尿病患者可以用热水泡脚，需要注意水温适中。一方面，足部皮肤因感觉异常而无法判断水温的高低；另一方面，微循环障碍和血管病变使皮肤血管不能正常扩张，血供的减少也使皮肤没有足够的血液把热能带走，使热能在局部聚集发生烫伤。糖尿病患者足部烫伤后发生感染的概率大大增加，会给患者带来很大痛苦，也会增加糖尿病足的发生概率。因此，糖尿病患者在洗脚时，水温不要超过体表温度，可以先让家属试探一下温度后再进行泡脚。

42 糖尿病足患者怎样选鞋？

由于糖尿病足的特点，使得脚对外来的伤害缺乏敏感性。所以一定要选择一双合适的鞋子。若穿着一双不透气的鞋子，可使脚部受伤，造成严重后果。因此，在穿鞋时应注意以下几点：

（1）选择鞋子的时间一般定在下午或晚上，因为经过一天的活动，双脚的尺码会比早上时略微增大，所以在黄昏时购买鞋子会比较准确。

（2）买鞋时最好能把脚的轮廓在纸上画下来，然后用剪刀裁下来，放入所买的鞋里，如果剪下的纸能比较平整地放在鞋里，那么这双鞋应该是很舒适的。

（3）尽量选择软皮面或网面、透气性能好的运动鞋，避免选择布面的平底鞋，因为糖尿病患者的脚感觉较迟钝，选择鞋面和鞋底薄的鞋子会让糖尿病患者增加意外伤害的可能。

（4）避免穿高跟鞋、尖头鞋，因为这样的鞋会影响足部血液循环，造成挤压伤或产生水疱。

（5）不要穿凉鞋和人字拖，以免足部损伤。

（6）新鞋一般第一次穿不要超过两小时。因为新鞋容易出现踝部受损，最好先试，并在易摩擦的部位放置一点棉花。试穿鞋后要逐渐延长试穿的时间，要仔细检查双脚有无水疱、皮肤有无破损或红肿，如果有，这说明新鞋的尺码与脚不符，不宜再穿。

（7）每次穿鞋前都要检查一下鞋子里有无杂物或凸起的地方，注意不仅要用眼睛看，还要用手去摸。

43 糖尿病足患者如何选袜子？

（1）在选购袜子时应选择吸汗、透气性强、柔软的羊毛袜和棉线袜。

（2）最好选择白色的袜子，从而在足部损伤时有分泌物渗透时能及早发现。

（3）不要穿着弹性过强的袜子或长筒袜，尤其是袜口部位不要过紧，以免影响血液循环。尽量不用吊带袜。

（4）不要穿有破洞的袜子，因为如果破口把足部套住，会影响血液循环，后果严重。而且破袜不宜修补，因为缝口不平，容易挤破足部。

44 什么是糖尿病微血管病变？

糖尿病的微血管病变是血糖控制不良糖尿病患者的常见并发症，是一种全身性病变，主要表现在视网膜、肾、心肌、神经组织及足趾。随着糖尿病病程延长和微血管病变发展，可致患者失明和肾衰竭等。糖尿病性视网膜病变：眼底检查发现视网膜微血管瘤、棉絮状白斑、出血和渗出，导致失明。糖尿病性肾病表现：肾小球微血管基底膜增厚引起弥漫性及结节性肾小球硬化、玻璃样改变，最终导致肾衰竭。心脏微血管病变：发生糖尿病性心肌病，导致心力衰竭或猝死。神经血管弥散性硬化导致周围神经系统损害。其他：糖尿病微血管病变尚可累及四肢、皮肤及血管等微血管床而出现相应病变。

45 糖尿病患者家属应如何配合治疗？

糖尿病患者的治疗效果如何，很大程度上取决于家属对他们的影响。

（1）家属需要理解和关心糖尿病患者，而不要因怕脏、怕麻烦而嫌弃他们。要为患者提供一个亲密和谐的家庭环境。

（2）要认识到控制好病情、避免糖尿病的各种并发症是糖尿病患者及其家属的共同目标，鼓励和帮助患者进行饮食控制和体育锻炼，督促患者按时服药，做好监测，使病情得到最为满意的控制。

（3）糖尿病患者的家属要不断地学习糖尿病知识，特别是观察糖尿病酮症酸中毒和低血糖症等急性并发症的发病情况，并积累经验，以便及时发现危险病情，并给予必要的处理。

第二章 糖尿病治疗药物

1 糖尿病口服药物的作用机制是什么？

高血糖的药物治疗多基于纠正导致人类血糖升高的两个主要病理生理改变，即胰岛素抵抗和胰岛素分泌受损。根据作用效果的不同，口服降糖药可分为主要以促进胰岛素分泌为主要作用的药物（磺脲类、格列奈类、DPP-4抑制剂）和通过其他机制降低血糖的药物（双胍类、TZDs、α-糖苷酶抑制剂、SGLT2抑制剂）。磺脲类和格列奈类直接刺激胰岛β细胞分泌胰岛素DPP-4抑制剂，通过减少体内GLP-1的分解增加GLP-1浓度，从而促进胰岛β细胞分泌胰岛素；双胍类的主要药理作用是减少肝葡萄糖的输出；TZDs的主要药理作用为改善胰岛素抵抗；α-糖苷酶抑制剂的主要药理作用为延缓碳水化合物在肠道内的消化吸收；SGLT2抑制剂的主要药理作用为通过减少肾小管对葡萄糖的重吸收来增加肾葡萄糖的排出。糖尿病的医学营养治疗和运动治疗是控制2型糖尿病高血糖的基本措施，在饮食和运动不能使血糖控制达标时，应及时采用药物治疗。2型糖尿病是一种进展性的疾病。在2型糖尿病的自然病程中，对外源性的血糖控制手段的依赖会逐渐增大。临床上常需要口服药物及口服药与注射降糖药（胰岛素、GLP-1受体激动剂）的联合治疗。

2 糖尿病口服药的适应证是什么？

（1）通过饮食和运动治疗尚不能使血糖控制满意的2型糖尿病患者，可在上述治疗的基础上加服口服降糖药。

（2）用胰岛素治疗而血糖控制不佳的1型糖尿病，也可联合应用某些口服降糖药治疗。

3 糖尿病口服药物分为哪几类？

口服降糖药可分为主要以促进胰岛素分泌为主要作用的药物（磺脲类、格列奈类、DPP-4抑制剂）和通过其他机制降低血糖的药物（双胍类、TZDs、α-糖苷酶抑制剂、SGLT2抑制剂）。

（1）磺脲类：甲磺丁脲（D860）、格列本脲（优降糖）、格列吡嗪（美吡达）、格列齐特（达美康）、格列喹酮（糖适平）、格列美脲（亚莫利），目前甲苯磺丁脲（D860）、格列本脲（优降糖）因不良反应大，临床基本不用。

（2）格列奈类：瑞格列奈（诺和龙）、那格列奈（唐力）。

（3）DPP-4抑制剂：西格列汀、沙格列汀、维格列汀、利格列汀和阿格列汀。

（4）双胍类：二甲双胍（格华止）、苯乙双胍（降糖灵），因苯乙双胍易致乳酸酸中毒，临床很少应用。目前应用的主要是二甲双胍。

（5）胰岛素增敏剂：盐酸罗格列酮（文迪雅）、吡格列酮。

（6）α-葡萄糖苷酶抑制剂：阿卡波糖（拜糖平）、伏格列波糖（倍欣）。

（7）SGLT2抑制剂：达格列净、恩格列净、卡格列净。

4 磺脲类药物的禁忌证、不良反应及其护理要点是什么？

（1）禁忌证：①1型糖尿病患者；②单纯饮食和运动治疗已能控制血糖的轻型糖尿病患者；③高胰岛素血症者；④有急性并发症的患者或有较严重的慢性并发症或急性感染拟行大手术的患者；⑤孕妇；⑥对该类药物中某种成分过敏者；⑦肝肾功能障碍，白细胞减少者。

（2）不良反应：①低血糖反应；②皮肤过敏反应；③胃肠道反应；④神经系统反应；⑤骨髓抑制；⑥个别有转氨酶升高；⑦磺脲类药物失效：磺脲类药物常致高胰岛素血症，导致胰岛β细胞出现疲劳，甚至衰竭，内源性胰岛分泌进一步减少，形成胰岛素缺乏状态。20%～30%糖尿病患者出现对磺脲类的耐受性，并且每年有5%～10%的糖尿病患者继发失效。

（3）护理要点：磺脲类药物的降糖作用最强，患者的血糖达标率也较高，目前被多个国家和国际组织制定的糖尿病指南推荐为控制2型糖尿病的主要用药。护理要点：①注意服药时间，熟悉药物的作用机制、适应证、禁忌证、不良反应；②每日多次服用的磺脲类药物应在餐前30分钟服用，并鼓励监督患者的遵医行为；③教会患者做好血糖监测及日记，并掌握低血糖的症状及处理原则，以及发生低血糖后如何选择医疗支持；

④注意药物之间的协同与拮抗。此类药物与磺胺类、水杨酸制剂、β受体拮抗剂、利舍平等药物合用时会产生协同作用，可增加其降糖效应，应注意发生低血糖；和噻嗪类利尿剂、糖皮质激素、口服避孕药等合用时会产生拮抗作用，降低其降糖作用，应注意观察血糖变化。

5 双胍类药物的禁忌证、不良反应及其护理要点是什么？

（1）禁忌证：①孕妇；②用碘化造影剂者；③重型糖尿病伴有严重并发症者；④有急性并发症或有急性感染、创伤、大手术等情况；⑤肝、肾、心、肺功能障碍，休克，低氧血症时，用此药易诱发乳酸性酸中毒；⑥消化道反应严重而不能耐受者或原有慢性消化道疾病者；酒精中毒者可诱发低血糖。

（2）不良反应：①胃肠道反应：不良反应的出现与剂量有关，减量后可减轻或消失；②乳酸性酸中毒：特别是原有肝功能障碍或合并重症感染、缺氧等情况下更容易出现；③皮疹；④双胍类药物以原型从尿中排出，所以肾功能不全者禁用。此类药物单独使用不会发生低血糖。

（3）护理要点：①注意服药时间，熟悉药物的作用机制、适应证、禁忌证、不良反应；②一般餐后或餐中服用；③如出现轻微胃肠道反应，应予患者讲解和指导，避免患者不必要的恐惧和疑虑；④用药期间限制饮酒；⑤教会患者做好血糖监测及日记，并掌握低血糖的症状及处理原则，以及发生低血糖后如何选择医疗支持。

6 格列奈类药物的禁忌证、不良反应及其护理要点是什么？

（1）禁忌证：①1型糖尿病患者；②对本类药物成分过敏者；③有急性并发症的患者；④妊娠或哺乳期女性；⑤12岁以下儿童；⑥严重肝功能不全者。

（2）格列奈类药物不良反应：轻度低血糖。

（3）护理要点：①注意服药时间，一般餐前10～15分钟给药；②不进餐不服药，服药后按时按量进餐，以预防低血糖的发生；③其余同磺脲类药物。

7 噻唑烷二酮类药物的禁忌证、不良反应及其护理要点是什么？

（1）禁忌证：①对本药过敏者；②有活动性肝病或转氨酶升高超过正常上限2.5倍的患者；③有心力衰竭或潜在心力衰竭危险的患者；④<18岁或哺乳期女性；⑤1型糖尿病或糖尿病酮症酸中毒的患者。

（2）不良反应：①转氨酶升高；②容易引起水钠潴留；③可能增加女性患者骨折的风险；④可能增加心脏病风险，导致病死率增加。

（3）护理要点：①每天服用1次，可在餐前、餐中、餐后任何时间服用，但服药的时间应尽可能固定。如果发现食欲下降等情况，立即抽血查ALP，警惕肝损害。②熟悉药物的作用机制、适应证、禁忌证、不良反应。③对患者进行用药指导，教会患者合理安排用药时间，并做好血糖监测及日记。④此类药物的疗效大多在开始服药后1～3个月才能表现出来，应向患者解释，避免其焦虑情绪。

8　α-糖苷酶抑制剂的禁忌证、不良反应及其护理要点是什么？

（1）禁忌证：①糖尿病酮症酸中毒患者；②炎症性肠道疾病者；③消化性溃疡患者；④部分性小肠梗阻或有小肠梗阻倾向的患者、小于18岁的青少年；⑤肾病或严重肝病者；⑥孕妇或哺乳期患者。

（2）不良反应：①肠胀气，肛门排气增多；②腹痛或腹泻。如上述情况发生，通常无须停药，在继续使用或减量后不良反应消失。单独服用本类药物，通常不会发生低血糖。

（3）护理要点：①熟悉药物的作用机制、适应证、禁忌证、不良反应，指导患者正确服药；②加强健康教育，使用时要注意，如果饮食中淀粉类比例太低，而单糖或啤酒过多则疗效不佳；③如果发生低血糖，不能食用淀粉类食物；④本品不宜与抗酸药、考来烯胺、肠道吸附剂、消化酶制剂合用，这些药可降低疗效。

9　DPP-4抑制剂的作用机制及代表药物是什么？

DPP-4抑制剂通过抑制DPP-4而减少GLP-1在体内的失活，使内源性GLP-1的水平升高。GLP-1以葡萄糖浓度依赖的方式增强胰岛素分泌，抑制胰高血糖素分泌。目前在国内上市的DPP-4抑制剂有西格列汀、沙格列汀、维格列汀、利格列汀和阿格列汀。在我国2型糖尿病患者中的临床研究结果显示，DPP-4抑制剂的降糖疗效（减去安慰剂效应后）为：可降低HbA1c 0.4%～0.9%，单独使用DPP-4抑制剂不增加低血糖发生的风险，DPP-4抑制剂对体重的作用为中性或轻度增加。西格列汀、沙格列汀、阿格列汀不增加心血管病变发生的风险。在2型糖尿病患者使用沙格列汀的心血管结果评估研究中观察到，在具有心血管疾病高风险的患者中，沙格列汀的治疗与因心力衰竭而住院的风险增加相关。在有肾功能不全的患者中使用西格列汀、沙格列汀、阿格列汀和维格列汀时，应注意按照药物说明书来减少药物剂量。在有肝、肾功能不全的患者中使用利格列汀时，不需要调整剂量。我国的研究显示，在二甲双胍联用西格列汀的基础上加格列美脲、格列齐特缓释片、瑞格列奈或阿卡波糖后，可以进一步降低HbA1c。

10 GLP-1受体激动剂的作用机制及代表药物是什么？

GLP-1受体激动剂通过激动GLP-1受体而发挥降低血糖的作用。GLP-1受体激动剂以葡萄糖浓度依赖的方式增强胰岛素分泌、抑制胰高血糖素分泌，并能延缓胃排空，通过中枢性的食饮抑制来减少进食量。目前国内上市的GLP-1受体激动剂有艾塞那肽、利拉鲁肽、利司那肽和贝那鲁肽，均需皮下注射。GLP-1受体激动剂可有效降低血糖，并有显著地降低体重和改善血糖、血压和体重的作用。单独使用GLP-1受体激动剂不明显增加低血糖发生的风险。GLP-1受体激动剂可以单独使用或与其他降糖药联合使用。多项临床研究结果显示，在一种口服降糖药（二甲双胍、磺脲类）治疗失效后加用GLP-1受体激动剂有效。GLP-1受体激动剂的常见不良反应为胃肠道症状（如恶心、呕吐等），主要见于初始治疗时，不良反应可随治疗时间延长逐渐减轻。研究报道，利拉鲁肽、利司那肽和艾塞那肽在伴有心血管病史或心血管危险因素的2型糖尿病患者中应用，具有有益的作用及安全性。

11 SGLT2抑制剂的作用机制及代表药是什么？

SGLT2抑制剂通过抑制肾脏肾小管中负责从尿液中重吸收葡萄糖的SGLT2而降低肾糖阈，促进尿葡萄糖排泄，从而达到降低血液循环中葡萄糖水平的作用。SGLT2抑制剂降低HbA1c的幅度为0.5%～1.0%，可减轻体重1.5～3.5kg，降低收缩压3～5mmHg。SGLT2抑制剂与其他口服降糖药物比较，其降糖疗效与二甲双胍相当。在具有心血管高危风险的2型糖尿病患者中应用SGLT2抑制剂恩格列净或卡格列净的临床研究结果显示，该药物可使主要心血管不良事件和肾脏事件复合终点发生发展的风险显著下降，心衰住院率显著下降。SGLT2抑制剂单独使用时不增加低血糖发生的风险，联合胰岛素或磺脲类药物时，可增加低血糖发生风险。SGLT2抑制剂在中度肾功能不全的患者可以减量使用；在重度肾功能不全患者中，因降糖效果显著下降，不建议使用。SGLT2抑制剂的常见不良反应为生殖泌尿道感染，罕见的不良反应包括酮症酸中毒（主要发生在1型糖尿病患者）。可能的不良反应包括急性肾损伤（罕见）、骨折风险（罕见）和足趾截肢（见于卡格列净）。目前在我国被批准临床使用的SGLT2抑制剂有达格列净、恩格列净和卡格列净。

12 胰岛素是如何诞生与发展的?

众所周知,胰岛素是正常的糖、蛋白质和脂肪代谢所必需的物质。糖尿病的发生是由于胰岛素的缺乏或相对不足而造成的。1型糖尿病患者不能产生足够的胰岛素,需要依赖外源胰岛素以维持生命。2型糖尿病患者随着病程进展,胰岛功能逐渐衰竭,大多最终需要补充胰岛素以控制血糖。因此,胰岛素对于大多数糖尿病患者而言,都是最有效的治疗手段之一。在胰岛素诞生之前,1型糖尿病是一种致命的疾病,患者常常很早就悲惨地死去,而医师们束手无策。1922年1月11日,加拿大科学家班廷为在死亡边缘挣扎的14岁1型糖尿病患者雷纳德·汤普森注射了历史上第一针胰岛素,汤普森因而得救,成为见证胰岛素奇迹的世界第一人。班廷怀着一颗仁爱之心,以极低的价格转让胰岛素专利,一年后胰岛素就得以大量商业化生产,广泛应用于糖尿病的治疗。胰岛素的发现拯救了雷纳德·汤普森的生命,改变了数以百万计糖尿病患者的命运,也改写了糖尿病防控的历史。随着科技的飞速发展,新型胰岛素及口服药物的创制使得现在糖尿病患者和正常人一样可以有质量、有尊严地生活,直至终老。在与糖尿病对抗的战斗中,医师、患者和家庭都站在斗争的第一线,胰岛素成为人类与糖尿病斗争的有力武器。糖尿病的胰岛素治疗是一个复杂而有效的治疗方案,可能会终身使用,因此,指导患者正确应用胰岛素至关重要。21世纪,随着全球社会加速走向老龄化,人类疾病谱也随之发生着重大转变,以心血管疾病、糖尿病为代表的慢性病已取代传染病,成为全球第一位的疾病和死亡原因。面对糖尿病在全球范围的肆虐流行,各国政府都在极力促进公共卫生领域综合防治措施的实施,防治糖尿病,刻不容缓。目前,我国已经成为全球糖尿病大国,糖尿病及其并发症所造成的健康损失正在吞噬着我国公共卫生领域的核心资源,面对糖尿病的威胁,全国糖尿病学术领域的专家们在进行科研和临床学术实践的同时,越来越重视糖尿病教育和管理工作,胰岛素使用的普及教育就是其中的一个重要范畴。

13 胰岛素是如何影响血糖的?

体内各组织细胞活动所需的能量大部分来自葡萄糖。进食时从胃肠道吸收的葡萄糖可以提供大脑和其他器官所需要的能量,超出所需能量以外所吸收的葡萄糖用于建立肝、脂肪和其他组织中能量的储存库。饥饿或空腹状态下,主要由肝中的肝糖原分解为葡萄糖,供各组织器官利用。胰岛素是体内唯一能直接降低血糖浓度的一类激素,它不能直接发挥作用,必须与所要结合的细胞膜上的胰岛素受体紧密结合后,才能产生生理效应。胰岛素受体是一种特殊的蛋白,主要分布在肝、肌肉、脂肪等组织的细胞上,它对胰岛素特别敏感，而且识别性极强。如果把胰岛素受体比作是一把锁，那胰岛素就是一把钥匙。胰岛素发挥降血糖的过程就好像是用钥匙打开锁，使细胞的大门打开，血液中的葡萄糖迅速进入细胞内并被利用，从而使血液中的血糖含量降低。如果没有足够的胰岛素，血糖就不能进入机体细胞发挥作用，而是继续留在血液中，这样血液中的血糖含量就会越来越高。

　　胰岛素能促进全身组织对葡萄糖的摄取和利用，并抑制糖原的分解和糖原异生。胰岛素分泌过多时，血糖下降迅速，脑组织受影响最大，可出现惊厥、昏迷，甚至引起胰岛素休克。相反，胰岛素分泌不足或胰岛素受体缺乏常导致血糖升高，若超过肾糖阈，则糖从尿中排出，引起糖尿；血糖急剧升高，易致糖尿病急性并发症，如糖尿病酮症酸中毒等；长期慢性高血糖，易引起糖尿病大血管、微血管病变，如冠心病、视网膜病变等。同时，血糖浓度是调节胰岛素分泌最基本的因素，它可直接影响胰岛β细胞的分泌活动。当血糖浓度升高时，胰岛素分泌即增加，从而使血糖浓度降低；反之，当血糖浓度降低时，胰岛素分泌即减少，从而维持血糖水平的相对稳定。正是基于以上原因，正常人体内的血糖和胰岛素配合默契，互相影响，使血糖无论在空腹还是进食后，都保持在一定范围内。

14 使用胰岛素的误区有哪些？

　　很多人认为打了胰岛素就"上瘾"，这是一种误解。胰岛本身不具有"成瘾"的作用，它是人体本来就有的一种激素。当人自身分泌不足时才需要补充，如果自身胰岛功能可以满足身体代谢的需要时，完全可以不用，而改用口服药可达到治疗效果。但是应用胰岛素治疗能更有效地控制血糖，使患者血糖很快达到或接近正常水平，可以保护自身胰岛的功能，防止或延缓并发症的发生，提高生活质量；可以使糖尿病儿童正常发育，糖尿病孕妇度过妊娠分娩期。糖尿病患者的急性并发症得到控制后，胰岛素还是可以撤除的。所以注射胰岛素时患者不要有心理负担。

15 胰岛素的分类方法有哪些？

　　（1）按来源不同分类：①动物源性胰岛素：从猪和牛的胰腺中提取，或两者的混合物制品。分子结构与人胰岛素有1～3个氨基酸不同。②部分合成人胰岛素：将猪胰岛素第30位丙氨酸置换成与人胰岛素相同的苏氨酸，即为部分合成人胰岛素。③生物合成人胰岛素：是借助DNA重组技术，将人的基因植入大肠杆菌或酵母菌，通过复制获得的高纯度的生物合成人胰岛素。

（2）按胰岛素浓度和注射器不同分类：①一般胰岛素：40U/ml×10ml，用一次性胰岛素注射器；②笔芯式胰岛素：100U/ml×3ml，用于胰岛素笔，胰岛素泵一般使用短效或速效胰岛素笔芯。

（3）按作用时间分类：按胰岛素起效时间和作用持续时间，将胰岛素分为速效胰岛素、短效胰岛素、低精蛋白胰岛素（中效胰岛素）和精蛋白锌胰岛素（长效胰岛素）。预混胰岛素是短效胰岛素和低精蛋白胰岛素的预混物或速效胰岛素和精蛋白锌胰岛素的预混物。

16 常用胰岛素及其作用特点有哪些?

根据胰岛素的作用特点差异，将胰岛素分为7大类。

（1）超短效胰岛素：注射后15分钟内起效，作用时间可以维持3～4小时，适合在餐前注射使用。该类型和人体胰岛素的特点极为相似，可以有效实现餐后血糖的控制，并且由于它在餐前注射，作用时间短暂，不容易发生低血糖的危险。

（2）短效胰岛素：注射之后30分钟左右起效，作用时间持续6～8小时，同样适合在餐前使用，但注射时间需在餐前30分钟注射效果最佳。该类型胰岛素也是用来控制餐后高血糖的。由于其作用时间长于超短效胰岛素，发生低血糖的风险也较超短效胰岛素增加。因此，使用该剂型的患者需要注意，就餐时要定点定量。

（3）中效胰岛素：介于短效和长效之间。注射之后2～4小时起效，作用持续时间可达14～18小时。一天只需要注射1～2次。使用上较为便捷，但发生低血糖的风险也高于上述两者。适用于生活规律、中午不方便注射的患者。

（4）长效胰岛素：注射之后4～6小时生效，作用时间持续20～24小时。由于其作用时间长，一天只需注射1次。而且该类型注射后的作用效果是均匀分布于一天的每一个时段，十分类似于人体胰岛的基础分泌。

（5）长效胰岛素类似物：长效胰岛素类似物包括地特胰岛素以及甘精胰岛素，还有重组人的甘精胰岛素，它们是对人胰岛素分子结构进行了改变。地特胰岛素是去除人胰岛素B链的30位缩氨酸，然后将十四碳的脂肪酸连接到B链29位。后者是将人胰岛素A链的21位门冬氨酸换成甘氨酸，又在B链末端加上两个精氨酸，注射之后2～3小时起效，作用没有明显高峰，作用时间可以达到24小时。

（6）预混胰岛素：该类型是短效胰岛素（或超短效胰岛素）和中效胰岛素按照一定比例混合而制成的。混合的比例通常是70%的中效胰岛素和30%的短效胰岛素。当然也存在各50%比例的。这种预混制剂可以取两种胰岛素之长，既能短时间内起效，实现餐后血糖的控制，又能持续较长的时间，减少每日注射胰岛素的次数。凡是静置后会分层的胰岛素在注射之前都需要摇匀，否则起不到应有的效果。

（7）预混胰岛素类似物：预混胰岛素类似物是将速效胰岛素类似物与精蛋白结晶的胰岛素类似物以不同比例预混的制剂。相较预混人胰岛素，具有更优越的药代动力学特点，因而具有更好的疗效与安全性。首先，速效胰岛素通过改变人胰岛素氨基酸链，减少了注射时胰岛素分子在皮下的聚集，能够快速吸收、快速达峰，更符合生理性餐时胰岛素分泌特点。因此，预混胰岛素类似物在进餐前即刻注射即可，甚至在进餐开始后15分钟注射也不会显著影响疗效，给患者带来极大的便利性，增加了患者满意度。其次，预混胰岛素类似物注射后，在餐后1～2小时的血液中胰岛素峰值水平较预混人胰岛素峰值水平更高，能更好地控制餐后血糖。

17 胰岛素治疗的不良反应有哪些？

（1）低血糖：对于糖尿病患者来说，血糖值≤3.9mmol/L就是低血糖。血糖值由摄入的食物种类和份量、运动的类型和时间以及注射的剂量等多方面因素所决定。为了避免由于胰岛素用量相对过大出现低血糖反应，必须从小剂量开始使用，密切监测血糖，逐渐调整胰岛素的用量，掌握既可控制血糖，又不至于出现低血糖的合适剂量。此类患者要随身携带糖果、甜点等食品，以便在出现低血糖反应时能及时进行自我救治。

（2）体重增加：开始注射胰岛素时，通常体重会增加，不过增加的程度因人而异，也有人的体重变化不大。胰岛素治疗后体重增加的原因是：对高血糖未加治疗时，过多的葡萄糖会从尿液排出，机体通过分解脂肪及蛋白质提供能量，使体重下降。而使用胰岛素控制高血糖后，过多的葡萄糖不会从尿中丢失，而是转变成糖原或脂肪贮存在体内，引起体重的增加。或者当开始使用胰岛素治疗时，有的患者害怕会发生低血糖，会多吃一些食物来预防，因此也会影响体重。体重增加是可以控制的。通过学习交流、监测体重、协调饮食和运动间的平衡，可使体重增加的幅度减至最小，可能保持在合理体重之内。联合使用二甲双胍可以避免或减少胰岛素引起的体重增加。

（3）过敏：少数患者发生胰岛素过敏，原因除胰岛素本身外，还有胰岛素的纯度低，胰岛素中添加的化学成分，如鱼精蛋白及锌等。过敏可为局部过敏或全身过敏。局部过敏仅为注射部位及周围出现斑丘疹和瘙痒。全身过敏可引起荨麻疹，极少数严重者可出现过敏性休克。

在某些情况下，局部过敏反应可以自行缓解，使用抗组胺药物可以改善局部反应，如果疗效不佳，可将胰岛素改为不同的制剂种类或改用不同公司生产的胰岛素。

（4）水肿：糖尿病未控制前常有失水、失钠，细胞中葡萄糖减少，控制后可发生水钠潴留而水肿，可能与胰岛素促进肾小管回吸收钠有关，称为胰岛素水肿。胰岛素水肿多见于首次使用胰岛素的糖尿病患者，尤其是剂量偏大时，一部分病人注射胰岛素后可表现为下肢凹陷性水肿。胰岛素水肿一般无须特殊处理。

（5）视物模糊：胰岛素治疗过程中，有时病人感觉视物模糊，这是由于治疗时血糖迅速下降，影响晶状体及玻璃体内渗透压，使晶状体内水分逸出而屈光率下降，发生远视，属暂时性变化，一般随血糖浓度恢复正常而迅速消失，不至于发生永久性改变，故不必配镜矫正，一般无须特殊处理。此种屈光不正多见于胰岛素使用初期，或者血糖波动较大的幼年型患者。

（6）注射部位脂肪萎缩：由于皮下脂肪在注射部位消失，造成皮肤的压陷或凹陷。这是使用未纯化动物胰岛素所造成的免疫反应，使得胰岛素-免疫球蛋白复合体在皮下沉积。使用纯化的人胰岛素后，脂肪萎缩的发生率明显减少。有研究表明，对于使用人胰岛素发生脂肪萎缩的患者，使用胰岛素类似物后，可以降低或缓解这种并发症的发生。经常变换注射部位或使用高纯度的胰岛素，可以降低其发生率。

（7）皮下脂肪增生：如果胰岛素每天都注射在相同的部位，皮肤及皮下组织可能会变厚，并且瘢痕化，形成"胰岛素肿块"。脂肪增生是皮下脂肪组织应对局部高浓度胰岛素时产生脂肪增生及生长加速的结果。每天多次在相同部位注射胰岛素的患者较常发生，且大多位于腹部。

胰岛素吸收的速率在肿块的部位会变慢。胰岛素注射在脂肪增生的部位，常会因为皮下胰岛素吸收减慢而造成血糖控制不良。抽脂可有效地移除脂肪增生。

1）评估与预防脂肪增生：①根据《2008～2009年国际胰岛素注射技术问卷调查研究》发现，16个国家4352位胰岛素注射的患者，约有半数的人有脂肪增生；②医护人员在患者每次复诊时，一定要检查注射部位是否有脂肪增生；③必须教导患者或家属定期检查注射部位是否有脂肪增生；④注射部位脂肪增生的检查方法：运用视诊和触诊，首先观看注射部位的上下、左右是否对称，再用手触摸注射部位是否有不规则硬块等。

2）避免注射部位脂肪增生的方法：①选择提纯工艺好的胰岛素产品；②轮换注射部位；③勿重复使用针头；④每次注射点和注射点间距1cm；⑤应选择合适的胰岛素针头。

18 胰岛素如何储存？

（1）未开封的胰岛素最好贮藏于冰箱中，2～8℃冷藏，切勿冷冻，勿放于冰箱门上，以免震荡受损。

（2）使用中的胰岛素可放置在25℃以内的室温中，应避免光和热，存放在阴凉干燥的地方。

（3）运输过程中应尽量保持低温，避免光照和剧烈震荡。

19 胰岛素抽吸原则是什么？

（1）一种胰岛素的抽吸

①将瓶装胰岛素充分混匀。

②用乙醇棉球消毒注射液瓶盖。

③先去除注射器后端的盖子，然后摘掉针头帽，抽取与所需胰岛素注射液等量的空气。

④将空气垂直注入直立的胰岛素瓶中。

⑤将胰岛素瓶倒立，将针筒的活塞抽取到所需刻度的位置，如在抽取胰岛素时，注射器内产生了气泡，可多抽取几个单位后用手指轻弹针筒内的气泡，当气泡升高至针筒顶部时，继续将活塞推至所需刻度的位置，将气泡排出。

⑥拔出针头，准备注射。

⑦针头套上外针帽后，规范丢弃。

（2）两种胰岛素的抽吸：需要中效胰岛素与短效或速效胰岛素两种药液抽吸。

①用乙醇棉分别消毒注射液瓶盖。

②先去除注射器后端的盖子，然后摘掉针头帽，抽取与所需中效胰岛素注射液等量的空气。

③将空气垂直注入直立的中效胰岛素瓶中，在未抽取胰岛素的状态下，将针头拔出。

④再次抽取与所需短效或速效胰岛素注射等量的空气，按照相同的方法注入瓶内。

⑤将胰岛素瓶倒立，将针筒的活塞抽取到所需刻度的位置。如在抽取胰岛素时，注射器内产生了气泡，可多抽取几个单位后用手指轻弹针筒内的气泡，当气泡升高至针筒顶部时，继续将活塞推至所需刻度的位置，将气泡排出。

⑥将中效胰岛素充分混匀，以相同方法抽取所需剂量的中效胰岛素。

⑦拔出针头，准备注射。

⑧针头套上外针帽后，规范丢弃。

20 胰岛素注射指导包括哪些内容？

（1）胰岛素治疗目的：较好地控制血糖。

（2）胰岛素的种类、起效、高峰和持续时间见表2-1。

表 2-1　常用胰岛素及其作用特点

胰岛素制剂	起效时间	峰值时间	作用持续时间
短效胰岛素（RI）	20～30min	2～4h	5～8h
速效胰岛素类似物（门冬胰岛素）	10～15min	1～2h	4～6h
速效胰岛素类似物（赖脯胰岛素）	10～15min	1.0～1.5h	4～5h
速效胰岛素类似物（谷赖胰岛素）	10～15min	1.0～2.0h	4～6h
中效胰岛素（NPH）	2.5～3.0h	5～7h	13～16h
长效胰岛素（PZI）	3～4h	8～10h	长达20h
长效胰岛素类似物（甘精胰岛素）	2～3h	无峰	长达30h
长效胰岛素类似物（地特胰岛素）	3～4h	3～14h	长达24h
长效胰岛素类似物（德谷胰岛素）	1.0h	无峰	长达42h
预混胰岛素（HI30R,HI70/30）	30min	2～12h	14～24h
预混胰岛素（50R）	30min	2～3h	10～24h
预混胰岛素类似物（门冬胰岛素30）	10～20min	1～4h	14～24h
预混胰岛素类似物（赖脯胰岛素25）	15min	0.5～1.17h	16～24h
预混胰岛素类似物（赖脯胰岛素50，门冬胰岛素50）	15min	0.5～1.17h	16～24h

　　（3）胰岛素治疗适应证

　　1）1型糖尿病（胰岛素绝对不足）。

　　2）2型糖尿病发生下列情况必须进行胰岛素治疗：①非酮症高渗性昏迷、乳酸酸中毒、酮症酸中毒或反复出现酮症；②糖尿病性视网膜病变发展至增殖期；③中重度糖尿病肾病；④中重度糖尿病神经病变；⑤合并严重感染、创伤、大手术、急性心肌梗死及脑血管意外等应激状态；⑥肝功能及肾功能不全；⑦妊娠期及哺乳期；⑧患者同时患有需要糖皮质激素治疗的疾病；⑨新诊断的与1型糖尿病鉴别困难的消瘦的糖尿病患者；⑩在糖尿病病程中出现无明显诱因的体重下降时；⑪在生活方式和口服降糖药联合治疗的基础上，血糖仍未达标者；⑫经过最大剂量口服降糖药治疗后，糖化血红蛋白＞7%者。

　　3）妊娠糖尿病。

　　（4）胰岛素不同注射方式与注射装置

　　1）临床常用胰岛素注射工具：胰岛素专用注射器、胰岛素笔、胰岛素泵。

　　2）注射方式：皮下注射，但短效胰岛素可以静脉注射。

　　3）注射部位：包括上臂侧面及稍向后面、大腿前侧及外侧、臀部、腹部（有硬结、瘢痕、脐周5cm不能注射）。胰岛素注射部位应多处轮换（采取大轮转、网格划分的小轮转，间距2.5cm、约两手指宽）。

4）不同注射装置的注射方法：①胰岛素专用注射器见操作流程图2-1；②胰岛素注射笔见操作流程图2-2；③胰岛素泵注射见操作流程图2-3。

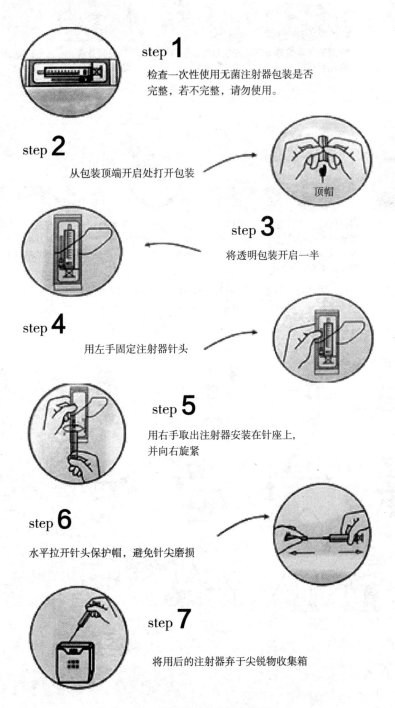

step **1**

检查一次性使用无菌注射器包装是否完整，若不完整，请勿使用。

step **2**

从包装顶端开启处打开包装

顶帽

step **3**

将透明包装开启一半

step **4**

用左手固定注射器针头

step **5**

用右手取出注射器安装在针座上，并向右旋紧

step **6**

水平拉开针头保护帽，避免针尖磨损

step **7**

将用后的注射器弃于尖锐物收集箱

图 2-1　胰岛素专用注射器操作流程

注意：操作前先进行患者身份识别

注射前洗手

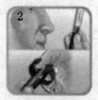

核对胰岛素类型
和注射剂量

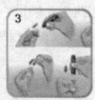

安装胰岛素笔芯

预混胰岛素
需充分混匀

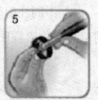

正常安装胰岛素注
射笔用针头，排尽
笔芯内空气，将剂
量旋至所需刻度

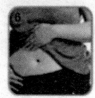

检查注射部位
并消毒

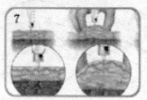

根据胰岛素注射笔针头的长度，
明确是否捏皮及进针的角度。绝
大多数成人4mm和5mm针头无需
捏皮，垂直进针即可

注射完毕，针头置
留至少10秒钟后再
拔出

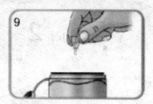

注射完成后，立即旋上外针帽，
将针头从注射笔上取下，并丢
弃在锐器收纳盒中

图 2-2 胰岛素注射笔（以诺和笔为例）操作流程

注意：操作前先进行患者身份识别

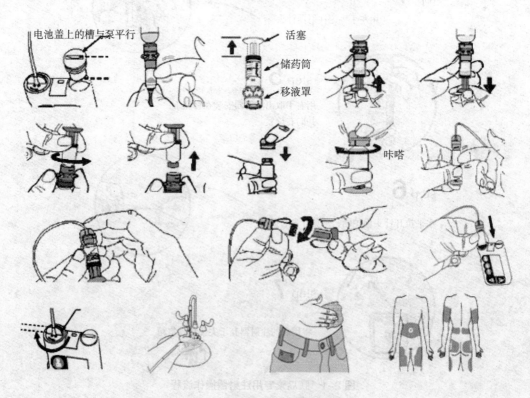

图 2-3 胰岛素泵注射操作流程

注意：操作前先进行患者身份识别

（5）胰岛素使用的注意事项

①患病期间，不可以随意停止注射胰岛素，并做好个体化血糖监测。

②去餐馆进餐，最好把胰岛素带到餐馆，在进餐前注射，以防在餐馆等待的时间过长引起低血糖。

③外出旅游携带胰岛素，应避免冷、热及反复震荡；不可将胰岛素托运，应随身携带。

④自我注射胰岛素的患者，应根据胰岛素的起效时间按时进餐。

⑤注射部位选择应考虑运动情况，注射时避开运动所涉及的部位。

⑥胰岛素专用注射器及针头应一次性使用，注射装置与胰岛素剂型应相匹配，切忌混用。

⑦使用过的注射器和针头，禁忌将针帽重新盖回，应回收在专门盛放尖锐物的容器中。容器装2/3满后，盖上盖，密封后贴好标签，放到指定地点。

21 老年人应用降糖药有哪些注意事项？

老年糖尿病多属于2型糖尿病，多数病情较轻，因此，如果单纯饮食和运动达不到要求者，在选择口服降糖药时，应该注意：

（1）老年人随年龄增长，多器官功能减退，伴有心、肺、肝、肾功能不全，忌用二甲双胍。

（2）有心功能不全的患者，避免使用噻唑烷二酮类药物。

（3）避免使用作用强且持续时间长的降糖药物，以避免低血糖。

（4）可选择 α-葡萄糖苷酶抑制剂，或者小剂量作用温和或者半衰期短的胰岛素促分泌剂，根据血糖变化调整剂量。老年人对低血糖耐受差，后果严重，因此治疗重点应是避免低血糖的发生，而非过分控制血糖。

22 糖尿病合并高血脂的常用药品有哪些？

2型糖尿病患者常有血脂异常，表现为血糖、极低密度脂蛋白（VLDL）水平升高，游离脂肪酸（FFA）水平升高，高密度脂蛋白胆固醇水平下降，持续性餐后高脂血症以及低密度脂蛋白胆固醇水平轻度升高，小而密的LDL（sLDL）和小而密的HDL均增加。这些血脂代谢异常是引起糖尿病血管病变的重要危险因素，临床首选他汀类调脂药物。起始宜应用中等强度他汀类调脂药物，根据个体调脂疗效和耐受情况，适当调整剂量。若胆固醇水平不能达标，与其他调脂药物联合使用（如依折麦布），可获得安全有效的调脂效果。如果低密度脂蛋白胆固醇基线值较高，现有的调脂药物标准治疗3个月后，难以使低密度脂蛋白胆固醇降至所需目标值，则可考虑将低密度脂蛋白胆固醇至少降低50%作为替代目标。临床上也有部分极高危患者低密度脂蛋白胆固醇基线值已在基本目标值以内，这时可将其低密度脂蛋白胆固醇从基线值降低30%左右。低密度脂蛋白胆固醇达标后，若血糖水平仍较高，可在他汀类药物治疗的基础上加用降低血糖药物，如贝特类（首选非诺贝特）或高纯度鱼油制剂，并使非高密度脂蛋白胆固醇达到目标值。如果空腹血糖25.7mmol/L，为了预防急性胰腺炎，首先使用降低血糖的药物。低密度脂蛋白胆固醇目标值：极高危<1.8mmol/L，高危<2.6mmol/L。

23 糖尿病合并高血压的常用药品有哪些?

常用高血压药物一般分五类：ACEI、ARB、利尿剂、钙拮抗剂、β受体拮抗剂，均可用于糖尿病患者。一般糖尿病合并高血压患者的降压目标应低于130/80mmHg。老年或伴严重冠心病的糖尿病患者，可采取相对宽松的降压目标值。糖尿病患者的血压水平如果超过120/80mmHg，即应开始生活方式干预，以预防高血压的发生。糖尿病患者的血压≥140/90mmHg者，可考虑开始药物降压治疗。血压≥160/100mmHg或高于目标值20/10mmHg时，应立即开始降压药物治疗，并可以采取联合治疗方案。我国门诊就诊时，2型糖尿病患者中约30%伴有高血压，1型糖尿病患者出现的高血压常与肾损害加重相关。五类降压药物选择时应综合考虑降压疗效，对心脏、脑、肾的保护作用，安全性，依从性以及对代谢的影响等因素。糖尿病患者降压治疗的获益主要与血压控制本身有关。由于糖尿病患者易存在夜间血压升高，可在24小时动态血压评估的基础上指导及调整药物使用，必要时可考虑睡前服药。优选长效制剂有效平稳控制24小时血压，ACEI、ARB、利尿剂、钙拮抗剂、β受体拮抗剂均可用于糖尿病患者，ACEI或ARB为首选药物。为达到降压目标，通常需要多种降压药物联合应用。联合用药推荐以ACEI或ARB为基础的降压药物治疗方案，可以联合钙拮抗剂、小剂量利尿剂或选择性β受体拮抗剂。在联合方案中，更推荐单片固定复方制剂（ARB/钙拮抗剂或ARB或ACEI/利尿剂）。

24 用于糖尿病的中药有哪些?

中医药在防治糖尿病并发症方面具有突出和显著的优势。实际上，血糖只是糖尿病的一个表象，最根本的就是要看到它的最终结局，即并发症。糖尿病的大血管病变主要出现在心脏、脑和足部，如心肌梗死、脑梗死、糖尿病足，还有微血管病变，如视网膜病变，可以导致失明；肾病变可以导致肾衰竭、尿毒症。中医采用健脾益气、活血通络的方法治疗，能够明显缓解下肢凉、麻、痛等症状；在糖尿病视网膜病变早期，采用补益肝肾、活血通脉等方法治疗，可以促进眼底出血和渗出的吸收，提高患者的视力，延缓其发展；采用补肾固摄等方法治疗，可以使患者尿蛋白排出减少，保护肾功能，减少糖尿病肾病的发生率。具体相关治疗见表2-2。

表 2-2　糖尿病与中医药

糖尿病分期	适用人群	用药
糖尿病前期	气阴两虚的患者	生活方式加天芪降糖胶囊
2型糖尿病	单独应用二甲双胍疗效不佳、气阴两虚的患者	津力达颗粒
	早中期肠道湿热的患者	葛根芩连汤
	早中期肝胃郁热的患者	大柴胡汤
并发症	非增殖性视网膜病变、气滞血瘀的患者	复方丹参滴丸
	单纯型视网膜病变、气阴亏虚、肝肾不足、目络瘀滞的患者	芪明颗粒

25 糖尿病中药制剂的功能主治有哪些？

（1）津力达颗粒

【主要成分】人参、黄精、麸炒苍术、苦参、麦冬、地黄、制何首乌、山茱萸、茯苓、佩兰、黄连、知母、炙淫羊藿、丹参、粉葛、荔枝核、地骨皮。

【剂型】颗粒剂。

【功能主治】益气养阴，健脾运津。用于2型糖尿病气阴两虚证，症见：口渴多饮，消谷易饥，尿多，形体渐瘦，倦怠乏力，自汗盗汗，五心烦热，便秘等。

【用法用量】开水冲服。一次1袋，一日3次。8周为一个疗程，或遵医嘱。对已经使用西药患者，可合并使用本品，并根据血糖情况，酌情调整西药用量。

【注意事项】孕妇慎用；定期复查血糖。

（2）参芪降糖颗粒

【主要成分】人参茎叶皂苷、五味子、黄芪、山药、地黄、枸杞子，辅料为蔗糖、糊精。

【剂型】颗粒剂。

【功能主治】益气养阴，滋脾补肾。主治消渴症，用于2型糖尿病。

【用法用量】口服，一次1g，一日3次，一个月为一个疗程。效果不显著或治疗前症状较重者，每次用量可达3g，一日3次。

26 什么是低血糖？

低血糖是一组由多种原因引起的血浆或血清葡萄糖浓度低于正常生理范围所致的一种病理状态，常伴心悸、出汗、软弱、大脑供能不足的症状，如头晕、恐惧、狂躁等。在临床实践中，一般认为，血糖浓度正常成人低于2.8mmol/L（50mg/dl），糖尿病患者≤3.9mmol/L，为低血糖状态。糖尿病患者在治疗中难免会出现低血糖。有些糖尿病患者在治疗前存在较高的血糖水平，却在治疗过程中血糖水平未达到血糖正常值而出现低血糖的症状，将该种状态称为症状性低血糖。近年来，血糖测定仪在家庭中获得较广泛的应用，其测定的是毛细血管中全血血糖水平，而采血测定的是静脉血浆葡萄糖水平。虽然毛细血管中葡萄糖水平比静脉血糖水平高10%，但是全血血糖水平比血浆葡萄糖的水平低15%，所以血糖测定仪监测的血糖水平与静脉血糖的水平很接近。

在2型糖尿病患者中，低血糖多见于胰岛素或口服降糖药物治疗剂量过大，运动时间过长、过于剧烈，部分患者饮食量太少，或者干脆忘记吃饭等。在糖尿病的早期阶段，血糖高峰与胰岛素分泌高峰时间不一致，餐后3～5小时出现反应性低血糖。而在正常人群中，低血糖多见于功能性或特发性低血糖。其他的低血糖多见于肝、肾功能受损，胰岛β细胞瘤等患者。

27 正常血糖是如何调节的？

正常人体血糖在较窄的范围内波动，一般在3.3～8.9mmol/L（60～160 mg/dl），即饥饿时较少低于3.3mmol/L（60mg/dl），餐后最高不超过8.9mmol/L（160mg/dl），称之为血糖内环境的稳定。在正常生理条件下，血糖的增高或降低保持着动态的平衡，这种动态平衡的维系依赖于机体的神经系统和内分泌的调节。在葡萄糖的正常代谢过程中，神经内分泌系统对血糖进行着精细的调节；而神经内分泌功能的维持又依赖于血糖被动的调节。促进血糖升高的因素主要有进食和机体内肝糖原的输出增加（肝糖原糖异生和糖原分解）；促使血糖下降的因素包括葡萄糖通过氧化而转化为能量，用于机体组织器官的利用，以及葡萄糖在肝肾的作用下以糖原储存或转化为脂肪、蛋白质等。正常人体在空腹状态时，机体能量的来源为肝糖原的分解或葡萄糖的异生。同理，机体在血糖过低时，首先是肝糖原的分解，如低血糖持续时间较长，则糖异生可使血糖维持在正常范围。由此可见，由于机体的神经内分泌与血糖代谢的精细调节，正常人在进餐时不会发生高血糖，而在饥饿时在一定时间内又不会发生低血糖。机体为了保证大脑功能的完整，生理调节机制包括低血糖反应和限制低血糖的作用。人类对血糖下降的最初反应是抑制内源性胰岛素的释放，接着为胰岛素拮抗激素开始分泌，主要是胰高血糖素和肾上腺素。在非糖尿病患者中，血糖降低时胰岛素拮抗激素就开始分泌，同时出现症状，如饥饿感、心慌等。低血糖的主观感知症状是采取有效的自我治疗和预防低血糖进一步发展的基础。低血糖的症状在动脉血糖为2.8～3.2mmol/L（50～58mg/dl）时发生。

28 低血糖的病理生理机制是什么？

人体的神经系统以葡萄糖作为其能量的主要来源。在正常情况下，大脑不能合成或贮藏葡萄糖，而且对低血糖非常敏感，因此低血糖对机体神经系统的影响最大。

（1）当血糖低于4.6mmol/L时，机体内源性胰岛素分泌受到抑制。

（2）当血糖低于3.8mmol/L时，胰岛素拮抗激素开始分泌。

（3）当血糖在3.2～2.8mmol/L时，开始出现交感神经和神经症状，如乏力、出汗、气短、心悸等临床症状。

（4）当血糖在3.0～2.4mmol/L时，开始出现生理功能方面异常表现，如认知功能异常、不能完成复杂工作，可伴有广泛的电图改变。

（5）当血糖低于1.5mmol/L时，可出现严重的神经症状，如意识改变、惊厥（俗称抽风），甚至昏迷等。

在低血糖的早期阶段，机体的调节反应包括刺激交感神经以及肾上腺髓质释放儿茶酚胺，以肾上腺素分泌增加为主。肾上腺素的作用在于刺激胰高血糖素而增加肝葡萄糖的输出，从而纠正低血糖；还可与心脏、血管上的受体结合，引起周围血管收缩、心动过速、心律失常、多汗等临床症状。在低血糖的晚期阶段，即血糖低于2.5mmol/L时，大脑葡萄糖的供给不足，可出现一系列精神神经症状。最初表现为大脑皮质功能受抑制症状，如意识模糊、定向力障碍（患者不知道自己处在什么地方）、精神异常、言语不清、嗜睡、震颤等；进一步发展可出现皮质下中枢功能受损的症状，如神志不清、躁动不安、阵挛性与舞蹈样动作，甚至惊厥、严重昏迷、去大脑强直状态等。人体在正常情况下因规律而定期的进食，所以即使在空腹状态下，血糖水平仍能维持在3.3～8.9mmol/L，为保证神经系统功能的完整提供了相对稳定的血糖水平。正常人一般不会发生低血糖，但是在剧烈运动后未及时进食、空腹时间延长以及妊娠等生理情况下，可出现血糖低于正常的水平，此时的低血糖均为一过性，而且症状较轻，机体能通过低血糖的调节机制而纠正低血糖。

29 低血糖的常见原因有哪些？

　　低血糖包括外源性和内源性低血糖两种。外源性低血糖为应用胰岛素或口服降糖药物所致；内源性低血糖可由器质性病变，如胰岛细胞瘤、胰外肿瘤及先天性遗传疾病或功能异常所引起。

　　（1）外源性低血糖

　　①胰岛素：使用外源性胰岛素是引起低血糖最常见的原因。有研究显示，58%应用胰岛素的患者中，每月至少出现一次中度低血糖，即患者的低血糖能自己处理而不需要别人的帮助；26%应用胰岛素的患者每年至少发生一次严重低血糖，即患者不能自己处理而需要他人帮助才能处理低血糖。研究资料显示，糖尿病患者一年中发生严重低血糖事件的比率为32%，最低12%，最高可达48%。应用胰岛素过程中低血糖的发生率在不同的研究中差别较大，影响因素较多，有医师治疗方案、患者执行治疗方案以及其他不可测因素等诸多因素。在糖尿病患者中，低血糖最常见的原因为胰岛素或口服降糖药物剂量过大所致。除此之外，尚包括患者因胃肠道疾病而缺乏进食、剧烈的体育活动而未及时进食、胰岛素需要量已经减少但是没有及时调整等情况。

　　糖尿病控制与慢性并发症试验（DCCT）的资料显示，强化治疗组（每天需要注射胰岛素4次以上）严重低血糖的发生率是常规治疗组的3倍，在强化治疗中，100例患者1年中发生62次严重低血糖，而在常规治疗组中发生19次严重低血糖。酒精或许多治疗药物能增强胰岛素所致低血糖的可能，后者包括磺脲类降糖药物（如优降糖）、双胍类降糖药物（如二甲双胍）、非选择性β受体拮抗药（如普萘洛尔）、单胺氧化酶抑制药、血管紧张素转化酶抑制药、水杨酸盐类等。糖尿病患者因心血管疾病需要应用β受体拮抗药时，应该选用选择性β受体拮抗药，如阿替洛尔或普萘洛尔。垂体、肾上腺素机能减退症也可增强胰岛素所致的低血糖反应。

　　②口服降糖药物：口服降糖药物所致的低血糖多见于磺脲类降糖药物（如氯磺丙脲）和降糖作用较强的药物（如格列本脲、格列吡嗪）。在口服降糖药物的糖尿病患者中，药物剂量过大或进食不足可引起患者的低血糖。肝肾功能不全时，可影响这些药物的排泄或代谢，从而使患者容易发生低血糖。严重的低血糖多见于60岁以上的老年患者。Asplund等人对格列本脲相关性低血糖的研究资料显示，21%的低血糖患者存在肾功能不全，8%患者存在肝功受损，25%患者存在进食不足或腹泻，4%患者存在饮酒。

　　③饮酒：饮酒能诱导低血糖的发生。它可引起空腹低血糖，尤其是患者有慢性营养不良、禁食6～36小时后摄入中等至大剂量酒精的情况。酒精引起低血糖的机制包括肝葡萄糖异生受损所致肝糖原输出减少。中等量饮酒（50g）可增加糖类（如蔗糖）诱导

的胰岛素分泌。在空腹状态时，饮用含酒精、葡萄糖或蔗糖的饮料更容易发生低血糖反应。在正常人体中，酒精可增强糖诱导的胰岛素分泌反应，从而引起延迟或延长的低血糖水平。

④其他外源性因素所致低血糖：100多年前，人们就已认识到水杨酸盐类物质，如阿司匹林，具有降低血糖的作用，其降低血糖的机制包括增加外周组织（如肌肉、脂肪等）对葡萄糖的利用及降低葡萄糖异生。发热和脱水的儿童对小剂量水杨酸盐类物质非常敏感。水杨酸盐类物质可增强磺脲类降糖药物的降糖作用。非选择性β受体拮抗药（如普萘洛尔）可对抗胰岛素和磺脲类降糖药物的降糖作用，它可抑制脂肪的分解。

（2）内源性低血糖

1）器质性低血糖：①胰岛细胞瘤：胰岛β细胞瘤多为单个的良性腺瘤（68%～85%），它可分泌过多的胰岛素，从而引起低血糖，多见空腹低血糖。②胰腺外肿瘤：较多的纵隔或腹腔肿瘤可引起低血糖。Kahn等人的研究资料显示，45%起源于间充质的肿瘤、23%的肝肿瘤、10%的肾上腺皮质肿瘤、8%的胃肠肿瘤、6%的淋巴瘤与白血病、8%的混合瘤均可引起低血糖。③肝肾功能异常所致的低血糖：肝因疾病引起功能障碍而致的低血糖称为肝源性低血糖；肾衰竭患者也可出现低血糖。④先天性代谢异常：某些酶的缺陷可引起先天性的代谢异常，从而导致低血糖。

2）功能性低血糖：机体因身体的某些功能发生变化而引起的低血糖，通常不伴有器质性病变，称之为功能性低血糖，包括滋养性低血糖、自发性低血糖、酒精性低血糖等。滋养性低血糖包括胃大部切除术后或胃肠运动功能异常综合征。胃大部术后的患者在餐后1～2小时内可出现低血糖。在胃排空加速的患者中，因糖类迅速进入小肠而引起高胰岛素血症而出现低血糖。

30 低血糖的临床表现有哪些？

轻度低血糖可出现出汗、心慌、乏力、饥饿感、手抖、心动过速、面色苍白等症状，如果血糖下降较慢且历时较长，则可有神经精神症状，如精神异常、易怒、畏惧、幻觉、躁狂等。如果存在低血糖症状，且检测血糖正常成人≤2.8mmol/L，糖尿病患者≤3.9mmol/L，则低血糖的诊断成立。

31 如何防治低血糖？

许多原因可引起低血糖，因此，在明确低血糖后应该进一步查明低血糖的原因。因机体器质性病变而引起的器质性低血糖，则应该积极治疗原发疾病。

胰岛细胞瘤所致的低血糖，可采用手术治疗：胰岛素肿瘤所致的低血糖，在明确肿瘤的部位后，手术切除肿瘤；肝肾功能异常所致的低血糖，可积极改善肝肾功能。酒精性低血糖多见于禁食6～36小时后摄入大剂量酒精，因此避免在空腹状态下饮酒，可减少低血糖发作。

在糖尿病患者中，低血糖最常见的原因为胰岛素或口服降糖药物剂量过大。除此之外，包括患者因胃肠道疾病而缺乏进食、剧烈的体育活动而未及时进食、机体对胰岛素需要量增加等情况。

对应用胰岛素治疗的糖尿病患者，胰岛素剂量的调整幅度不宜过大，自己调整剂量一般每天增加不超过2U。皮下注射胰岛素后按时进食。当活动量增加时，可适当补充能量或适量减少剂量。应用胰岛素治疗的糖尿病患者参加室外活动时，应该在身边准备糖果等。如果出现可疑的低血糖症状，则应该立即进食身边准备的糖果。

对老年2型糖尿病患者，在初期应用降糖类药物时，应该从小剂量开始，逐渐增加剂量，最好选择作用比较弱、时间短的药物，如阿卡波糖或者诺和龙等。

因肝肾功能不全可影响磺脲类药物的排泄或代谢，从而使患者容易发生低血糖，而且该类药物在肝代谢或肾排泄过程中可加重肝肾功能的损害，因此肝肾功能不全的患者应尽量用胰岛素控制血糖。

糖尿病患者常因合并心血管疾病而需要应用β受体拮抗药，应该选用选择性β受体拮抗药，如阿替洛尔、普萘洛尔或醋丁洛尔。

总之，低血糖时需要立即治疗；如治疗不及时，可引起脑部损害。如果存在可疑的低血糖时，则应该立即给予补充葡萄糖治疗。在纠正低血糖后，还应该尽可能查明低血糖的原因，消除引起低血糖的原因。在治疗糖尿病患者的低血糖时，补充葡萄糖不宜过多，以免引起血糖波动过大。

32 糖尿病合并心脏病的诊断依据及常见证候要点是什么？

（1）诊断：根据《中国糖尿病防治指南》（2007版）、《糖尿病中医防治指南》（2007版）。

（2）常见证候要点：心痛发作期寒凝血瘀证：遇冷则疼痛发作，或闷痛，舌淡暗、苔白腻。气瘀血痰证：疼痛剧烈，多与情绪因素有关，舌暗或紫黯、苔白。

33 糖尿病心痛缓解期的证候要点是什么？

（1）气虚血瘀证：胸闷、胸痛，动则尤甚，休息时减轻，乏力气短，心悸汗出，舌体胖有齿痕，舌质暗有瘀斑或瘀点，苔薄白。

（2）气阴两虚、心血瘀阻证：胸闷隐痛，时作时止，心悸气短，倦怠懒言，面色少华，头晕目眩，遇劳则甚，舌暗红少津。

（3）痰阻血瘀证：胸脘痞闷如窒而痛，或痛引肩背，气短，肢体沉重，形体肥胖，痰多，纳呆恶心，舌暗，苔浊腻。

（4）气滞血瘀证：胸闷胸痛，时痛时止，窜行左右，疼痛多与情绪因素有关，伴有胁胀，喜叹息，舌暗或紫黯、苔白。

（5）热毒血瘀证：胸痛发作频繁、加重，口苦口干，口气浊臭，烦热，大便秘结，舌紫黯或暗红，苔黄厚腻。

34 糖尿病心痛缓解期的一般护理要点有哪些？

（1）入院护理

①入院介绍：热情接待患者，详细介绍病区病房设施、呼叫器的使用、科室作息时间及相关规章制度；安排合适病房，介绍管床医生及责任护士；急症入院者应立即通知医生，做好输液、给药等急救措施。病室清洁、温湿度适宜、空气流通，避免直吹风。但应注意保持病房环境整洁、安静、安全，避免一切不良刺激。

②个人卫生处置：协助患者更换病号服，修剪指甲、进行沐浴，对于生活不能自理者由护士给予床上擦浴，指导患者注意个人卫生，保持口腔、皮肤、足的卫生，勤刷牙、勤洗澡、勤更衣，饭前便后洗手，每日清洗会阴。

③安全宣教：对于年老体弱者或视力减弱者，应加床挡保护，外出检查时有人陪同；改变体位时动作缓慢，避免深低头、旋转等动作；座椅及床位应避免晃动；发生眩晕时应闭目就地坐下或即刻卧床，以免跌伤。

④入院评估：包括生活能力评估、跌倒/坠床危险因子评估、疼痛评估、Braden压疮危险因子评估。责任护士除了入院时进行四项评估外，出现病情变化、护理级别改变、出院时都要进行四项评估。

（2）体征监测

①入院时，测量身高、体重、体温、脉搏、呼吸、血压及入院即查血糖。

②新入患者，当日测体温、脉搏、呼吸3次；若体温在37.5～39℃者，每日测体温、脉搏、呼吸4次；若体温≥39℃，每4小时测体温、脉搏、呼吸1次；体温正常3日后，每日测体温、脉搏、呼吸1次。

③遵医嘱监测血压及血糖。

④每日记录大便次数1次，每周测量身高、体重1次；若有水肿患者，应遵医嘱每日

测量体重。

⑤根据病情，遵医嘱正确记录24小时出入量。

（3）相关检查护理

①入院当日，指导患者留取即查血、尿标本，完成胸片、心电图检查。

②告知患者晚22:00以后禁食、水，翌日清晨抽取血标本及做空腹B超。

③联系相关科室，预约相关的科内外检查，检查前一日发放检查单，讲解检查的相关注意事项及时间、地点，检查当日依据患者病情，联系外勤接送患者完成相关检查。

（4）病情观察

①遵医嘱执行级别护理，定时巡视病房，密切观察患者生命体征、神志、舌脉等变化。

②心电监护者，密切观察24小时心电图、呼吸、血压，必要时遵医嘱进行血流动力学监测，注意尿量、意识等情况。

③若有剧烈头痛、呕吐、视物模糊、肢体麻木或行动不便、眩晕及血压持续升高时，应立即报告医师并配合抢救。

（5）饮食护理

①遵循糖尿病的饮食原则。

②糖尿病合并心脏病患者，总热量的摄入应维持正常的体重，防止肥胖。若有超重，应减少热量的供给，以利于降低体重。蛋白质所供给的热能应占总热能的12%左右，动物蛋白质的供给不宜超过50%；脂肪可影响血胆固醇含量，多食不饱和脂肪酸可使血胆固醇含量降低，所以患者应少食或禁食含饱和脂肪酸多的动物油脂，多采用含不饱和脂肪酸多的植物油脂；少食含饱和脂肪酸多的动物性食品，如猪肉、牛肉、羊肉等，多食禽肉鱼类以及核桃、花生/葵花子等坚果种子类；多吃新鲜的蔬菜、水果，尤其是超体重者，更应多选用蔬菜，如菠菜、油菜、西红柿、茄子等。

（6）运动护理：糖尿病合并冠心病患者，应坚持长期适量、有规律的有氧运动，可依照自身条件选择合适的运动方式，运动量的大小以不出现不适症状及运动后心电图无明显变化为度，运动时间应相对固定，一般安排在饭后1小时，每次30~40分钟为宜。老年患者可选择散步的方式，年轻人可选择慢跑、步行等方式。

（7）心理护理：糖尿病合并心脏病患者突出的心理状态表现为焦虑、忧虑、恐惧、否认、角色紊乱等，突出的症状表现为失眠、高度紧张等。对于此类患者，护理人员首先要保证患者拥有安静的睡眠环境，指导患者学会自我放松，转移注意力；主动、有分寸地把病情和医师的诊断告诉患者，使患者认识疾病的程度；介绍当前糖尿病及心脏病研究的进展，明确指出此类病不是不治之症，回避只能对自己不利；给患者讲解糖尿病合并心脏病的危险因素、发生、发展与转归一系列变化过程；心绞痛的诱因、治疗药物的使用方法、作用、不良反应。告诉患者每项检查的目的及注意事项，检查后及时将检查结果反馈给患者，以缓解患者紧张的情绪。

（8）药物护理

①降糖药物遵循糖尿病患者的用药原则。

②治疗心脏疾病药物：指导服药注意事项，不可随意停药或撤换药物，应用某些药物（抗心律失常药、排钾利尿药等）加强监测血压、心率及尿量变化；产生不良反应及时通知医师。

35 糖尿病心痛缓解期的专科护理如何进行？

（1）饮食调护

①本病患者饮食宜清淡，忌肥甘厚味及辛辣刺激之品。

②饮食宜注意营养、水分和钠盐的摄入量。

③饮食以适量米、麦、杂粮为宜，配以蔬菜、豆类、瘦肉、鸡蛋等。

④严重贫血、心失濡养者，饮食宜进补益气血之品，如奶类、豆类、蛋类等食品。

⑤香菇可抑制血清肝胆固醇增加，有阻止血管硬化和降血压的作用。

⑥辨证饮食

寒凝血瘀者：宜食温阳散寒、活血通络之品，如龙眼肉、羊肉、韭菜、荔枝、山楂、桃仁、莲白、干姜、大蒜等；少食苦瓜等生冷、寒凉之品。食疗方：白粥等。

气滞血瘀者：宜食行气活血之品，如山药、山楂、桃仁、木耳、白萝卜等；少食红薯、豆浆等塞阻气机之品。食疗方：陈皮桃仁粥等。

气郁血瘀者：宜食益气活血之品，如鸡肉、牛肉、蛇肉、山药、木耳、大枣、薏苡仁等。食疗方：海蜇煲猪蹄等。

气阴两虚、心血瘀阻者：宜食益气养阴、活血通络之品，如甲鱼、鸭肉、海参、木耳、香菇、山药、荸荠、甘蔗、百合、莲子、藕汁等。食疗方：山药粥、百合莲子羹等。

痰阻血瘀者：宜食通阳泄浊、活血化瘀之品，如海参、海蜇、薏苡仁、荸荠、冬瓜、海带、白萝卜、蘑菇、百合、扁豆、桃仁、柚子等。食疗方：薏苡仁桃仁粥等。

热毒血瘀者：宜食清热解毒、活血化瘀之品，如百合、芹菜、菊叶、苦瓜、绿豆、莲子芯、黑木耳、马齿苋等；忌食羊肉、荔枝、龙眼肉等温燥、动火之品。食疗方：绿豆汤、菊花决明子粥等。

（2）运动养生

①遵循糖尿病患者的运动原则。

②发作期，患者应立即卧床休息。

③缓解期，患者要注意休息，保证充足睡眠，坚持力所能及的活动。

④可根据病情及身体状况选择中医气功、太极拳、八段锦等锻炼方式。

气功疗法：糖尿病合并心脏病的患者，在锻炼气功时，宜选择能促使心身放松，又能改善心血管效能、增强心肌对机体活动适应能力的动静结合功法。锻炼功法如下：糖尿病合并心脏病患者，练功姿势和方法要根据心脏功能等级来选择，一般以坐式松静功为主，因为心身放松时机体处于较低代谢水平，耗氧量相对减少，这对减轻心肌血、氧供需矛盾是有益的，从而缓解心脏病发作；病情初步控制和体力允许情况下，可适当进行站功，站功时下肢松紧结合，有助于静脉回流，改善血液循环。

意念练功时，应尽量做到心平气和、情绪稳定，意守丹田部位较好，有益气通阳之效，在锻炼中宜根据病情处理好"练"和"休"的关系，静养对休养生息、发作缓解、病情控制是有帮助的，急于求成、练得过猛反而难以取得成效。气息呼吸应力求平稳、柔和、自然、协调，不宜过于深长，切忌感气用力，胸腹腔内压如变化太大、过急，往往会加重心脏负荷。如有胸闷气短，可以默念"可"字适当延长呼气，以解郁闷、去心火，吸长呼短的呼吸方法有扩张动脉效应，病情稳定、体质允许情况下间以试练，但应谨慎。导引健身操锻炼配合做些拍击动作，如拍击胸腹及身体两侧和轻叩心前区，有促进气血调和、活血化瘀的作用，操作时要轻柔，过分用力或起伏幅度太大均不相宜。头面、躯体保健按摩时配合做些有关穴位的按摩，如内关、合谷，有改善症状、疏通经络的功效。病情较重、心脏功能欠佳的年老体弱者进行气功锻炼应当予以必要的监护，不可掉以轻心，若不按练功基本要领，不以患者具体情况出发，有时会事与愿违，反会加重病情，诱发冠心病发作。

（3）情志护理

①避免情绪紧张及不良刺激，指导患者掌握自我排解不良情绪的方法，如转移法、音乐疗法、谈心释放等。

②对于症状较重者，易心烦、焦虑，应介绍有关疾病知识和治疗成功的经验。

③家属及亲友应劝其不能思虑过度。

（4）辨证施护

①口干欲饮者：可予麦冬泡水代茶饮。如口渴甚、或烦不得眠者，可加用酸枣仁；气短者可加用黄芪、甘草等。

②多汗者：指导患者保持皮肤清洁，汗出时及时擦干汗液，勿汗出当风，并涂搽牡蛎粉，以壮表阳、止汗。

③胸闷发作时：可指压内关、合谷等穴，或遵医嘱耳穴压豆，取穴：心、肾上腺、皮质下等；稳定后可指导患者适当活动，以流通气血而减少疼痛发作。

④痰多者：教会患者正确咳嗽和咳痰的方法，保持口腔清洁，可用金银花、淡盐水、甘草液等漱口。

⑤眩晕而昏仆不省人事者：急按人中穴，并立即报告医师。

⑥眩晕伴呕吐者：遵医嘱针刺或用梅花针叩打穴位。

⑦夜寐差者：可予患者耳穴压豆，取穴：神门、交感、心、脑、肾等；也可做面部按摩，如太阳穴、印堂、风池、百合穴，睡前按摩每个穴位30～50次。

（5）中药护理

1）中药汤剂：气阴两虚者的中药汤剂以益气养阴、活血通络为主，宜温服，服药期间忌食行气、破气、燥热、伤阴之品，如萝卜、陈皮、金橘、浓茶、烈酒及辛辣食物；痰浊阻滞者的中药汤剂以化痰宽胸、宣痹止痛为主，宜温服，服药期间应避免受寒，保持心情愉悦；心脉瘀阻者的中药汤剂以活血化瘀、通络止痛为主，宜温服，服药期间注意休息，避免劳累，情志舒畅，少食胀气、生冷、酸涩、辛辣之物；阴阳两虚者的中药汤剂以滋阴补阳为主，宜温服，服药期间忌食生冷、油腻、辛辣之物，忌思虑过多，劳累过度，忌恼怒生气，服药后应适当活动；心肾阴虚者的中药汤剂以益气温阳、通络止痛为主，宜温服，服药期间不可饮酒，服药后不宜马上洗热水澡及当风受凉；水气凌心者的中药汤剂宜以温阳利水为主，宜温服，服药期间注意保暖，忌食寒凉生冷，水肿者饮食宜清淡、温补。

2）专方专药：复方丹参滴丸、速效救心丸：口服或舌下含服，服药期间忌食油腻、不易消化及生冷之品。参松养心胶囊：饭后半小时服用。服药期间饮食宜清淡，忌食油腻、辛辣刺激之品，如动物内脏、油炸食品。糖心平胶囊：饭后半小时服用。服药期间忌食行气、破气、燥热、伤阴之品，如萝卜、陈皮、金橘、浓茶、烈酒及辛辣食物。

3）中药注射剂：中药注射剂应单独使用，与西药注射剂合用时须用生理盐水做间隔液。①丹参注射液：不宜与维生素C、维生素B₆、氯化钾、碳酸氢钠、喹诺酮类、卡那霉素、山梗菜碱、肌苷、甲氧氯普胺、川芎嗪、痰热清、双黄连、黄芪等配伍。②舒血宁注射液：对银杏、乙醇过敏者不建议使用；不宜与盐酸多巴胺、盐酸纳洛酮、呋塞米、莫西沙星注射液、前列地尔注射液、阿莫西林钠、氟氯西林钠、脂肪乳、门冬氨酸钾镁、奥美拉唑钠、碳酸氢钠等药物合用；易发生配伍变化。③丹红注射液：不宜与喹诺酮类药物合用；同时与其他活血药或抗凝药使用时，应谨慎；有出血倾向者禁用。④丹香冠心注射液：不宜与氨基苷类抗生素、阿奇霉素合用，易产生混浊或絮状沉淀。⑤灯盏花素注射液：不宜与普鲁卡因、酚妥拉明、庆大霉素、甲硝唑、硫酸镁、头孢拉定、青霉素、呋塞米、氨茶碱、川芎嗪、甘露醇等合用，易出现颜色改变或絮状沉淀。⑥苦碟子注射液：不宜与硫酸依替米星、阿莫西林/克拉维酸钾、盐酸普罗帕酮、氯化钾、复方氯化钠注射液、20%甘露醇注射液等药物合用，易出现颜色改变或不溶颗粒。

36 糖尿病心痛缓解期的出院指导包括哪些内容？

（1）合理调整饮食，适当控制进食量，禁忌刺激性食物，少食动物脂肪及胆固醇、热量高的食物，多食蔬菜。

（2）按医嘱服药，随身常备保健盒，不可随意停药或撤换药物。应用某些药物后产生不良反应时应及时就医。

（3）避免各种诱发因素，如紧张、劳累、情绪紧张等。

（4）适当参加运动，增强体质。

（5）定期到门诊复查，出现剧烈头痛、恶心、呕吐、血压升高时及时就诊。

37 糖尿病合并高血压诊断依据及常见证候要点是什么？

（1）诊断：根据《WHO 1999年糖尿病诊断标准）、《中国糖尿病防治指南》（2007版）、《糖尿病中医防治指南》（2007版）进行诊断。

（2）常见证候要点：肾气亏虚证：腰脊酸痛（外伤性除外），胫酸膝软和足跟痛，耳鸣或耳聋，心悸或气短，发脱或齿摇，夜尿频、尿后有余沥或失禁。舌淡苔白。痰瘀互结证：头如裹，胸闷，呕吐痰涎，胸痛（刺痛、痛有定处或拒按），脉络瘀血，皮下瘀斑，肢体麻木或偏瘫，口淡食少。舌胖，苔腻，脉滑，或舌质紫黯，有瘀斑瘀点。肝火亢盛证：眩晕，头痛，急躁易怒，面红，目赤，口干，口苦，便秘，舌红苔黄。阴虚阳亢证：腰酸，膝软，五心烦热，心悸，失眠，耳鸣，健忘，舌红少苔。

38 糖尿病合并高血压的一般护理要点是什么？

（1）入院护理

①入院介绍：热情接待患者，详细介绍病区病房设施、呼叫器的使用、科室作息时间及相关规章制度；安排合适病房，介绍管床医生及责任护士；急症入院者应立即通知医生，做好输液、给药等急救措施。病室清洁、温湿度适宜、空气流通，避免直吹风。但应注意保持病室环境整洁、安静、安全，避免一切不良刺激。

②个人卫生处置：协助患者更换病号服，修剪指甲、进行沐浴，对于生活不能自理者由护士给予床上擦浴，指导患者注意个人卫生，保持口腔、皮肤、足的卫生，勤刷牙、勤洗澡、勤更衣，饭前便后洗手，每日清洗会阴。

③安全宣教：勿自行打开水，勿自行使用热水袋，防止烫伤；活动宜缓慢，穿防滑鞋，避免滑倒；病情较重、躁动不安者，加固床挡保护，避免摔伤，指导患者起卧势缓，勿猛抬猛起；头晕时绝对卧床休息；座椅及床避免摇动。外出检查时有人陪同；改变体位时动作缓慢，避免深低头、旋转等动作；座椅及床位应避免晃动；发生眩晕时应闭目就地坐下或即刻卧床，以免跌伤。

④入院评估：包括生活能力评估、跌倒坠床危险因子评估、疼痛评估、Braden压疮危险因子评估。责任护士除了入院时进行四项评估外，出现病情变化、护理级别改变、出院时都要进行四项评估。

（2）体征监测

①入院时，测量身高、体重、体温、脉搏、呼吸、血压及入院即刻血糖。

②新入患者，每日测体温、脉搏、呼吸3次，连续3天。若体温在37.5℃以上者，每日测体温、脉搏、呼吸3次；若体温在38.5℃以上者，每日测体温、脉搏、呼吸4次；若体温在39℃以上者，每4小时测体温、脉搏、呼吸1次；体温正常3日后，每日测体温、脉搏、呼吸1次。

③遵医嘱监测血压及血糖。

④每日记录大便次数1次，每周测量身高、体重1次；若有水肿患者，应遵医嘱每日测量体重。

⑤根据病情，遵医嘱正确记录24小时出入量。

（3）相关检查护理

①入院当日，指导患者留取即刻血、尿标本，完成胸片、心电图检查。

②告知患者晚22:00以后禁食、水，翌日晨抽取血标本及做空腹B超。

③联系相关科室，预约相关的科内外检查，检查前一日发放检查单，讲解检查的相关注意事项及时间、地点，检查当日依据患者病情，联系外勤接送患者完成相关检查。

（4）病情观察

①遵医嘱执行级别护理，定时巡视病房，注意观察患者糖尿病急症首发症状，若出现低血糖及糖尿病酮症酸中毒症状时，应立即通知医师，积极配合治疗。

②密切观察患者血压、脉搏、呼吸及体温变化。

③眩晕患者，注意观察眩晕发生的时间、程度、诱发因素、伴随症状及血压变化。

（5）饮食护理

①遵循糖尿病的饮食原则。

②限制食盐的摄入，以6g/d左右为宜。

③适当选择富含必需氨基酸或质量较高的动物蛋白质，如瘦肉、鱼类、蛋类、牛奶等。

④饮食应做到"四忌"：忌过饱、过咸、过油腻、过甜。

（6）运动护理

①遵循糖尿病的运动原则。

②避免进行游泳以及各种旋转大的运动。

③活动时，动作应缓慢，避免深低头、旋转等动作。

（7）心理护理

①耐心细致地向患者讲解糖尿病及高血压的相关知识，使患者消除因知识缺乏引起的焦虑和恐惧心理。

②指导患者寻找适合自己的自我情绪调节方法，遇到不良刺激时，转移自身对疾病的注意力，达到一个新的心理平衡，减少情绪诱发因素。

（8）药物护理

①降糖药物遵循糖尿病的用药原则。

②坚持长期规律用药，不能随便自行停药、减药或更换药物，应严格遵医嘱用药，以防引起血压波动，加速动脉硬化。

③许多降压药可引起体位性低血压，如钙拮抗剂等，嘱患者起床或变换体位时动作要缓慢。

④对服用β受体拮抗剂的患者，应注意心律失常、心力衰竭等，对Ⅱ度以上房室传导阻滞者要及时报告医师。

⑤使用阿司匹林的患者，应于饭后服用，以减少胃黏膜刺激，用药期间应观察有无出血征象。

39 糖尿病合并高血压的专科护理有哪些？

（1）饮食调护

①糖尿病患者的饮食宜清淡，忌肥甘厚味及辛辣刺激之品。

②糖尿病伴高血压、高血脂的患者，可多食肉丝拌黄瓜海蜇，具有清热养阴生津之功效；也可食芹菜、煮豆腐，以宽中益气，清热降压、降糖。

③辨证饮食

肾气亏虚证：饮食宜富营养，如甲鱼、淡菜、银耳等，忌食煎炸炙烤及辛辣、烟、酒。日常可以将黑芝麻、核桃肉捣烂加适量蜂蜜调服。

痰瘀互结证：少食肥甘厚腻、生冷荤腥。素体肥胖者适当控制饮食，高血压患者饮食不宜过饱，急性发作呕吐剧烈者暂时禁食，呕吐停止后可给予半流饮食。可配合食疗，如荷叶粥等。

肝火亢盛证：饮食以清淡为主，宜食山楂、紫菜、芹菜等，禁食辛辣、油腻及过咸之品。

阴虚阳亢证：饮食宜清淡和富于营养、低盐，多吃新鲜蔬菜和水果，如芹菜、萝卜、海带、雪梨等，忌食辛辣、烟、酒、动物内脏等。可配合菊花泡水代茶饮。

（2）运动养生

①遵循糖尿病患者的运动原则。

②运动方式因人而异，可采用散步、慢跑、爬楼、练气功、打太极拳等有氧运动，但不应过度运动，要动作轻柔；活动时间应选择在饭后1小时，活动强度为每天20～30分钟，每周3～5次。

（3）情志护理

①指导患者保持心态平和、勿急躁，防止强烈刺激，可多与家属及同室患者聊天，以缓解不良情绪。

②培养适合自身的兴趣爱好，采用移情法转移对疾病的注意力。

（4）辨证施护

①急躁易怒，失眠多梦者：可用莲心泡水代茶饮，以清心除烦、止渴助眠；或遵医嘱予患者耳穴压豆，取穴心、脑、神门、交感、肾等；每晚睡前用温水泡脚，并按摩双足涌泉穴、太冲穴以助睡眠。

②头痛剧烈，血压骤升者：可遵医嘱针刺风池、太冲、合谷，或曲池、少海穴，或给予耳针降压沟，双手揉搓耳郭降压沟以降压。

③大便秘结者：可遵医嘱予患者耳穴压豆，取穴大肠、小肠、便秘点；也可用决明子、菊花或大黄粉泡水代茶饮。

④对突发性头痛、眩晕欲吐、肢麻颜震、语言不清等症状，遵医嘱可针刺中脘、丰隆、内关、风池等穴，以健脾利湿、祛痰。

⑤小便频数者：可遵医嘱艾灸肾俞、关元、三阴交等穴，或用首乌、生地、百合泡水代茶饮或煮粥。

⑥头晕者：遵医嘱可针灸气海、肾俞、脾俞、关元、百会、风池、三阴交、足三里；眩晕严重、不省人事者，加刺人中穴。

（5）中药护理

1）中药汤剂：中药汤剂服用以虚证热服、实证温服为宜。肾气亏虚证的中药宜温服，肝火亢盛证宜凉服；眩晕伴有呕吐者宜姜汁滴舌后服，并应少量频服。

2）中药注射剂：中药注射剂应单独使用，与西药注射剂合用时须用生理盐水做间隔液。①丹参注射液：不宜与维生素C、维生素B_6、氯化钾、碳酸氢钠、喹诺酮类、卡那霉素、山梗菜碱、肌苷、甲氧氯普胺、川芎嗪、痰热清、双黄连、黄芪等配伍。②舒血宁注射液：对银杏、乙醇过敏者不建议使用；不宜与盐酸多巴胺、盐酸纳洛酮、呋塞米、莫西沙星注射液、前列地尔注射液、阿莫西林钠氟氯西林钠、脂肪乳、门冬氢酸钾镁、奥美拉唑钠、碳酸氢钠等药物合用，易发生配伍变化。③丹红注射液：不宜与喹诺酮类药物合用；同时与其他活血药或抗凝药使用时，应谨慎；有出血倾向者禁用。

3）外用中药：遵医嘱用吴茱萸、川芎粉外敷神阙，吴茱萸、川芎、牛膝外敷足部，蔓荆子、吴茱萸、菊花等制成药垫外贴足心涌泉穴，对高血压均有一定的治疗作用；用怀牛膝、川芎、天麻等浴足也可起到一定的降压作用。但应注意中药对皮肤的刺激作用，一旦发现有过敏反应者，应停止使用。

4）中药药枕：将夏枯草、菊花、草决明和晚蚕砂匀量装入布袋，制成枕芯枕于头部，通过药物的发散作用以达到清肝明目、息风化痰的功效。

（6）五音疗法：根据不同证型选择不同的音乐，如肝火亢盛者，可给予商调的音乐，有良好制约愤怒和稳定血压的作用，如《江河水》《汉宫秋月》等；如阴虚阳亢者，可给予羽调的音乐，其柔和清润的特点可有助滋阴潜阳，如《二泉映月》《寒江残雪》等。

40 糖尿病合并高血压的护理效果如何评价？

参考国家中医药管理局《24个专业105个病种中医诊疗方案》中眩晕病中医诊疗方案之中医疗效判定方法，《中药新药临床研究指导原则》（中国医药科技出版社，2002年5月）的证候评分标准。

41 糖尿病合并高血压的出院指导是什么？

（1）合理调整饮食，适当控制进食量，禁忌刺激性食物，少食动物脂肪及胆固醇、热量，多食蔬菜。

（2）按时服用降压及降糖药物，随身常备保健品，不可随意停药或撤换药物。应用某些药物后产生不良反应时，应及时就医。

（3）避免各种诱发因素，如紧张、劳累、情绪紧张等。

（4）适当活动，避免剧烈运动及旋转大的运动，注意劳逸结合，避免久坐、食后则卧。

（5）定期监测血压及血糖，定期复查，出现剧烈头痛、恶心、呕吐、血压升高时及时就诊。

42 糖尿病合并脑血管病变的诊断依据及常见证候要点是什么？

（1）诊断：根据《WHO 1999年糖尿病诊断标准》、《糖尿病中医防治指南》（2007版）作出诊断。

（2）急性期（发病2周内）常见证候要点

①中脏腑

痰蒙清窍证：意识障碍，半身不遂，口舌歪斜，言语謇涩或不语，痰鸣辘辘，面白唇暗，肢体瘫软，手足不温，静卧不烦，大小便自遗。舌质紫黯，苔白腻。

痰热内闭证：意识障碍，半身不遂，口舌歪斜，言语謇涩或不语，鼻鼾痰鸣，或肢体拘急，或身热，或口臭，或抽搐，或呕血。舌质红，舌苔黄腻。

元气败脱证：昏语不知，目合口开，四肢松懈瘫软，肢冷汗多，大小便自遗。舌卷缩，舌质紫黯，苔白腻。

②中经络

风火上扰证：眩晕头痛，面红耳赤，口苦咽干，心烦易怒，尿赤便干。舌质红绛，舌苔黄腻而干。

风痰阻络证：头晕目眩，痰多而黏。舌质黯淡，舌苔薄白或白腻。

痰热腑实证：腹胀，便干便秘，头痛目眩，略痰或痰多。舌质黯红，苔黄腻。

气虚血瘀证：面色苍白，气短乏力，口角流涎，自汗出，心悸，便溏，手足肿胀。舌质暗淡，舌苔白腻，有齿痕。

阴虚风动证：眩晕耳鸣，手足心热，咽干口燥。舌质红而体瘦，少苔或无苔。

风痰瘀阻证：口眼歪斜，舌强语謇或失语，半身不遂，肢体麻木，舌黯紫，苔滑腻。

气虚血瘀证：肢体偏枯不用，肢软无力，面色萎黄。舌质淡紫或有瘀斑，苔薄白。

肝肾亏虚证：半身不遂，患肢僵硬，拘挛变形，舌强不语，或偏瘫，肢体肌肉萎缩，舌红脉细，或舌淡红。

43 糖尿病合并脑血管病的一般护理包括哪些内容？

（1）入院护理

①入院介绍：热情接待患者，详细介绍病区病房设施、呼叫器的使用、科室作息时间及相关规章制度；安排合适病房，介绍管床医生及责任护士；急症入院者应立即通知医生，做好输液、给药等急救措施。病室清洁、温湿度适宜、空气流通，避免直吹风。

但应注意保持病室环境整洁、安静、安全，避免一切不良刺激。

②个人卫生处置：协助患者更换病号服、修剪指甲、进行沐浴，对于生活不能自理者由护士给予床上擦浴，指导患者注意个人卫生，保持口腔、皮肤、足的卫生，勤刷牙、勤洗澡，勤更衣，饭前便后洗手，每日清洗会阴。

③安全宣教：勿自行打开水，勿自行使用热水袋，防止烫伤；活动宜缓慢，穿防滑鞋，避免滑倒；病情较重、躁动不安者，加固床挡保护，避免摔伤。应注意保持病室及楼道宽阔，无障碍物，楼道一侧应加扶杆，防止患者碰伤、跌伤；病情较重、昏迷及吞咽困难者，应将患者头偏向一侧，以防止窒息；对烦躁不安、癫痫发作者，应注意安全，加固床挡保护，避免摔伤。

④入院评估包括生活能力评估、跌倒/坠床危险因子评估、疼痛评估、Braden压疮危险因子评估。责任护士除了入院时进行四项评估外，出现病情变化、护理级别改变、出院时都要进行四项评估。

（2）体征监测

①入院时，测量身高、体重、体温、脉搏、呼吸、血压及入院即刻血糖。

②新入患者，每日测体温、脉搏、呼吸3次，连续3天。若体温在37.5℃以上者，每日测体温、脉搏、呼吸3次；若体温在38.5℃以上者，每日测体温、脉搏、呼吸4次；若体温在39℃以上者，每4小时测体温、脉搏、呼吸1次；体温正常3日后，每日测体温、脉搏、呼吸。

③遵医嘱监测血压及血糖。

④每日记录大便次数1次，每周测量身高、体重1次；若有水肿患者，应遵医嘱每日测量体重。

⑤根据病情，遵医嘱正确记录24小时出入量。

（3）相关检查护理

①入院当日，指导患者留取即刻血、尿标本，完成胸片、心电图检查。

②告知患者晚22:00以后禁食、水，翌日晨抽取血标本及做空腹B超。

③联系相关科室，预约相关的科内外检查，检查前一日发放检查单，讲解检查的相关注意事项及时间、地点。检查当日，依据患者病情，联系外勤接送患者完成相关检查。

（4）病情观察

①遵医期执行级别护理，定时巡视病房，密切观察患者生命体征、神志、舌脉等变化。

②密切观察患者意识、生命体征、神志、瞳孔、四肢活动等情况；发生头痛、颈项强直、呕吐、呕血时，应及时报告医师，及时处理。

（5）饮食护理

①遵循糖尿病饮食原则。

②脑梗死患者多长期卧床，易造成排便困难及便秘，故应食用高纤维素饮食。

（6）运动护理

①遵循糖尿病运动原则。

②对于运动功能障碍的患者，可联系相关科室对患者进行相应康复护理。

（7）心理护理：由于糖尿病合并脑血管病变恢复慢，且可能遗留不同程度的后遗症，所以，患者担心治疗之后能否再站起来，表现出悲观、抑郁，甚至失去信心。因此，应做好心理护理，讲清糖尿病合并脑血管病的疾病特点，使患者对病情有正确的认识，解除他们的后顾之忧。

（8）功能锻炼

①根据患者肢体瘫痪程度，可分主动活动训练和被动活动训练。主动活动训练前，每次先将患肢部位按摩数分钟，让患者做一些简单轻柔的活动。一般先做大关节后做小关节，运动的幅度从小到大，依次活动肩、肘、指、髋、膝、踝各个关节，每个关节尽量活动到完全伸直和屈曲，以达到关节正常活动范围。每个关节要有节奏地活动30次，每天2～3次。做被动活动时，注意观察患者的感觉，嘱患者患肢肌肉松弛，被动牵拉时勿用力牵拉患侧的上肢，以免将患侧的肌肉组织拉伤，给以后恢复造成极大的障碍。对长期卧床患者，特别注意加强局部受压部位的按摩，防止长期卧床引起的肌肉萎缩，预防压疮发生，有助于功能恢复。

②对语言謇涩、言语含混不清及失语者，早期进行语言训练，由音到字、由字到词、由词到句，循序渐进。对于言语表达受到损害的患者，首先给患者示范口型，面对面地进行教导；以遗忘症为主要表现的患者，应有意识地反复说出物品的名称，强化记忆；对于理解能力下降的患者，应耐心细致，可应用图片、手势或实物促进患者的理解能力。

（9）压疮护理：卧床患者应及时做好压疮的护理，要注意做好以下几点：

①使用防压疮气垫床。

②动员患者多翻身，不能翻身者要协助其做好翻身活动，翻身时动作要轻，避免拖拉硬拽；定时给予患者拍背护理，患者要轻轻变换体位，活动膝及踝关节。

③受压部位可用红花精油按摩、滑石粉润滑。

④保持床单清洁、平整、干燥、无皱褶。

⑤保持皮肤清洁干燥，嘱患者定时沐浴擦身，勤更换内衣裤。

（10）药物护理

①降糖药物遵循糖尿病用药原则。

②专科药物：尼麦角林胶囊，早起顿服。

44 糖尿病合并脑血管病的专科护理措施有哪些？

（1）饮食调护

1）饮食宜清淡、低盐、低脂、易消化，可多食新鲜绿叶蔬菜，忌刺激性强的食物及含高脂、高胆固醇的动物内脏，禁烟酒。

2）昏迷及吞咽困难者，遵医嘱给予鼻饲饮食，如牛奶、米汤、菜汤、豆浆等。

3）老年中风患者，可以牛蒡根研细和大米煮粥，或用冬麻子、荆芥、薄荷、白粟米煮粥，空腹食用。

4）辨证饮食：中脏腑昏迷或吞咽困难者，根据病情予禁食或鼻饲喂服，如米汤、匀浆膳、混合奶等，饮食忌肥甘厚味等生湿助火之品。

恢复期饮食：①风痰瘀阻证：进食祛风化痰开窍的食品，如山楂、黄瓜。食疗方：鱼头汤。忌食羊肉、牛肉、狗肉等。②气虚血瘀证：进食益气活血的食物，如山楂。食疗方：大枣滋补粥（大枣、枸杞、瘦猪肉）。③肝肾亏虚证：进食滋养肝肾的食品，如芹菜、黄瓜汁、清蒸鱼等。食疗方：百合莲子薏仁粥。

（2）运动养生

①急性期应绝对保持安静。

②恢复期应加强运动：积极预防严重后遗症的发生。可建议患者选择太极拳、五禽戏、八段锦等传统的运动方式进行养生锻炼。每日30～60分钟，每周3～5次。

③推拿：常用的手法有推、按、捻、搓、拿等，以患侧颜面部、背部、肢体为重点，常取穴位有风池、肩井、天宗、曲池、手三里、合谷、环跳、阳陵泉、委中、承山等。

④病情稳定后，可根据身体状况选择中医气功等锻炼方式。

放松功：根据患者的情况取卧位或坐位，自然呼吸，意守丹田。阳有余者守涌泉，阳不足者守命门。每日3～5次，每次30分钟。

松静功：早期练功取卧位，患者能起身后取坐位，能站立时取自然站式或三圆式站桩。自然呼吸或腹式呼吸。痉挛式患者最好采用意松法，使痉挛肢体的肌肉放松。对主动运动恢复较慢者，可采用意行法，即通过大脑的意念活动使大脑的运动神经传递给瘫痪肢体，使其肌肉的主动运动逐渐出现，并不断加强。恢复期的患者可练习动作比较简单、容易掌握的保健功。功能基本恢复而协调仍有障碍者，可练习大雁功，但不宜练习自发动功。

（3）情志护理

①解除患者恐惧、急躁的情绪，避免不良刺激。

②神志清醒者，对患者及家属进行精神安慰，鼓励其选择有益的兴趣爱好，如听音乐、养花等，缓解其不良情绪。

（4）辨证施护

①突然昏仆、不省人事者，遵医嘱针刺，取穴：人中、内关或灸神阙、气海、关元等穴，以益气固脱，回阳救逆。

②尿潴留者，可按摩中极、气海、关元，遵医嘱针刺，取穴：三阴穴、气海。

③便秘者，可耳穴埋豆，取穴：直肠下段、大肠，也可遵医嘱口服麻仁或用决明子泡水代茶饮。

④失眠者，可每晚睡前泡脚并按摩足底涌泉穴，或遵医嘱针刺神门、合谷、三阴交等穴，或耳穴压豆，取穴：心、肾、神门、交感等穴。

⑤失语者，可给予耳穴压豆，取穴：皮质下、脑点、三焦、心、脾等穴；吞咽困难者取穴：皮质下、三焦、口、咽喉等穴。

⑥肢体偏瘫者，可取皮质下、心、脑点、肝及在相应部位进行耳穴压豆；也可遵医嘱取穴曲池、合谷、手三里、环跳轮流选用，用丹参注射液进行穴位注射。

（5）特色理疗：可选用半导体激光治疗改善患者脑部血液循环，作用机制是运用半导体激光束辐照鼻腔，对该部位的多种生物组织产生刺激作用，这些被激光活化的红细胞循环到达肺部时能更有效地与氧气结合，提高肺换气效果，进而提高血氧含量，改善组织供血供氧状况。每日1～2次，每次15分钟。

（6）中药护理

1）中药汤剂：本病的中药汤剂宜饭后温服，服药后避免受风寒，汗出及时用毛巾擦干。

2）专方专药：①脑血康：饭后半小时服用，服药期间禁生、冷、酸、辣食物；②华佗再造丸：饭后半小时服用；③通心络胶囊、脑安胶囊、丹灯通脑胶囊：脑出血急性期忌服；④安宫牛黄丸：饮食宜清淡，忌食辛辣油腻之品，以免助火生痰；⑤养血清脑颗粒：忌烟、酒及辛辣、油腻食物，低血压者慎服。

3）中药注射剂：中药注射剂应单独使用，与西药注射剂合用时须用生理盐水做间隔液。①丹参注射液：不宜与维生素C、维生素B_6、氯化钾、碳酸氢钠、喹诺酮类、卡那霉素、山梗菜碱、肌苷、甲氧氯普胺、川芎嗪、痰热清、双黄连、黄芪等配伍。②丹红注射液：不宜与喹诺酮类药物合用；同时与其他活血药或抗凝药使用时，应谨慎；有出血倾向者禁用。③醒脑静注射液：开启后立即使用，防止挥发，不宜与氯化钾、胰岛素、含有丁香的药物配伍。④生脉注射液：用药宜慢，滴速<30滴/分，并适量稀释；脑水肿患者静脉滴注中药制剂时不宜过快，一般不超过30～40滴/分为宜。不宜与庆大霉

素、氯霉素、维生素C、烟酸、谷氨酸、磺胺类、苯巴比妥、水合氯醛、纳洛明等药物配伍。

4）外用中药：紫草油外涂（清热凉血、收敛止痛），适用于大小便失禁所致的肛周潮红、湿疹。涂药次数视病情而定，涂药后观察局部皮肤情况，如有皮疹、奇痒或局部肿胀等过敏现象时，应立即停止用药，并将药物拭净或清洗，遵医嘱内服或外用抗过敏药物。

45 糖尿病合并脑血管病的护理效果如何评价?

参考国家中医药管理局《22个专业、95个病种中医诊疗方案》中脑病科中医诊疗方案之中医疗效判定方法，《中药新药临床研究指导原则》（中国医药科技出版社，2002年5月）的证候评分标准。

46 糖尿病合并脑血管病的出院指导包括哪些内容?

（1）指导患者坚持运动。

（2）慎起居，避风寒，劳逸结合。

（3）保持情志舒畅，防止情绪过分激动。

（4）合理膳食，多食新鲜绿叶类蔬菜，保持大便通畅。

（5）按时服药，注意血压变化，积极治疗原发病。

（6）嘱其定期门诊随访，有异常，立即就诊。

第三章 仪器／实验室检查

第一节 仪 器

1 胰岛素笔的分类及组成有哪些?

（1）胰岛素笔的分类

①从使用功能上划分：一次性胰岛素笔（预填充）：用完之后，连笔带芯一起扔掉，更换新笔；可重复使用的胰岛素笔：笔芯用完后，更换笔芯再用，胰岛素笔可以使用很多年，甚至终身。

②从生产厂家上划分：胰岛素笔和胰岛素笔芯要匹配使用，目前常用的胰岛素注射器有：诺和笔、优伴笔门冬胰岛素（诺和锐特充、30特充）、赖脯胰岛素（优泌乐）。笔芯和笔禁止混用。特充型胰岛素用完后，按医疗垃圾处理。

（2）胰岛素笔的组成：①笔帽；②笔芯架；③机械装置；④针头；⑤胰岛素笔芯。

2 胰岛素笔如何安装?

（1）用物准备：准备胰岛素笔芯、针头、胰岛素笔、75%医用乙醇及医用棉签。

（2）检查：

①检查笔芯是否完好，有无裂缝。检查笔芯中药液的颜色、性状有无异常，有无絮状物或结晶沉淀；笔芯是否超过有效期。若瓶壁上出现结霜、凝块或底部有固体颗粒沉淀，不可使用。橡皮活塞上端超过白色条码带，不可使用。

②检查针头是否在有效期内。

（3）安装笔芯和针头：拧开笔芯架，装入笔芯，用75%乙醇消毒笔芯前端橡皮膜，取出针头，打开包装，撕开针座上的纸质无菌封口-针座盖贴，将针座内末端针管径直对准笔芯，顺时针旋紧针头，安装完毕。注射时摘去针头保护帽即可。

3 胰岛素笔的操作步骤是什么？

（1）核对患者身份，说明操作目的。协助患者坐位或立位，注意保暖。

（2）核对医嘱，准备好药物，检查药物剂型是否符合、是否过期，有无混浊沉淀、裂纹。检查药物有效期、开启日期。检查胰岛素笔是否处于完好备用状态。

（3）正确安装胰岛素笔、胰岛素药液以及胰岛素注射针头。

（4）针头排气：针头垂直向上，轻弹笔芯架数次，使空气积聚在笔尖部。调节剂量旋钮至1（调节窗口处刻度数字即表示胰岛素剂量），推按注射栓至刻度为零（说明药液全部按剂量注射），有药液连续滴出，证明气体完全排出。

（5）将安装好的胰岛素笔做好标记，放于铺好的无菌盘内备用。

（6）选择部位：上臂，腹部，大腿外侧上1/3，臀部，避开皮肤发炎、硬结或皮肤病变处。经常注射者应定时更换注射部位。

（7）消毒皮肤：75%乙醇旋转消毒注射部位，消毒范围直径大于5cm，2次。

（8）预混胰岛素注射前应轻轻摇动8～10次，以保证药液混匀。酒精自然待干后90°进针，进针前评估患者皮下脂肪厚度，如患者体型匀称，可不捏起皮肤；如患者较瘦，可以拇指和其余四指距离3～5cm处捏起皮肤注射。注射药物速度适宜；注射后等待5～10秒后拔针。

（9）拔出针头后无出血可不用棉签按压，防止药液回吸，导致注射剂量不准确。

（10）操作完毕后，再次核对。消毒手，签字记录并整理用物。

4 胰岛素笔注射的优点有哪些？

与普通注射器相比，胰岛素笔有下列优点：

（1）胰岛素和注射装置合二为一，免去繁琐的抽取胰岛素过程，更换笔芯很容易。

（2）携带方便。

（3）操作简单、灵活。

（4）注射过程更加简单、隐蔽。

（5）剂量更精确，最小输注量1单位。

（6）疼痛感更小。

5 胰岛素笔注射技术的操作流程是什么？

胰岛素笔注射技术的操作流程见图3-1。

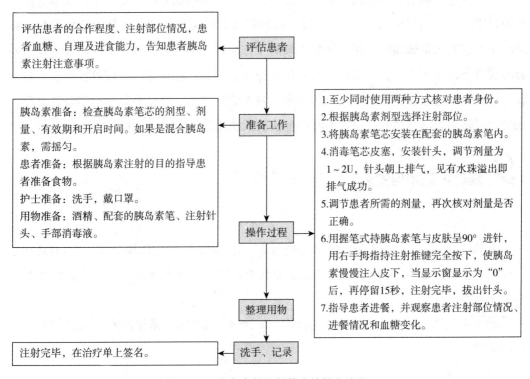

评估患者的合作程度、注射部位情况，患者血糖、自理及进食能力，告知患者胰岛素注射注意事项。 → 评估患者

胰岛素准备：检查胰岛素笔芯的剂型、剂量、有效期和开启时间。如果是混合胰岛素，需摇匀。
患者准备：根据胰岛素注射的目的指导患者准备食物。
护士准备：洗手、戴口罩。
用物准备：酒精、配套的胰岛素笔、注射针头、手部消毒液。 → 准备工作

操作过程

1.至少同时使用两种方式核对患者身份。
2.根据胰岛素剂型选择注射部位。
3.将胰岛素笔芯安装在配套的胰岛素笔内。
4.消毒笔芯皮塞，安装针头，调节剂量为1～2U，针头朝上排气，见有水珠溢出即排气成功。
5.调节患者所需的剂量，再次核对剂量是否正确。
6.用握笔式持胰岛素笔与皮肤呈90°进针，用右手拇指持注射推键完全按下，使胰岛素慢慢注入皮下，当显示窗显示为"0"后，再停留15秒，注射完毕，拔出针头。
7.指导患者进餐，并观察患者注射部位情况、进餐情况和血糖变化。

整理用物

注射完毕，在治疗单上签名。 ← 洗手、记录

图 3-1　胰岛素笔注射技术的操作流程

6 使用胰岛素笔有哪些注意事项？

（1）胰岛素安装在胰岛素笔上后可不再在冰箱保存，室温下根据药液种类可保存4～6周。

（2）胰岛素笔保存时，避免阳光直射及长时间震荡。

（3）根据患者皮下脂肪厚度，选择长短合适的针头，并做到每次更换针头。

7 应用胰岛素泵的目的是什么？

胰岛素泵的基本用途是模拟人体胰腺的分泌功能，按照人体需要的剂量将胰岛素持续地推注到使用者的皮下，保持全天血糖稳定，以达到控制糖尿病的目的。由于是同一部位的小剂量持续输注，克服了常规注射方法的胰岛素吸收差异和吸收不良的问题，降

低了低血糖的发生。同时，分段设置剂量，克服夜间低血糖和黎明现象。

8 胰岛素泵的工作原理是什么？

生理状态下胰岛素分泌按照是否与进餐有关，分为两部分：一是基础胰岛素分泌，不论是否进餐，均以8～13分钟的间隔，脉冲形式持续微量分泌；二是因进餐后高血糖刺激而引起的大量胰岛素分泌。胰岛素泵的工作原理是通过人工智能控制，以可调节的脉冲式皮下输注方式，模拟体内基础胰岛素分泌。同时，在进餐时，可以根据患者摄入食物的种类和总量设定餐前胰岛素的使用剂量及输注模式，以便更好地控制餐后血糖；还可以根据患者活动量的大小，随时调整胰岛素的用量，更灵活地控制血糖。

9 胰岛素泵如何安装？

（1）用物准备

①胰岛素泵：目前国内上市的品牌较多，有国外生产的DANA泵、MiniMed泵（507、508、712型）、H-TRON plus泵智慧型，我国生产的圣唐泵（Ⅲ型简洁型）和福尼亚泵等。

②短效胰岛素或超短效胰岛素类似物：如诺和灵R笔芯、诺和锐R、优泌灵R笔芯、优泌乐等。

③助针器。

④储药器和输注管路：输液管前端可埋入患者的皮下。

⑤乙醇棉签及胶布、透明贴膜5.3cm×7cm。

（2）操作步骤

①洗手，戴口罩。

②评估选择置针部位。一般选择腹部，此处胰岛素的吸收比较稳定，避开脐周5cm内区域、硬结、瘢痕处、毛发较多处、皮带下或其他容易被衣服摩擦诱发感染的部位。也可以选择上、下肢脂肪组织较厚，且不影响患者活动的部位。另外，置管部位避开监测血压部位，以免袖带反复充气影响胰岛素吸收。不要选择运动及锻炼伸拉的部位，避免运动时皮下软管刺破毛细血管引起出血，小血块堵塞皮下软管。

③向患者做好解释工作，取得配合。

④按无菌操作原则将储药器充液。将胰岛素提前2～6小时置于室温（约25℃）下，避免因胰岛素遇热产生气泡，造成剂量不准或阻塞输注装置。

⑤泵马达复位。

⑥安装储药器。

⑦泵充盈。

⑧清除泵内设置。

⑨遵医嘱设置基础率。

⑩置针：患者取平卧位或坐位，选择脐部两侧为穿刺点。消毒皮肤，将软管置式插头放置于持针器上，左手捏紧皮肤，右手持针，按下开关，针头即快速刺入皮下，拔出针芯，用贴膜固定。

⑪激活胰岛素泵，观察运行情况。

10 如何使用胰岛素泵？

胰岛素泵的操作流程见图3-2。

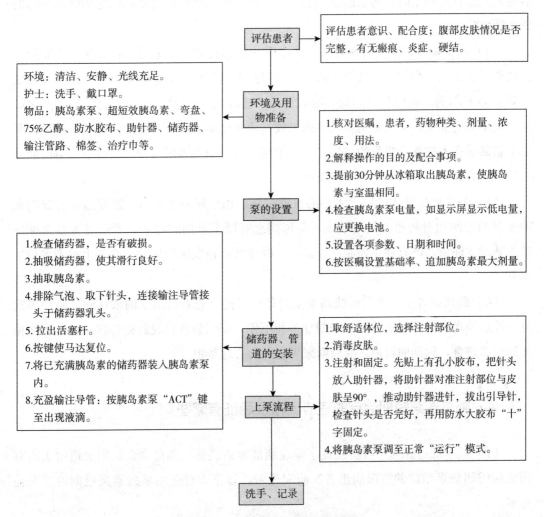

图 3-2　胰岛素泵的操作流程

11 胰岛素泵的治疗特点是什么?

（1）更有利于平稳控制血糖，减少血糖波动：胰岛素泵治疗可根据患者的血糖情况灵活地调整餐前大剂量及基础输注量；有效地控制餐后高血糖和黎明现象，降低HbA1c水平。

（2）控制体重的增加：胰岛素泵治疗可以减少胰岛素的用量，避免过大剂量使用胰岛素导致的体重增加。

（3）明显减少低血糖发生的风险：胰岛素泵模拟生理性胰岛素分泌模式，可以适当减少或调整夜间胰岛素输注的基础量，避免夜间出现低血糖。同时，避免餐前大剂量胰岛素的常规多次注射治疗在体内的重叠，从而减少低血糖的发生。胰岛素泵还可以灵活地调整患者运动期间胰岛素的基础输注量，减少因运动后胰岛素敏感性增强而引起的低血糖风险。

（4）减少胰岛素吸收的变异：多次皮下注射胰岛素治疗采用中长效胰岛素制剂，而该类制剂在同一个体上，吸收率的差异可导致血糖波动；而胰岛素泵治疗使用短效或速效胰岛素制剂，较中长效胰岛素吸收稳定。多次皮下注射治疗，注射部位易产生硬结，局部脂肪萎缩，从而影响胰岛素的吸收；而胰岛素泵使用者输注部位基本固定，避免了胰岛素在不同部位吸收的差异，胰岛素泵注射时胰岛素用量较多次皮下注射时胰岛素用量明显减低，更利于胰岛素的吸收。

（5）加强糖尿病患者围手术期的血糖控制：由于胰岛素泵治疗需要达到良好的血糖控制的时间相对较短，从而缩短了糖尿病患者围手术期的时间。术后患者禁食期间给予基础输注量，既有利于控制高血糖，又减少低血糖发生的风险，有利于患者术后的恢复。

（6）提高患者生活质量：胰岛素泵的使用可提高患者对治疗的依从性，减少多次皮下注射胰岛素给糖尿病患者带来的痛苦和不便。提高患者自我血糖管理能力，增加糖尿病患者进食、运动的自由，减轻糖尿病患者的心理负担。

12 胰岛素泵短期治疗的适应证和禁忌证有哪些?

（1）适应证：作为一种持续皮下输注胰岛素的装置，胰岛素泵原则上适用于所有需要应用胰岛素治疗的糖尿病患者。研究显示，以下人群使用胰岛素泵短期治疗获益更多。

①T1DM患者和需要长期强化胰岛素治疗的T2DM患者在住院期间可通过胰岛素泵治疗稳定控制血糖、缩短住院天数，并为优化多次胰岛素注射的方案提供参考数据。

②需要短期胰岛素治疗控制高血糖的T2DM患者。

③糖尿病患者的围手术期血糖控制。

④应激性高血糖患者的血糖控制。

⑤妊娠糖尿病或糖尿病合并妊娠者。

（2）禁忌证：不宜短期应用胰岛素泵治疗者包括酮症酸中毒、高渗性非酮症性昏迷、伴有严重循环障碍的高血糖者。

13 胰岛素泵长期治疗的适应证和禁忌证有哪些?

（1）适应证：需要长期胰岛素治疗者均可采取胰岛素泵治疗，如T1DM患者和需要长期胰岛素强化治疗的T2DM患者。研究显示，以下人群使用胰岛素泵长期治疗获益更多。

①血糖波动大，虽采用胰岛素多次皮下注射方案，血糖仍无法得到平稳控制的糖尿病患者。

②无感知低血糖者。

③频发低血糖者。

④黎明现象严重，导致血糖总体控制不佳者。

⑤作息时间不规律，不能按时就餐者。

⑥要求提高生活质量者。

⑦胃轻瘫或进食时间长的患者。

（2）禁忌证：不宜长期应用胰岛素泵治疗者包括：①不需要长期胰岛素治疗者；②对皮下输液管过敏者；③不愿长期皮下埋置输液管或不愿长期佩戴泵者；④患者及其家属缺乏胰岛素泵使用的相关知识，接受培训后仍无法正确掌握如何使用胰岛素泵者；⑤有严重的心理障碍或精神异常者；⑥无监护人的年幼或年长患者，生活无法自理者。

14 胰岛素泵的操作步骤是什么?

（1）更换电池，开机，调整准确时间。

（2）协助患者取舒适体位。

（3）遵医嘱调整胰岛素的基础量，并与医师核对，正确安装药液，排空输注导管内空气。

（4）选择注射部位：最佳部位为腹部，距脐5cm，避开腰带。

（5）用75%乙醇消毒皮肤待干，置针，探头尾端应向外。

（6）将输注针头刺入消毒部位的皮肤，用无菌敷料覆盖。

①如为不锈钢针头，则先取下输注导管针头帽，一手捏起皮肤，另一手将针头垂直90°刺入皮肤。

②如为软管式针头，则先将针头装入置针器内，将置针器贴紧皮肤进针，退出置针器及针芯，贴好敷料。

（7）置针后告知患者，固定好管路，将泵妥善固定或安置在患者皮带或衣兜内。

（8）向患者详细说明胰岛素泵的使用方法、报警设置及注意事项。

（9）整理用物，消毒手，再次核对医嘱，签字。

（10）整理治疗车，处理用物，物品归位。

（11）六步洗手法洗手，做好护理记录。

15 使用胰岛素泵有哪些注意事项？

（1）根据医嘱调整胰岛素泵的基础量，每日检查核对。

（2）每日检查输注管路是否通畅及皮肤情况，发现问题及时解决。

（3）遵医嘱监测患者血糖变化，做好记录，及时通知医师。

16 胰岛素泵的护理如何进行？

（1）胰岛素泵输入胰岛素剂量的调整：胰岛素剂量调整原则是根据自我血糖或动态血糖监测结果进行动态调整。必须在专业医师指导下进行胰岛素剂量调节。以下情况应注意调整胰岛素泵剂量：

①初始胰岛素治疗。

②有血糖剧烈波动。

③有低血糖发生。

④患其他疾病、发热、应激状态（如创伤、精神打击、悲伤、恐惧、惊吓、劳累过度等）而引起血糖升高。

⑤女性月经前后。

⑥妊娠期。

⑦血糖未达标。

⑧饮食和运动等生活方式发生改变时。

（2）血糖监测：胰岛素泵治疗中，胰岛素剂量调整的依据是自我血糖监测或动态血糖监测的数据。在治疗开始阶段应每天监测4～7次，建议空腹、三餐前后和睡前。如有低血糖表现，可随时测血糖。如出现不可解释的空腹高血糖或夜间低血糖症状，应监测夜间血糖。达到治疗目标后，每天自我监测血糖2～4次。血糖控制不佳者，可通过动态血糖监测（CGM）更详细地了解血糖波动的情况和指导胰岛素泵治疗方案的调整。

（3）低血糖的处理

1）明确是否发生低血糖。如怀疑有低血糖，应立即测定血糖。低血糖的判断：血糖值≤3.9mmol/L或出现低血糖症状。

2）了解发生低血糖的原因。

3）处理低血糖。

4）监测血糖每15分钟1次，直至血糖稳定。

5）如果需要，可以暂停泵治疗。

6）检查泵是否正常工作。

7）检查设定程序是否正确，如时间、基础输注率、餐前大剂量、每天总量等。

8）检查状态屏和储药器。如储药器内的胰岛素量少于状态屏的显示量，可能为胰岛素泵输注胰岛素过量。

9）调整胰岛素用量。如考虑低血糖是由于胰岛素用量过大所致，宜调整胰岛素用量。具体调整胰岛素用量应视低血糖发生的时间点决定：①空腹低血糖：降低夜间基础输注率。②中晚餐前低血糖：降低餐前基础输注率或减少前一餐的餐前大剂量。③三餐后低血糖：减少餐前大剂量。④夜间低血糖：调整低血糖时段的基础输注率或减少晚餐前大剂量。

10）发生低血糖后增加近期血糖监测次数。

11）注意无感知低血糖，尤其是夜间低血糖，必要时使用动态血糖监测了解血糖的波动情况。

（4）出现意外高血糖，需排除以下情况：

1）胰岛素泵：①关机后未开机或停机状态未恢复；②报警未解除；③泵本身故障。

2）电池电力不足或电池失效。

3）输注系统：①更新输液管时未排气，导致无胰岛素输注；②输液管裂缝或连接松动，导致胰岛素溢漏。

4）储药器：①储药器内胰岛素已用完；②气泡阻塞储药器出口；③储药器前端破裂，胰岛素漏出，未能经输入导管进入人体。

5）输液管前端：①输液管前端皮下胰岛素输注装置脱出，胰岛素未输入人体；②输液管皮下胰岛素输注装置与输液管连接处松动或破裂造成胰岛素漏出。

6）埋置部位感染、硬结、瘢痕、腰带位置及处在腰带摩擦处，胰岛素未能被有效吸收。

7）胰岛素结晶堵塞输液管或胰岛素失效。

17 胰岛素泵的管理要求是什么？

（1）备用与检测：必须保持胰岛素泵处于良好备用状态，定期检测。

（2）胰岛素的选择：胰岛素泵治疗使用的胰岛素是短效胰岛素或超短效胰岛素类似物，不能使用中、长效鱼精蛋白锌胰岛素或超长效胰岛素类似物。胰岛素的浓度是100U/ml，与人胰岛素笔芯的浓度相同，普通瓶装胰岛素的浓度是40U/ml，不能用于胰岛素泵。

（3）置泵时间：安装胰岛素泵最好选择在患者需要注射餐前大剂量时，安装后马上输注大剂量胰岛素，可避免埋针时针尖刺破毛细血管引起出血，小血块堵塞皮下软管。

（4）导管护理：置泵后妥善固定导管，防止管道的过度扭曲、折叠、脱出。长期带泵者3～5日（冬天可延长5～7日）更换一次注射部位及导管，更换时严格执行无菌操作，预防皮肤感染。新充注部位与原充注部位应相隔2cm以上。充注软管皮下保留3～5日后，连同旧装置一起拔出丢弃。

（5）皮肤护理：每天检查置管处皮肤情况，如果有红肿、水疱、硬结及贴膜过敏现象，应立即更换储药器、连接管及输注部位，并注意轻轻将原穿刺点里面的组织液挤出，以75%乙醇消毒后涂红霉素软膏加以保护。

（6）严密监测血糖：置泵后须严密监测末梢血糖，每天7次（三餐前、三餐后2小时、睡前），必要时加测凌晨3:00血糖，为医师调整胰岛素用量提供依据。注意及时发现高血糖和低血糖反应，并遵医嘱做相应处理。

（7）置泵后避免剧烈运动，防止针头滑出：沐浴或游泳时可使用快速分离器处理胰岛素泵，但不应>1小时，沐浴完毕应立即装上。高温和撞击可损坏胰岛素泵的电子设备，不应将泵置于气温>45℃或<0℃的环境中，防止胰岛素失效。特殊检查时应注意员免将胰岛素泵直接置于X线下，如患者需行CT、核磁共振及其他放射性检查时，应使用快速分离器将泵取下，检查结束后再接上。

（8）报警处理：熟悉泵的常见警报原因，掌握报警处理方法。

（9）心理护理及健康教育：带泵者经常担心胰岛素泵报警或发生故障，担心医疗费用及对工作、生活、自身形象的影响，往往会产生不良情绪，如焦虑、抑郁等，机体处于应激状态时肾上腺素、去甲肾上腺素分泌增加，抑制胰岛素的分泌，致使胰岛素含量减少，不良情绪促发或加重糖尿病，糖尿病又加重不良情绪，形成恶性循环，以致病情越来越重，对糖尿病患者的代谢控制及病情转归有消极影响。因此，护理人员要有计划进行心理干预，并鼓励家属提供支持，对患者进行糖尿病知识教育、泵的使用指导及心理护理，使血糖控制稳定，减少并发症的发生，提高患者的生活质量。

18 个人胰岛素泵的管理要求是什么？

（1）患者及家属或监护人需了解胰岛素泵的工作原理和注意事项。

（2）做好用泵前的物品准备。

（3）保证有备用的胰岛素泵耗材。

（4）参加胰岛素泵相关知识的培训。

（5）学习程序和输液管操作。

（6）学习胰岛素泵报警的处理流程。

（7）记录基础输注率和餐前大剂量数值。

（8）注意个人清洁卫生与皮肤清洁。

（9）每天需自检输液管系统1～2次。

（10）有皮肤感染的症状或其他问题，应及时就医。

19 胰岛素泵的常见报警有哪些？如何处理？

胰岛素泵的常见报警及处理见表3-1。

表 3-1　胰岛素泵的常见报警及处理

报警类型	可能原因	解决方案
无输注报警	1. 管道折起 2. 结晶堵塞 3. 胰岛素输注完毕 4. 患者消瘦，皮下组织较薄，肌肉贴近管口	按 ESC 和 ACT 解除报警： 1. 整理管道，勿使折起 2. 更换输注管道和药液 3. 嘱患者平卧，双腿屈起，放松腹部肌肉
低电量报警	长时间未换电池	更换电池
低液量报警	药液即将用完	按医嘱更换药液

20 快速血糖仪监测的目的是什么?

（1）了解患者的血糖变化，为调整治疗方案提供依据。

（2）使血糖维持在接近正常而又安全的范围，预防并发症发生。

（3）及时发现低血糖，区分低血糖或低血糖反应。

（4）确定食物、药物及运动对血糖的影响。

（5）指导患者调整饮食、药物及运动治疗方案。

21 快速血糖仪的监测时间是如何设定的?

（1）空腹（至少8～12小时）。

（2）午、晚餐前及三餐后2小时。

（3）凌晨0:00、凌晨3:00。

22 影响快速血糖仪监测结果的因素有哪些?

（1）血糖仪检测的是毛细血管全血葡萄糖，而实验室检测的是静脉血清或血浆葡萄糖，采用血浆校准的血糖仪检测数值空腹时与实验室数值较接近，餐后或服糖后毛细血管葡萄糖会略高于静脉血糖，若用全血校准的血糖仪检测数值空腹时较实验室数值低12%左右，餐后或服糖后毛细血管葡萄糖与静脉血浆糖较接近。

（2）由于末梢毛细血管是动静脉交汇之处，既有静脉血成分，也有动脉血成分。因此，其血样中葡萄糖含量和氧含量与静脉血样是不同的。

（3）由于血糖仪采用血样大多为全血，因此血细胞比容影响较大，相同血浆葡萄糖水平时，随着血细胞比容的增加，全血葡萄糖检测值会逐步降低。若有血细胞比容校正的血糖仪，可使这一差异值减到最小。

（4）目前临床使用的血糖仪的检测技术均采用生物酶法，主要有葡萄糖氧化酶（GOD）和葡萄糖脱氢酶（GDH）两种，而GDH还需联用不同辅酶，分别为吡咯喹啉醌葡萄糖脱氢酶（PQQ-GDH）、黄素腺嘌呤二核苷酸葡萄糖脱氢酶（FAD-GDH）及烟酰胺腺嘌呤二核苷酸葡萄糖脱氢酶（NAD-GDH）3种。不同酶有不同的适应人群，应该根据不同患者的情况选用不同酶技术的血糖仪。GOD血糖仪对葡萄糖特异性高，不受其他糖类物质干扰，但易受氧气干扰。GDH血糖仪无须氧的参与，不受氧气干扰。FAD-GDH和NAD-GDH原理的血糖仪不能区分木糖与葡萄糖，PQQ-GDH原理的血糖仪不能区分麦芽糖、半乳糖等糖类物质与葡萄糖，经突变改良的Mut.Q-GDH原理的血糖仪无麦芽糖、木糖等糖类物质干扰。水杨酸、尿酸、胆红素、甘油三酯、氧气、麦芽糖、木糖等均为常见干扰物。当血液中存在大量干扰物时，血糖值会有一定偏差。

（5）pH、温度、湿度和海拔高度都可能对血糖仪的检测结果造成影响。

23 快速血糖仪的操作步骤是什么？

（1）检查血糖仪、试纸及采血针。

①血糖仪是否处于完好备用状态，外观有无损坏，电量充足。

②血糖试纸是否在有效期，包装密闭，无潮湿、破损，有无试纸条码牌。

③将试纸条码牌插入血糖仪，核对条码牌号与试纸外包装是否一致。

（2）核对患者身份，解释操作的目的，协助患者取舒适体位。

（3）对事先选择好的部位进行酒精消毒，消毒范围直径＞2cm，消毒两遍待干。

（4）在待干过程中可取出试纸插入血糖仪，盖紧试纸盒，再次核对密码。

（5）正确采血：①让被采血手臂下垂10～15秒；②捏紧手指皮肤，用采血针在指端两侧采血。捏紧皮肤既可减少疼痛感，也可使血液充分溢出。手指两侧采血神经末梢分布少，痛感较轻。

（6）使用吸入式血糖仪时应保持血糖仪水平位吸血，以保证数值的准确性。使用吸入式血糖仪可先将血滴在试纸上，再输入血糖仪即可。

（7）协助患者用棉签按压采血点直至停止出血，将棉签扔入医用垃圾袋。

（8）等待结果显示并告知患者。

（9）消毒双手后记录结果，并通知医师。

24 快速血糖仪的使用注意事项有哪些？

（1）防止试纸超过有效期或没有保存好，造成试纸被氧化、失效等，造成结果不准确。

（2）确定血糖仪条码牌与试纸条码牌一致。

（3）避免采血量不够或采血后用力挤压指尖出血影响结果。

（4）避免酒精消毒后手指未待干即开始检测。

（5）消毒禁止使用含碘成分的消毒剂（如碘酊、聚维酮碘）。

25 快速血糖仪常见的报警原因及解决方案有哪些?

快速血糖仪常见的报警原因及解决方案见表3-2。

表 3-2　便携式血糖的仪常见报警原因及解决方案

屏幕显示	报警原因	解决方案
E1	试纸损坏	拔出试纸后重新插入,如果试纸损坏则要更换,如果此信息重复出现,联系血糖仪厂家客服中心
E2	密码牌有误	关闭血糖仪后插入新的密码牌。如果问题仍未解决,联系血糖仪厂家客服中心
E3	检测中发生错误	丢弃试纸后重复测试
E4	试纸吸入血液或质控液丢弃试纸后重复测试样本量不足,或检测启动后滴加样本	丢弃试纸后重复测试
E5	密码牌来自过期试纸	确认血糖仪预设的时间和日期正确
E6	出现滴血符号前,已经丢弃试纸后重复测试在试纸上滴加了血液或质控液	丢弃试纸后重复测试
E7	发生电子错误	重新启动血糖仪,或取出电池数秒后重新插入。进行血糖或质控检测。如仍有问题,联系血糖仪厂家客服中心
E8	环境温度低于或超过血糖仪的适当工作温度(6～44℃)	请移至温度为 6～44℃的环境中,等待 5 分钟后重新检测,不要任意地加热或冷却血糖仪
E9	电池电量即将耗尽	更换电池
E7	时间和日期的设置可能有误	请确认已设置为正确的时间和日期,先前未使用时须调节

26 什么情况下需要应用动态血糖监测仪?

动态血糖监测仪(CGM)的特点是将血糖仪探头佩戴在患者的皮下,并开始记录患者日常生活的细节,如服药、吃饭等,每3分钟记录1个平均血糖值,一般佩戴72小时，共1440个血糖值，监测结束后，将血糖资料下载到电脑，通过数据处理，形成连续的血糖图谱，以便医师对于血糖控制不佳，怀疑可能发生低血糖，为排除无症状高血糖等的患者、新发糖尿病、高危糖尿病筛查等的血糖情况总体掌控，掌握血糖的波动范围及规律，发现无症状低血糖、黎明现象等。

27 动态血糖监测仪的操作要点是什么？

动态血糖监测仪的操作步骤（以美敦力为例）如下：

（1）给仪器更换电池，保证72小时内电量充足。

（2）开机，清除末次记录。

（3）调整准确时间，设置仪器代码。

（4）教会患者仪器操作，记录进食、注射胰岛素等时间；记录饮食、运动具体情况。协助患者取得舒适体位，放松身体。

（5）选择注射部位：保证注射部位皮肤无瘢痕、炎症、瘀青、硬结等。传感器最佳植入位置为腹部，其他部位可选择上臂、臀部、后腰、大腿外侧，注意置针部位与胰岛素注射部位相距7～10cm。

（6）75%乙醇消毒注射部位皮肤2次，消毒直径＞5cm，自然待干。

（7）安装探头于置针器上，摘掉探头上的胶布及探头针套。

（8）绷紧注射部位的皮肤，注针。小心地将置针器与探头分离，摘掉探针上的胶布，将探针与仪器连接，摘掉针头，予无菌透明敷料固定。

（9）查看电流水平，应在"20～200"mA。

（10）启动仪器，进入1小时倒计时，1小时后测一次指血血糖录入仪器，仪器正式启动。

（11）整理用物，手消毒液消毒手，再次核对医嘱，签字。

（12）整理治疗车，处理用物，物品归位。

（13）六步洗手法洗手，记护理记录。

28 动态血糖监测仪的操作流程是什么？

动态血糖监测仪的操作流程见图3-3。

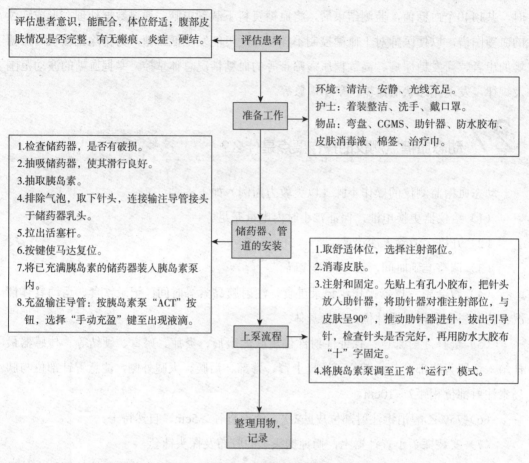

图 3-3　动态血糖监测仪的操作流程

29 动态血糖监测仪的注意事项是什么？

（1）将探头提前30分钟从冰箱内取出，恢复室温后使用。

（2）安装前嘱患者洗澡。

（3）佩戴期间禁止进行X线、CT等放射性检查。

（4）一般佩戴3天时间。

（5）如机器出现报警，应及时联系护士。

（6）根据不同品牌机器，每天测量1～4次血糖并输入。

30 动态血糖监测仪常见的报警及处理措施有哪些？

动态血糖监测仪常见的报警及处理措施见表3-3。

表 3-3　动态血糖监测仪常见的报警及处理

屏幕显示	报警原因	解决方案
CAL ERR	1. 断开报警 2. 探头电流太高报警 3. 在探头进行初始化完毕后 1 小时未输入末梢血糖值 4. 输入的末梢血糖值超出预期范围	1. 依次按 SEL 和 ACL 解除警报 2. 如果报警发生在初始化结束后的 24 小时内，可等待探头充分浸润后，复查末梢血糖并输入 3. 检查电流值 1 分钟，如果电流值急剧变化，需进行电缆和记录器功能检查，如果电流持续 < 5mA，说明探头已经达到使用寿命，应更换
DISCONN	1. 探头接触不良或被拔出 2. 电缆和探头的接触被损坏 3. 电缆损坏	1. 依次按 SEL 和 ACL 解除警报 2. 检查探头的连接固定情况，确保连接完好 3. 检查探头到电缆和电缆到记录器之间的电缆连接情况，确保完好 4. 观察电流 ISIG，如果电流值 > 5mA，输入血糖值进行矫正；如果电流值 < 5mA 或者急剧变化，需进行电缆和记录器的功能检查
ISIG HI	1. 探头和电缆的接触处潮湿 2. 电缆损坏 3. 血糖非常高	1. 依次按 SEL 和 ACL 解除警报 2. 查末梢血糖，排除血糖过高的情况 3. 如果连接处潮湿，关闭记录器，待干燥后开机复查血糖并输入 4. 检查电流值 ISIG 1 分钟，如果电流急剧变化，需检查电缆和记录器功能
LOWBATT	电池电量低（但一般还有 72 小时使用寿命）	1. 关闭记录器 2. 更换新电池，电池取下时间不能超过 5 分钟 3. 开机，重新输入血糖值校准探头
NO POWER	电池电量即将用尽（电池还通常有不到 1 小时的使用寿命）	同上
MEM FULI	记录器存储空间使用超过 90%	1. 依次按 SEL 和 ACL 解除警报 2. 将数据下载到电脑上 3. 用 CLEAR 菜单清除数据
ERROR	系统错误	1. 依次按 SEL 和 ACL 解除警报 2. 将数据下载到电脑上 3. 拨打服务热线报告情况

31　多普勒血流计的应用目的是什么？

使用多普勒血流计测量糖尿病患者的下肢血流情况及四肢血压，计算出踝肱指数

（ABI），早期主要用于检测下肢外周动脉疾病（PAD），被认为是诊断PAD的最佳无创指标。ABI不仅可用于诊断PAD，还可用于动脉粥样硬化性疾病的危险分层，同时也提示足部溃疡是否愈合或者是否需要早期介入治疗的检查方法，在临床中有重要应用价值。

32　多普勒血流计的操作流程是什么？

多普勒血流计的操作流程见图3-4。

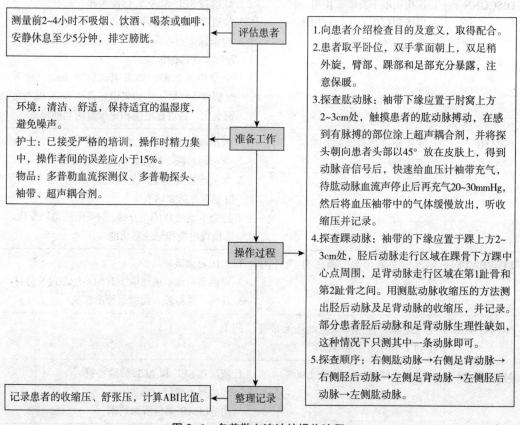

测量前2~4小时不吸烟、饮酒、喝茶或咖啡，安静休息至少5分钟，排空膀胱。	←	评估患者	1.向患者介绍检查目的及意义，取得配合。 2.患者取平卧位，双手掌面朝上，双足稍外旋，臂部、踝部和足部充分暴露，注意保暖。
环境：清洁、舒适，保持适宜的温湿度，避免噪声。 护士：已接受严格的培训，操作时精力集中，操作者间的误差应小于15%。 物品：多普勒血流探测仪、多普勒探头、袖带、超声耦合剂。	←	准备工作	3.探查肱动脉：袖带下缘位置于肘窝上方2~3cm处，触摸患者的肱动脉搏动，在感到有脉搏的部位涂上超声耦合剂，并将探头朝向患者头部以45°放在皮肤上，得到动脉音信号后，快速给血压计袖带充气，待肱动脉血流声停止后再充气20~30mmHg，然后将血压计袖带中的气体缓慢放出，听收缩压并记录。
		操作过程	4.探查踝动脉：袖带的下缘应置于踝上方2~3cm处，胫后动脉走行区域在踝骨下方踝中心点周围，足背动脉走行区域在第1趾骨和第2趾骨之间。用测肱动脉收缩压的方法测出胫后动脉及足背动脉的收缩压，并记录。部分患者胫后动脉和足背动脉生理性缺如，这种情况下只测其中一条动脉即可。
记录患者的收缩压、舒张压，计算ABI比值。	←	整理记录	5.探查顺序：右侧肱动脉→右侧足背动脉→右侧胫后动脉→左侧足背动脉→左侧胫后动脉→左侧肱动脉。

图 3-4　多普勒血流计的操作流程

33　多普勒血流计的注意事项及如何计算 ABI？

（1）掌握注意事项：要区分动脉音与静脉音，动脉音与心跳同步，有节奏的搏动声，声音清脆；静脉音的声音强度随着呼吸节律改变，如吹风样声音；听到动脉音时，方能开始测压。

（2）掌握踝肱指数（ABI）的计算：一侧肢体的最高踝部压力（足背动脉或胫后动脉压）与最高的肱动脉压之比。例如：右侧肱动脉压为130mmHg，右侧足背动脉压100mmHg，右胫后动脉压为105mmHg；左侧足背动脉压125mmHg，左侧胫后动脉压为120mmHg，左侧肱动脉压为125mmHg。按照上述公式计算出：右侧的ABI=105/130=0.8，左侧的ABI=125/130=0.96。

34 ABI 结果的临床意义是什么？

ABI结果的临床意义见表3-4。

表 3-4　ABI 结果的临床意义

ABI	临床意义
0.9～1.3	动脉正常
0.7～0.9	轻度动脉疾病
0.4～0.7	中度动脉疾病
＜0.4时	重度动脉疾病
＞1.3或下肢的动脉血压超过200mmHg	动脉钙化，应监测足趾血压，因为血管钙化很少发生于趾端动脉

ABI的检查周期一般为12周，当患者在12周内足部发生变化，如疼痛、溃疡等，应重新进行ABI检查。

35 动态足底压力检测原理是什么？

正常行走步态可分解为4个步骤：①后跟着地：后跟外侧是最先着地的地方，所以在此时，足底压力都会在后跟外侧，这亦是令鞋底后跟外侧磨蚀的其中一个原因；②全足着地：整个足底会与地面接触，为了减低体重所带来的压力，足弓会微微下降，足底压力会在中足外侧部分慢慢向内移；③后跟离地：把身体向前推送，这时足部关节会锁紧，令足部变得强壮来辅助推送身体，足底压力转移至第1跖骨头；④摇摆期：整个足部离开向前摇摆，再预备下一步的后跟着地。Fotscan是地毯式的压力分析系统，按照行走时步态分解，逐渐获取裸足足底压力分布情况，其1米感应板上有19个传感器，可以通过连接电脑软件，量化分析患者走路时足底各个部位的压强、压力、受力时间特性、步态平衡性、足弓指数以及重心的位移变化情况等。

36 进行动态足底压力分析系统检查的目的是什么？

对早期糖尿病足风险进行更全面的评估。

（1）通过动态足底压力分析电脑成像，直观显示足底受压较大区域，了解压力异常集中区域，诊断潜在溃疡高发区域。

（2）评估足型，通过足弓指数判断肉眼无法分辨的足弓塌陷及高弓足。

（3）了解步态平衡性，有无足内、外翻。

（4）为糖尿病患者实施个性化的减压措施（如减压鞋子与减压鞋垫）提供证据，同时可评估减压措施实施后的效果。

（5）获得足底压力及步态的量化数据，分析不同患者足底压力差异，为临床及科研提供循证依据。

37 动态足底压力分析系统的检测有哪些注意事项？

目前足底压力检测尚无标准的操作规范，我们在为临床患者测试过程中逐渐总结出以下心得经验。

（1）患者就位后，首先登记患者的基本资料，如体重指数、穿鞋习惯、神经病变筛查结果等，以便分析足底压力的影响因素，然后指导患者赤足在行走道上以自然步态来回走动几次以便适应，同时讲解配合重点。

（2）本仪器的感应平板长1米，患者因步态大小不一，且许多糖尿病患者因足部变形及神经病变影响，往往难以再现自然行走状态及存在步态不稳现象，难以获得满意的检查效果，可多做几个来回，或分别测左右足的压力情况。双足测试结果符合正常足底分区要求后方可继续分析。主要关注以下指标来反映足底压力情况：足底受力时间（即各部位所受压强持续时间长短）、压强（足底每平方厘米所受压力大小）、平衡曲线（判断步态有无足内翻、外翻）、足弓指数（区分正常足、扁平足及高弓足）等，软件会自动生成是否需要减压鞋垫及特殊部位增加减压垫缓解异常压力，检查者结合基本情况及Fotscan电脑分析来得出检查报告。

第二节　实验室检查

1 糖尿病患者如何做好糖尿病的自我监测？

糖尿病是一种可控制但需长期或终身控制的代谢性疾病，为使患者通过治疗能使血糖得以严格控制，防止各种急（慢）性并发症的发生，进行自我监测是十分必要的。具体监测内容及方法如下。

（1）开始自我血糖监测前应由医师或护士对糖尿病患者进行检测技术和监测方法的指导，每年1～2次检查患者检测技术和校准血糖仪。为了更好地指导患者达标，评价治疗效果，调整治疗方案，将血糖控制分为三类（表3-5）。

表 3-5　血糖控制效果分类

		良好	一般	差
血糖（mmol/L）	空腹	4.4～6.1	≤ 7.0	> 7.0
	非空腹	4.4～8.0	≤ 10.0	> 10.0
HbA1c（%）		6.5	6.5～7.5	> 7.5

治疗目标和策略一定要个体化，对每个危险因素予以分别考虑，如老年人血糖控制可适当放宽，以避免低血糖发生为主。血糖自测时间和次数视病情而异，口服药和生活方式干预的患者达标后每周2～4次；而使用胰岛素者，初始阶段每日至少测5次，达标后每日自我监测2～4次，以防低血糖发生。另外，在血糖监测的基础上，最好每3个月测一次糖化血红蛋白（HbA1c），一旦达到治疗目标可每6个月检查一次。这一测定可反映测定前2～3个月的平均血糖水平，十分有用。此测定需去医院检测。

（2）尿糖监测：为一种简便、灵敏的方法，仅用试纸对比即可进行。一般的治疗目标为保持阴性状态。但尿糖测定对65岁以上老年人和妊娠妇女的意义不大，因老年人的肾糖阈升高，易呈假阴性，而妊娠妇女的肾糖阈降低，易呈假阳性。现在一般不采用。

（3）尿酮监测：2型糖尿病不必做此项测定，仅适合于1型糖尿病且血糖持续增高者。目前已有尿酮试纸用于家庭自测，若为阳性，应及时住院治疗。

（4）血压、血脂监测：正常情况下，糖尿病患者应半年测一次血压及血脂。如果伴血脂异常者，应每3个月复查一次血脂；如果合并高血压的糖尿病患者，应密切监测血压，每周应测2～3次。家庭中无自动血压计时，至少每周应到医院检测1次。

（5）体重监测：肥胖的糖尿病患者应每月测一次体重，并应有计划地减轻体重，至少保持体重不再升高。

2 空腹血糖检测的意义是什么？

空腹血糖是在隔夜空腹（饮水除外）8～10小时以上，翌日清晨早餐前获取静脉血标本所测得的血浆血糖。连续两次空腹血糖≥7.0mmol/L可诊断糖尿病。空腹血糖能较客观反映基础胰岛素分泌水平及胰岛β细胞功能，还能监测病情及疗效。

3 餐后2小时血糖检测的意义是什么？

餐后血糖是指从进第一口餐后至下次餐前时间段的血糖，临床常用"餐后2小时血糖"代表。正常人餐后0.5～1小时血糖浓度达高峰，餐后2小时即恢复到接近餐前血糖浓度。应用空腹血糖浓度诊断糖尿病容易漏诊，应用餐后2小时血糖浓度诊断糖尿病不易漏诊，有助于发现早期糖尿病。许多糖尿病患者早期空腹血糖并不高，此时胰岛β细胞分泌功能已受损，对高血糖刺激反应较差，表现出餐后2小时高血糖，继而才出现空腹高血糖。餐后2小时血糖与微血管及大血管疾病密切相关，餐后高血糖较空腹高血糖更易引起血管疾病的发生。严格控制餐后高血糖，有助于防治糖尿病并发症。

4 如何留取24小时尿液？

（1）原理：人体内分泌系统大部分激素呈脉冲节律式分泌，因此一次尿不能准确评估肾排泄激素及其他物质的水平。24小时尿液是将患者24小时的尿液全部收齐，测出浓度并根据尿液体积计算出检测项目的总量，能够比较准确地反映测量项目的水平。

（2）护理评估

①患者的排尿情况，女性患者有无月经来潮。

②患者的配合程度。

（3）留取方法

①嘱患者排空膀胱后开始计算，将之后24小时尿液全部收集在一个干净容器内，并根据留取项目在容器内放入防腐剂（可随第一次尿液一起放入）。

②护士洗手、戴口罩，在收集尿标本前应将尿液和防腐剂混匀，使用正确容器留取标本，并核对患者姓名与条码及留取标本是否一致。准确测量尿液体积并记录在条码纸

上，及时送检。

5 口服葡萄糖耐量试验的检查目的是什么？

当血糖高于正常范围而又未达到诊断糖尿病标准者，需要进行口服葡萄糖耐量试验来明确糖代谢的诊断。口服葡萄糖耐量试验又称OGTT试验，是检查人体血糖调节功能的一种方法，正常人一次食入大量的葡萄糖后（国际标准剂量为75g葡萄糖，儿童剂量为1.75g/kg体重葡萄糖，最大不超过75g），血糖浓度略有升高，不超过8.8mmol/L（160mg/dl），于2小时内恢复正常。糖代谢失常时，食入大量葡萄糖后，血糖浓度可急剧升高，2小时内不能恢复正常，糖耐量减低。同时利用口服葡萄糖使血糖升高而刺激胰岛β细胞增加胰岛素分泌的原理，测定不同时相的血糖和胰岛素含量，从而了解胰岛β细胞的功能状态，帮助糖尿病诊断和分型，指导糖尿病的治疗。

6 口服葡萄糖耐量试验的临床意义有哪些？

口服葡萄糖耐量试验主要用于诊断症状不明显或血糖升高不明显的可疑糖尿病。①正常人OGTT：空腹血糖<6.1mmol/L，口服葡萄糖后0.5～1小时血糖升高达峰值即7.78～8.89mmol/L。2小时恢复至空腹时血糖值。②内分泌疾病：某些内分泌疾病产生对抗胰岛素的激素，引起高血糖。垂体前叶功能亢进患者分泌生长激素或促糖皮质激素、肾上腺皮质或肾上腺髓质肿瘤产生糖皮质激素或儿茶酚胺类激素都会产生高血糖。③肝病：如急（慢）性肝炎、肝硬化、肝癌患者，口服葡萄糖0.5～1.5小时，血糖会急剧增高。

7 如何进行口服葡萄糖耐量试验？

通常口服葡萄糖耐量试验分为以下几个步骤：①经过8～12小时空腹进入试验状态。②试验日早晨，受试者应安静地坐在椅子上，先抽取空腹静脉血标本测定血糖。③然后5～10分钟内服含有75g葡萄糖的250～300ml水溶液。④继而分别于0.5、1、2、3小时取静脉血测血糖。⑤在留取的血液标本中加入抑制葡萄糖分解的氟化钠（每毫升全血加6mg）。⑥如需要全血或血浆标本，需加入抗凝液草酸钠或肝素。用血浆测定血糖时，取出标本后应立即离心分离出血浆，冷冻储存并测定。⑦进行血糖测定时，通常采用葡萄糖氧化酶法或己糖激酶法。

8 口服葡萄糖耐量试验有哪些注意事项?

（1）受试者近两周没有任何应激状态，如发热、感冒等。

（2）嘱受试者试验前3天内，每日碳水化合物摄入量不少于150g。

（3）试验前停用可能影响OGTT结果的药物，如利尿剂、β受体拮抗剂等（应停用3~4天）。服用糖皮质激素者不做糖耐量试验。

（4）试验过程中，受试者不喝茶及咖啡，不吸烟，不做剧烈运动，不能进食任何食物，但也无须绝对卧床。

（5）血标本应尽快送检（20分钟内）。

9 如何评价口服葡萄糖耐量试验结果?

健康人服用葡萄糖后，出现血糖峰值后迅速恢复正常血糖浓度的现象。1921年斯托布（H.Staub）和1922年特劳戈特（K.Traugott）分别发现了Staub-Traugott效应。判断口服葡萄糖耐量结果之前，应注意试验是否正确运行、有无影响试验或检查结果的因素。

（1）判断空腹血糖结果：①健康人空腹血糖正常为3.9~6.0mmol/L（70~108mg/dl）；②空腹血糖＜6.1mmol/L，进餐后2小时血糖＞7.8mmol/L，说明人体对进食葡萄糖后血糖调节能力正常，为糖耐量试验正常；③如果空腹血糖为6.1~6.9mmol/L（110~125mg/dl）称为空腹血糖受损（IFG）；④血糖≥7.0mmol/L（126mg/dl）考虑糖尿病。

（2）判断口服葡萄糖耐量试验结果：①当空腹静脉血糖为6.1~7.0mmol/L，口服葡萄糖耐量试验后2小时血糖≤7.8mmol/L，说明血糖调节能力尚好，但对空腹血糖调节能力已有轻度减退，为空腹血糖调节受损（IFG）；②当空腹血糖＜7.0mmol/L，并且口服葡萄糖耐量试验后2小时血糖介于7.8~11.1mmol/L，说明人体对葡萄糖调节能力轻度下降，为糖耐量异常（IGT）；③空腹血糖调节受损（IFG）和糖耐量异常（IGT）应根据3个月内两次口服葡萄糖耐量试验（OGT）结果平均值来判断；④空腹血糖≥7.0mmol/L，或口服葡萄糖耐量试验2小时血糖≥11.1mmol/L（200mg/dl），尿糖+~++++，诊断糖尿病。

10 口服葡萄糖耐量试验各时间点及血糖浓度的意义是什么？

口服葡萄糖耐量试验血糖检测的三个时间点包括空腹、餐后1小时和餐后2小时，每个时间点的血糖浓度都有一定临床意义。

（1）空腹血糖浓度升高但未达到糖尿病诊断标准即空腹血糖受损，数年后约1/3受试者发展成糖尿病，约1/3维持空腹血糖受损不变，其余1/3也可恢复到正常血糖浓度。此外，糖尿病患者空腹血糖浓度升高会引起糖化血红蛋白浓度升高，能加重心血管病变和促进糖尿病并发症发生发展。

（2）餐后1小时血糖浓度能更好地反映胰岛β细胞功能和胰岛素抵抗程度，即第一时相胰岛素分泌情况，对预测未来糖尿病的发生较其他时间点的血糖浓度意义大。

（3）餐后2小时血糖浓度对于诊断糖尿病较餐后1小时更为准确，不易漏诊。餐后2小时血糖与糖尿病微血管（如糖尿病视网膜病）及大血管疾病并发症密切相关，较空腹高血糖更易引起血管并发症发生。如果对上述三个时间点血糖浓度进行定期动态监测，就能判断病情变化、观察疗效和预测并发症的发生。

11 哪些人需要进行口服葡萄糖耐量试验？

口服葡萄糖耐量试验主要用于症状不明显或血糖升高不明显的可疑糖尿病患者诊断，是诊断糖尿病的金标准。对糖尿病患者，空腹血糖测定即可确诊糖尿病，无须做糖耐量试验。其理论基础是胰岛细胞分泌功能障碍时，葡萄糖负荷后可诱发高血糖反应。口服葡萄糖耐量试验除用于糖尿病诊断和筛查糖尿病患者外，尚用于研究肝疾病患者胰岛β细胞功能状态。

需要进行口服葡萄糖耐量试验的人群有：①疑有糖尿病6.0mmol/L（110mg/dl）＜空腹血糖＜7.0mmol/L（126mg/dl）；7.8mmol/L（140mg/dl）≤餐后2小时血糖＜11.1mmol/L（200mg/dl）者；②分娩巨大胎儿（＞4.1kg）或过期妊娠、死产病史者、妊娠糖尿病病史者；③自发性低血糖者；④糖尿病家族史和糖尿病症状，空腹血糖正常者；⑤肥胖者（BMI＞27）；肥胖伴有高脂血症者；⑥高血压（血压≥140/90mmHg）者；⑦血高密度脂蛋白＜0.35g/L或血甘油三酯＞2.5g/L；⑧需与肾性糖尿病鉴别者；⑨需了解胰岛β细胞功能者。

12 哪些人不宜进行口服葡萄糖耐量试验？

　　在以下情况时不宜进行：①空腹血糖、餐后2小时血糖或随机血糖即能确诊糖尿病者；②存在应激（脑梗死、心肌梗死、严重外伤或大手术等）或发热者，病情稳定2周后可进行；③正在应用影响血糖代谢药物（如糖皮质激素、避孕药、噻嗪类利尿药、β受体阻断药、阿司匹林、烟酸、可乐定、苯妥英钠或锂剂等）者，应停药1周后再进行；④严重体质衰弱者；⑤严重肝病（如急性肝炎、严重的肝硬化等）者；⑥胃大部切除者。

13 什么是糖化血红蛋白？

　　糖化血红蛋白是糖化的血红蛋白。通过测定血液中糖化血红蛋白的含量，可以反映该糖尿病患者在过去2~3个月的时间内糖尿病控制情况的好坏，而每天进行的血糖测定仅仅反映当时的血糖变化。血糖测定可以每天多次，但糖化血红蛋一般间隔3~4个月1次即可。

14 糖化血红蛋白测定和血糖测定的主要区别是什么？

　　举一个简单的例子，如：患者每天测定的空腹血糖水平为7.2mmol/L，这个值在安全范围内；但如果测定糖化血红蛋白为12%，说明过去3个月的平均血糖水平在15mmol/L左右。这暗示发生并发症的危险性很高，也说明了尽管空腹血糖合格，但其他时间点的血糖却严重超标，此时患者就需要通过合理运动、饮食控制、调整用药等手段来进一步控制血糖。

15 糖尿病患者检查糖化血红蛋白时是否需要空腹？

　　不需要空腹，糖化血红蛋白随血糖变化而变化，可以反映出患者在抽血检查前2~3个月内的血糖平均水平。糖化血红蛋白正常值4%~6%，控制良好为<6.5%，控制一般6.5%~7.5%，>7.5%为控制差。高血糖是慢性并发症的发生、发展的危险因素，并可能发生酮症酸中毒等急性合并症，所以当其>7.5%就应该加强血糖的控制。糖化血红蛋白在患有各种贫血、出血性疾病或应用普萘洛尔、吗啡、双氢克尿塞等药物时可降低，而在服用大量阿司匹林、维生素C或肾功能不全时可增高。现在有些专家认为，将糖化血红蛋白值作为糖尿病的诊断标准更准确。糖化血红蛋白的检测结合空腹血糖水平更有指导意义。

16 何时需要检测糖化血红蛋白?

在以下情况时应进行血糖化血红蛋白检测：①怀疑有糖尿病，需要明确诊断者；②年龄45岁以上或45岁以下有糖尿病高危因素者，每年可进行血糖化血红蛋白浓度检查；③糖尿病患者病情不稳定需要修正治疗方案者，每2～3个月检查一次；④需要了解糖尿病患者病情和疗效者；⑤2型糖尿病患者每年至少检查一次血糖化血红蛋白浓度；⑥血糖化血红蛋白浓度监测用于预测糖尿病慢性并发症的发生。

17 如何控制糖化血红蛋白?

对于血糖化血红蛋白浓度增高的糖尿病患者，常通过以下方法降低：①健康饮食：糖尿病患者需要摄入低热量饮食；②坚持运动：提高身体对胰岛素的敏感性；③根据病情应用口服降糖药或胰岛素治疗；④定期进行血糖检测同时，每2～3个月检测糖化血红蛋白一次，以了解血糖化血红蛋白浓度变化。

18 影响糖化血红蛋白浓度的因素有哪些?

因为糖化血红蛋白是血红蛋白与血糖结合的产物，所以凡是影响血糖和血红蛋白的因素都会引起血糖化血红蛋白浓度改变。

（1）影响血红蛋白的因素：

1）引起血红蛋白降低的因素：①失血性贫血者；②溶血性贫血患者；③中晚期妊娠妇女；④异常血红蛋白症患者；⑤长时间输注晶体溶液过多或水合过度者。

2）引起血红蛋白升高的因素：①原发性血红蛋白增多症；②继发性血红蛋白增多症；③长时间应用利尿或脱水药引起血容量不足或失水者；④呕吐和腹泻暂时引起失水致血液浓缩者。

3）控制不良的糖尿病患者，血红蛋白浓度升高引起血糖化血红蛋白浓度升高，反之亦然。然而，缺铁性贫血者，血糖化血红蛋白检测值却升高。

（2）影响血糖的因素：

1）引起血糖升高的因素：①长时间静脉输注葡萄糖溶液者；②长时间应用升高血糖药物者；③忘记应用降糖药或胰岛素者。

2）引起血糖降低的因素：①应用降糖药或胰岛素过量者；②摄食减少者；③运动

量增加者；④同时应用有协助或增强降糖药作用的药物者。

19　为什么缺铁性贫血患者的糖化血红蛋白浓度升高？

缺铁性贫血和珠蛋白生成障碍性贫血患者均为小细胞低色素性贫血，前者糖化血红蛋白值高于健康人，而后者糖化血红蛋白值则低于健康人。其原因为珠蛋白生成障碍性贫血是因珠蛋白基因缺乏致使血红蛋白空间构型发生改变，导致糖化血红蛋白浓度降低；缺铁性贫血时，与葡萄糖结合的血红蛋白无明显改变，总的血红蛋白减少，引起糖化血红蛋白浓度升高，并且缺铁越严重，贫血越严重，糖化血红蛋白浓度相对越高。

20　什么是糖化血清蛋白？糖化血清蛋白测定的临床意义是什么？

糖化血清蛋白（又名果糖胺）是血清蛋白与葡萄糖结合的产物。1886年，诺贝尔化学奖获得者赫尔曼•埃米尔•费歇尔（Hermann Emil Fischer）首次合成果糖胺。糖化血清蛋白正常值为2.13 ± 0.24mmol/L，血浆值较之低0.3mmol/L。糖化血清蛋白是间接反映近2～3周内血糖浓度变化的一个重要指标。血清蛋白半衰期短于血红蛋白，因此血糖化血清蛋白浓度较糖化血红蛋白变化更快。未控制的1型或2型糖尿病患者糖化血清蛋白浓度均增高，1型糖尿病患者糖化血清蛋白浓度增高更明显。糖化血清蛋白中的血清蛋白已经丧失正常功能，糖化血清蛋白浓度持续升高是发生糖尿病并发症的原因之一。

21　空腹血糖和餐后血糖哪个与糖化血红蛋白关系密切？

HbA1c在7.3%～8.4%时，空腹血糖和餐后血糖对总体血糖的贡献是大致相同的。当HbA1c＞8.5%时，空腹血糖对总体血糖的贡献大于餐后血糖。随着总体血糖的升高，空腹血糖对HbA1c的贡献增大。空腹血糖控制的高与低，与基础胰岛素的水平密切相关。当HbA1c＜7.3%时，血糖的升高主要是餐后血糖的贡献。

22　血糖的控制标准是什么？

（1）青少年糖尿病：青少年的血糖控制标准和年龄关系密切。一般来说，0～6岁的患儿，餐前血糖要在5.6～10mmol/L，睡前（夜间）则要控制在6.1～11.1mmol/L；6～12岁的患儿，餐前血糖要控制在5.0～10mmol/L，睡前（夜间）则在5.6～10 mmol/L；到了13～19岁则是餐前5.0～7.2mmol/L，睡前（夜间）5.0～8.3mmol/L。可以明显看出，比起成人，这一标准要显得略微宽松，这和青少年正处于生长发育期有密切关系。

（2）孕妇糖尿病：这包括妊娠糖尿病或糖尿病合并妊娠两类人群。对于孕妇糖尿病患者来说，餐前与睡前血糖应该控制在3.9～5.6mmol/L，餐后1小时在7.8mmol/L，餐后2小时血糖在4.4～6.7mmol/L，如果高于这一标准就要引起注意。

（3）老年糖尿病：老年患者的标准也比成人相对宽松，要求空腹8.0mmol/L，餐后8～11mmol/L。不过值得注意的是，还必须根据个人情况来调整。比如既有糖尿病又有高血脂、冠心病的人群，往往比单纯糖尿病患者的血糖控制更严格。

23 如何掌握血糖监测的时间和频率？

血糖控制差的患者或者病情危重的患者，应该每天自我监测4～7次；当血糖控制稳定或者血糖已达控制目标时，可以每周监测1～2天，每天5个或者7个点的血糖。使用胰岛素治疗者，在治疗开始阶段应该每日至少监测5次，血糖达标后每天监测2～4次。使用口服药和生活方式干预的患者，血糖达标后每周监测2～4次。

24 血糖检测都包括哪8个时点？

每天8个时点的血糖检测分别为：三餐前及三餐后2小时的血糖、睡前血糖、凌晨2:00或3:00的血糖。

25 空腹血糖受哪些因素影响？

糖尿病患者空腹血糖水平的高低受糖尿病治疗控制状况的影响，如饮食治疗、运动治疗、药物治疗不规范。如饮食不控制，无运动或运动量过小，用药量低，空腹血糖会升高；而过分控制饮食，运动量过大，用药过大则会引起低血糖，而后又会出现低血糖后的高血糖。

26 为什么要测空腹血糖？

空腹血糖指至少8～10小时以上无热量摄入时的血糖水平，这可以基本排除饮食对血糖的影响。这时的血糖主要是肝源性葡萄糖，由肝糖原产生，产生的多少由基础胰岛素水平及肝对胰岛素的敏感性决定，空腹血糖反映胰岛细胞的基础分泌功能。

27　空腹血糖高，晚上是不是需要增加药物用量？

不一定增加药物用量。因为空腹血糖高有下列三种情况：

（1）夜间降糖药量不足：特点是睡前血糖和空腹血糖相差不多。

（2）黎明现象：由于升糖激素的作用，使得空腹血糖升高。

（3）苏木杰现象：由于夜间低血糖，而人体有自我保护功能，这样会造成早晨反跳性的高血糖（常常为降糖药过量），所以这时要加测凌晨3:00的血糖，如果凌晨3:00的血糖不低，就可以放心地增加药量了。怀孕的糖尿病患者，出现手术、外伤等情况的患者，还应该加测随机血糖。

28　测快速血糖时怎样采指尖血？

人们常说"十指连心"，很多人反映测指尖血很疼。首先用75%乙醇消毒或用肥皂洗干净所要采集的手指，选择没有破损和硬结处。一般选择环指，采血部位不要太靠近指甲，以免引起感染。避免用力采指尖血而导致结果不准。用与血糖仪相匹配的采血笔，刺入消毒手指2～3mm，血液自然流出，然后将血滴到试纸感应区，等待读取结果。

29　静脉血糖和指尖血糖一样吗？

两者有一定的误差，但基本上在5%左右。理论上讲，空腹时静脉血糖和指尖血糖相差不多，饭后两小时内指尖血糖应该略高于静脉血糖。因为静脉血糖采血于静脉，指尖血糖采血于毛细血管，当血从毛细血管流到静脉前，身体利用了一部分葡萄糖，所以测得的静脉血糖稍低。但是，指尖血糖测定的是全血血糖，包括血浆血糖和红细胞血糖，而红细胞血糖要比血浆血糖低，故血浆（静脉）血糖要略高于指尖血糖。所以，只要方法正确，不会有太大的误差。指尖血糖只是提供给患者一个大概的标准，如果血糖仪测得的血糖太高或太低时，应该到医院就诊测静脉血糖。

30　影响餐后血糖浓度的饮食有哪些？

影响餐后血糖浓度的因素有许多，包括摄入饮食的质与量、三大产能营养素摄入比例、胃肠功能状态、活动量、餐前是否应用影响消化吸收或胰岛素分泌的药物等。当然，胰岛细胞功能状态是主要因素。因此，在评估餐后血糖浓度时应注意分析。

31 随机血糖监测的意义是什么?

在24小时内,任意时间点获取静脉血标本所测得的血糖即为随机血糖。通常,随机血糖浓度低于11.1mmol/L。随机血糖可以帮助了解人体在生理(进食、活动、休息、情绪改变、性生活、月经和分娩等)和病理情况下(发热、手术、创伤和用药等)血糖变化规律,从而有助于判断胰岛β细胞的功能状态,这为医师制订医疗方案或调整医疗措施提供科学依据。

32 什么是 C 肽释放试验?

C肽释放试验即是通过测定空腹及餐后1小时、2小时及3小时血浆C浓度的检查。C肽释放试验如同胰岛素释放试验一样,能反映胰岛β细胞功能。1972年,临床首次应用C肽释放试验。该试验不受血胰岛素抗体和外源性胰岛素影响。通常,C肽采用放射免疫法测定,与口服葡萄糖耐量试验和胰岛素释放试验同步进行。正常人空腹血C肽浓度平均为50pmol/L,餐后0.5～1小时达峰值,峰值浓度为基础值的5～6倍。血C肽释放试验可用于糖尿病诊断、分型、指导治疗和判断病情。

33 哪些情况需要测定血 C 肽浓度?

在以下情况时可测定血C肽浓度:①糖尿病:1型或2型糖尿病患者都可通过检测血C肽浓度判断胰岛β细胞功能,它不受血胰岛素抗体或外源性胰岛素治疗的干扰。胰岛β细胞生成和释放等相对分子质量的C肽和胰岛素。肝细胞仅能摄取外周血C肽10%～15%,而胰岛素摄取率为50%～60%。因此,C肽浓度更能反映β细胞分泌浓度;血C肽基础清除率稳定,不受血糖、胰岛素浓度等因素影响,C肽浓度更能代表β细胞分泌功能。C肽测定尚能排除外源性胰岛素干扰。②低血糖综合征:怀疑胰岛素瘤所致低血糖时,测定血糖与胰岛素的比值有助于诊断。外源性胰岛素引起的低血糖,C肽测定有助于鉴别。③胰岛移植:用胰岛素治疗胰岛移植患者时,C肽测定可了解移植后β细胞分泌功能。④肝肾疾病患者:肝炎或肝硬化时,肝对胰岛素摄取减少,血中胰岛素水平有升高趋势,C肽受其影响小,血C肽与胰岛素比值降低。肾疾病时,C肽降解减慢,血C肽水平升高,C肽与胰岛素比值明显高于正常。

34 尿糖是什么?

　　我们所说的尿糖是指尿液中葡萄糖的简称。血葡萄糖过高,超过肾阈值,经肾排泄到尿液中,就出现了尿糖。尿糖常见于糖尿病患者。由于胰岛素缺乏或抵抗而不能发挥正常功能时,血液葡萄糖利用发生障碍,引起血糖升高超过肾糖阈时,即可出现尿糖。有些肾疾病患者肾糖阈低于正常,血糖虽在正常范围,由于尿液葡萄糖重吸收减少,亦可出现尿糖。在剧烈运动时,肾上腺素分泌过多也可导致血糖升高超过正常肾糖阈,出现尿糖。长期应用某种药物(糖皮质激素或噻嗪类利尿药)患者也可有尿糖出现。正常人,24小时尿糖0.1~0.9g,尿糖定量检查不能检出。糖尿病患者24小时尿糖可高达1000g。

35 哪些临床情况会出现尿糖?

　　通常,患者在检查尿常规时发现尿糖阳性,就认为有糖尿病,这是不对的。尿糖阳性有可能见于以下情况:①尿液标本错误,张冠李戴;②尿液标本被葡萄糖溶液污染;③摄入含有过多半乳糖、甘露醇、果糖、乳糖和戊糖食品时,上述糖类不能在体内正常代谢,即可出现尿糖;④胃大部切除或严重甲亢患者摄入含糖食物后,血糖也可迅速升高而出现尿糖;⑤尿中很多物质具有还原性,如维生素C、尿酸或一些随尿液排出的药物(如异烟肼、阿司匹林、链霉素、水杨酸等),可使尿液检测出现假阳性;⑥肝功能严重不全患者,也会出现果糖尿、半乳糖尿、乳糖尿或戊糖尿;⑦应激状态(严重创伤、大手术、急性心肌梗死、严重脑血管意外和大面积烧伤),患者也可出现尿糖;⑧肾性糖尿;⑨妊娠或哺乳期出现的尿糖主要是乳糖。因此,仅发现尿糖阳性者,应进行复查。必要时,应进行空腹、餐后2小时血糖测定和检查糖化血红蛋白。

36 什么是血酮体?

　　血酮体是指血液中β-羟丁酸(70%~78%)、乙酰乙酸(20%~30%)和丙酮(微量)三种物质。它是机体在饥饿状态下脂肪分解代谢的中间产物。

　　在严重饥饿或糖尿病患者,体内葡萄糖不能氧化分解供能,脂肪分解增加,肝产生大量酮体成为能量的主要来源。糖尿病患者发生酮症酸中毒时,血β-羟丁酸浓度升高,血pH降低,出现糖尿病酮症酸中毒。体内产生的酮体超过肝外组织利用能力,即出现酮血症。血酮体检测主要测定血中β-羟丁酸。血酮体中乙酰乙酸和丙酮通过肾由尿液排出体外,构成尿酮体的主要成分。血β-羟丁酸下降速度可作为评估临床疗效的标准,血酮体值下降提示糖尿病酮症酸中毒缓解。

37 什么是尿酮体？可见于哪些临床情况？

正常健康人，血中酮体含量仅0.03～0.5mmol/L（0.3～5mg/dl），24小时排出的尿酮体20～10mg，应用常规检测方法不能检测到。血酮体浓度超过肾酮阈（0.8mmol/L）时，血酮体经尿液排出，称为尿酮体（即丙酮和乙酰乙酸）。

在以下临床情况能发现尿酮体：①糖尿病酮症酸中毒；②长时间禁食引起的饥饿性酮症患者；③严重呕吐、腹泻者。对于尿常规检查发现尿酮体的患者，常伴有饥饿状态、脱水或酮症酸中毒，应进一步检查动脉血气、血糖、电解质和肝肾功能等，明确原因，及时处理。

38 影响尿酮体检测的因素有哪些？

影响尿酮体检测结果的因素如下：①尿液标本：新鲜尿液标本，及时检测尿酮体较为准确。尿液放置时间较久，尿液中酮体就会挥发或分解，检测结果就会出现假阴性。②检测方法：尿酮体测定方法也能影响测定结果。干化学法与酮体粉法在测定灵敏度上有差异，试带法较酮体粉法敏感。因此，同一标本不同方法可得出不同结果。③产生酮体的病因：产生酮症的病因不同，血酮体和尿酮体成分也不同。④疾病病程长短：同一患者，病程长短不同，酮体成分也不同。糖尿病酮症酸中毒患者病程早期，血酮体主要为β-羟丁酸，而血乙酰乙酸浓度很低或不出现。患者病情缓解后，血β-羟丁酸转为乙酰乙酸，血乙酰乙酸浓度较疾病急性期增高。如果不了解上述情况，容易错误判断病情。⑤尿酮体的检出尚受肾功能的影响。因此，临床医师判断尿酮体结果时，应考虑到上述情况。

39 诊断糖尿病后还应进行哪些检查？

多数糖尿病患者认为，自己的病已经诊断清楚了，每天按时服药即可，还做那么多检查有什么用？明确糖尿病诊断只是第一步，然后还要确定糖尿病分型，有无并发症，合并症、寻找糖尿病病因及诱因和观察疗效等。因此，糖尿病诊断后还要进行一系列相关检查：①血糖：为观察疗效和调整治疗用药。②尿糖和酮体：尿糖与血糖浓度并不呈平行关系，尿糖并不能正确反映血糖浓度。同时，影响尿糖的因素较多，除血糖变动外，肾糖阈（大约180mg/dl）直接影响尿糖结果。20%～30%孕妇肾糖阈值降低，即使血糖浓度正常，也可出现尿糖。糖尿病患者出现尿糖和尿酮体提示病情严重，体内胰岛素缺乏或用量不足。单纯出现尿酮体提示饥饿状态。③糖化血红蛋白和糖化血清蛋白：血糖是观察疗效的短时间指标，糖化血红蛋白和糖化血清蛋白是长时间血糖稳定的指标。④血液生化检查：控制不良的糖尿病患者常见高脂血和高尿酸血。血脂浓度也能间接反映糖尿病病情的控制情况。⑤其他检查：糖尿病患者常易合并冠心病、肺结核、神经膀胱及尿路感染等，应常规定期检查尿常规、心电图、胸片、腹部B超等。24小时尿糖定量测定能帮助判断病情和疗效。

40　判断糖尿病酮症酸中毒缓解需要进行哪些检查？

有些糖尿病酮症酸中毒患者住院治疗过程中，感觉稍好就要出院。患者却不知道，病情缓解需要根据两方面判断：一是患者自觉症状，二是实验室检查结果。患者症状缓解后，实验室检查结果尚需满足：①随机血糖浓度＜11.1mmol/L；②血酮体＜0.3mmol/L；③血 HCO_3^- ≥15mmol/L；④动脉血pH≥7.35；⑤阴离子间隙≤12mmol/L，患者能自行进食，即可出院。

41　观察糖尿病疗效需要哪些实验室检查？

糖尿病患者的治疗效果包括近期疗效和远期疗效（是否发生各种并发症）。观察近期疗效，需要根据患者情况定期监测血糖、尿糖和糖化血红蛋白；观察远期疗效就是观察有无各种糖尿病并发症，如心、脑、肾、眼底病变和糖尿病足等，结合可能出现的并发症进行相关检查，如心电图、超声心动图、脑CT、尿常规及肾功能和眼底检查等。根据患者症状和体征，进行相关检查即会发现相关并发症。糖尿病患者血糖控制应是全时性的，不但空腹血糖浓度要正常，餐后血糖浓度亦应降到理想浓度。同时，糖化血红蛋白也要保持在正常范围内。只有这样，才不至于发生糖尿病并发症。有些患者空腹血糖浓度正常，而餐后血糖浓度升高。因此，只有通过对空腹、餐后或实时血糖浓度监测，才能真正了解患者病情。

42　糖尿病患者出现尿蛋白意味着什么？

糖尿病患者尿液中持续出现尿白蛋白（简称"尿蛋白"）意味着发生糖尿病肾病。通过尿蛋白定性试验即可发现早期糖尿病肾病。微量蛋白尿是肾血管内皮损伤的指标。健康人肾小球也有少量低相对分子质量尿蛋白滤出，每天为5～30mg。每天超过30mg称微量蛋白尿。健康人尿蛋白定性试验阴性。剧烈运动、寒冷、嗜酒者出现的一过性蛋白尿称为生理性蛋白尿。放射免疫测定法或酶联免疫吸附法、免疫透射比浊法和免疫散射比浊法能检测出尿蛋白。

43 β_2 微球蛋白的生物特性是什么？

β_2 微球蛋白是由100个氨基酸残基组成的非糖基化单链多肽，相对分子质量11 800。正常血β_2 微球蛋白浓度为0.8～2.4mg/L，血浆半衰期＜2小时。95%血β_2 微球蛋白经肾小球滤过，99.9%以上由近端肾小管摄取及降解。正常人尿β_2 微球蛋白浓度＜100μg/L。血β_2 微球蛋白浓度高于正常3倍以上时，尿β_2 微球蛋白排出增多。除红细胞和胎盘滋养层外，体内几乎所有有核细胞都含有β_2 微球蛋白，以淋巴细胞和单核细胞内含量最多。肿瘤细胞的β_2 微球蛋白合成能力较强。

44 如何测定尿 β_2 微球蛋白？

通常应用放射免疫测定法或酶标法对尿β_2 微球蛋白进行检测，以评价肾功能。体内，微球蛋白产生的速度恒定，不受年龄、性别、机体肌肉组织影响。老年患者，尿液β_2 微球蛋白浓度随增龄增加。弃去晨尿，喝水500ml，1小时后采取尿液标本，为防止尿液β_2 微球蛋白分解破坏，适当加入碱性缓冲液。

45 怎样评价血和尿 β_2 微球蛋白测定结果？

血β_2 微球蛋白测定是反映肾小球滤过功能的敏感指标，它较血肌酐更能准确反映肾小球滤过率，并且血β_2 微球蛋白与肾小球滤过率明显呈负相关，与血肌酐及血尿素氮明显呈正相关。监测血β_2 微球蛋白浓度能发现糖尿病患者早期肾损害，尚能观察疗效。①血微球蛋白升高和尿β_2 微球蛋白正常者，提示肾小球滤过功能降低，见于急性肾炎及肾衰竭等患者；②血β_2 微球蛋白正常和尿β_2 微球蛋白增多者，提示肾小管重吸收功能严重损伤，见于先天性近曲小管功能缺陷、范可尼综合征和移植肾排斥现象等；③体内β_2 微球蛋白合成增多或肾排出减少时，血β_2 微球蛋白浓度增高。患者肾小球滤过率＜80ml/min时，血β_2 微球蛋白浓度升高。

46 什么是持续血糖监测系统？

持续血糖监测系统主要是由血糖探头铂电极和电子记录器构成，是为糖尿病患者在日常生活状况下佩戴检测并记录血糖数据。同时，通过常规血糖仪测定指血血糖值并输入血糖记录器进行校正。在监测血糖前应输入影响血糖值的因素，包括进餐、运动、用药等情况。持续血糖监测系统每5分钟自动记录一次血糖值，有些持续血糖监测系统可每分钟记录血糖一次，可监测24～72小时内动态血糖变化。持续血糖监测系统监测的血糖值可下载到计算机里。通过数据处理，可获知患者1～3天连续血糖变化情况。特别是对于无症状低血糖或伴有意识障碍的糖尿病患者，血糖监测有重要临床意义，能为临床诊断和及时治疗提供重要线索。

47　什么是胰岛素释放试验？

　　胰岛素释放试验是胰岛β细胞功能检查。此试验受血胰岛素抗体或外源性胰岛素治疗的干扰。必要时，尚需进行C肽释放试验，以真正了解胰岛β细胞功能情况。该试验能反映基础胰岛素浓度和葡萄糖负荷后胰岛细胞分泌功能。通常采用放射免疫法测定血胰岛素浓度。一般情况，临床上常联合进行口服葡萄糖耐量-胰岛素释放试验-C肽释放试验及胰高血糖素释放试验检查。

48　测定血胰岛素有什么意义？

　　胰岛素测定及释放试验对糖尿病的分型、判断病情严重程度及指导是否需要用胰岛素治疗具有十分重要的意义。空腹免疫活性胰岛素值能反映β细胞胰岛素基础分泌水平。口服葡萄糖耐量试验-胰岛素释放试验各时相的免疫活性胰岛素值则反映胰岛β细胞的贮备功能。正常人空腹状态的血胰岛素5～20mU/L，口服葡萄糖后0.5～1小时胰岛素分泌达高峰，血胰岛素浓度峰值为空腹胰岛素的5～10倍，2小时血胰岛素浓度<30mU/L，3小时恢复到空腹血胰岛素浓度。空腹血胰岛素浓度>15mU/L、2小时血胰岛素>80mU/L为高胰岛素血症。临床上，血胰岛素测定常用于：

　　（1）糖尿病分型、判断病情：未用胰岛素治疗的1型糖尿病，空腹胰岛素<5mU/L或测不到，口服葡萄糖耐量试验-胰岛素释放试验呈无反应或显著低反应。2型糖尿病患者有三种情况：①严重胰岛素抵抗伴相对胰岛素分泌不足者，胰岛素分泌曲线常显示1小时较空腹上升幅度不大，2小时、3小时正常或升高；有些患者各时相血胰岛素浓度都升高；②显著胰岛素不足为主伴胰岛素抵抗：1小时值较低，2小时、3小时值下降缓慢；③胰岛素分泌不足不伴胰岛素抵抗：各时相血胰岛素浓度均较低下。

　　（2）指导治疗：2型糖尿病患者对口服降糖药无效，基础及餐后血胰岛素浓度很低，常认为胰岛β细胞功能衰竭。胰岛素治疗后高血糖得以控制，血C肽水平及C肽释放曲线恢复，换用口服降糖药则有效。

（3）其他：胰岛素受体异常伴黑棘皮病、伴胰岛素抵抗脂肪萎缩性糖尿病、库欣综合征、肢端肥大症、巨人症、胰高血糖素瘤、原发性醛固酮增多症、侏儒综合征、原发性甲旁减、垂体前叶功能减退症、肾上腺皮质功能减退症等患者，血胰岛素浓度降低。

（4）低血糖症：胰岛素瘤患者的空腹血胰岛素浓度明显高于正常人。药物（酒精、水杨酸等）引起的低血糖症，血胰岛素浓度降低。特发性功能性低血糖症，胰岛素分泌峰延迟至1.5小时或2小时，通常3～5小时发生低血糖。

（5）代谢综合征：常发生高胰岛素血症或胰岛素抵抗。

49 胰岛素测定的注意事项有哪些？

目前，胰岛素应用放射免疫测定（RIA）法测定，需注意以下几方面：①应用放射免疫测定法测得的胰岛素浓度为血免疫活性胰岛素（IRI），而非生物活性胰岛素。免疫活性胰岛素含有部分胰岛素原（PI）和外源胰岛素，胰岛素原含量占免疫活性胰岛素测定值的5%～10%，其生物活性仅为胰岛素的3%～5%。在胰岛素瘤和异常胰岛素原血症等病理情况下，免疫活性胰岛素不能准确反映生物活性胰岛素浓度，所测得的免疫活性胰岛素中50%以上是胰岛素原。②血中存在胰岛素抗体时会影响二抗法测定系统，使血免疫活性胰岛素浓度升高，所测结果不能正确反映胰岛β细胞功能。用游离胰岛素测定较准确，用于科研和临床中胰岛素测定，能测得不包含胰岛素原的生物活性血胰岛素浓度。

第四章　糖尿病饮食

1　糖尿病患者的饮食原则是什么？

（1）饮食控制比吃药、打针更重要。

（2）走出只控制主食的误区。

（3）了解常用食物的成分，学会计算营养价。

（4）什么都可以吃，吃什么都要有量。

（5）吃有营养、有食疗和保健作用的食物。例如莲子、山药、桂圆、大枣、绿豆及新鲜谷类、豆类（肾功能异常者应遵医嘱），对糖尿病都有食疗价值。

（6）饮食控制不等于饥饿疗法。

（7）饮食不能违反的原则：低糖、低脂、低胆固醇、低盐、低热量；高维生素、高纤维；蛋白质适量、少食多餐，六分饱；戒烟酒。

2　营养与血糖哪个更重要？

糖尿病患者经常关注自己的血糖，如果血糖较为平稳就放心，血糖高就害怕，急忙采取措施降低血糖，这是应该的。但有的糖尿病患者往往除了血糖外，其他因素就不太关心。甚至有的患者一味追求降血糖，过分控制饮食，或饮食单调，而忽略人体必需的营养需求。由于糖尿病患者代谢本来就很旺盛，使一些本应该被身体利用的营养素（如葡萄糖、蛋白质等）排泄掉，造成营养缺乏，出现消瘦、乏力或低血糖现象，身体素质下降。

有些患者为达到降血糖目的，一门心思节食，最终导致营养不良，反而引发一些并发症。长期以来，人们都以为糖尿病患者必须严格控制主食，还有人为了控制血糖干脆不吃主食，甚至每天只吃两餐。这些不科学的做法都会导致病情加重，或者营养失衡。事实上，合理搭配饮食营养、调整身体整体素质，比降血糖更重要、更困难。单纯降血糖，不注意合理饮食和补充营养，并不能给糖尿病患者带来身体健康和高质量的生活。

实际上，糖尿病患者选择合适的食物种类，基本吃饱饭是可以的。即使由于吃饱饭会引起血糖升高，也不能因怕血糖升高而不敢吃饱饭。公认的科学做法是"什么都能吃，什么都有量"。科学规范的综合治疗和营养指导，能保障糖尿病患者与健康人群一样拥有高质量的生活。

3 糖尿病患者饮食治疗的目的是什么？

（1）减轻胰岛负担，使血糖、血脂达到或接近正常值，并防止或延缓心血管病等并发症的发生与发展。

（2）维持健康，使成人能从事各种正常的活动，儿童能正常地生长发育。

（3）维持正常的体重。肥胖者减少能量摄入，可以改善受体对胰岛素的敏感性。消瘦者可使体重增加，以增强对感染的抵抗力。

4 糖尿病患者饮食营养疗法应注意什么？

糖尿病患者饮食治疗的目的是将血糖控制在正常范围内，既不能出现高血糖，更不能发生低血糖。对糖尿病患者来说，饮食治疗是一项艰苦和艰巨的任务。因为患者想吃什么却不能吃，饿了也不能多吃，还得遵守定时进餐规定，制约了患者吃的自由。

患者及家属一定要认识到，饮食治疗是糖尿病的首要治疗，因为糖尿病的发生、发展、预后与饮食有直接关系。因此，在饮食治疗上，从进食的量、饮食的质、主食和副食的搭配比例和进食时间等方面，应严格按照医生的要求去做，不要随心所欲，按照自己的喜好选择饮食。

有餐后高血糖的超重或肥胖的2型糖尿病患者，少食多餐有利于控制餐后高血糖。如果血糖控制理想，而饥饿感较强，说明降糖药用量或运动量较大，应调整降糖药剂量。要想控制疾病，就要下定决心，坚定信心，持之以恒，长期坚持饮食治疗原则。

5 糖尿病患者应少吃哪些食物？

（1）容易升高血糖浓度的饮食，如白薯、土豆。

（2）含果糖、葡萄糖及蔗糖较多的水果。

（3）高脂肪高热量食品，如花生、瓜子等。

（4）甜饼干、蛋糕、甜面包及糖制糕点。

（5）白糖、红糖、冰糖、葡萄糖、麦芽糖、蜂蜜、巧克力、奶糖、水果糖。

（6）蜜饯、果酱、水果罐头。

（7）果汁、甜饮料、汽水、冰淇淋。

（8）富含胆固醇的牛油、羊油、猪油、黄油、奶油、肥肉等。

6　糖尿病患者一日三餐应注意什么？

糖尿病患者一日三餐选食三大营养素的比例分配要合理，少食多餐、定时定量。这样既能有效控制血糖，减轻餐后高血糖，又不至于出现低血糖。三餐热能分配要根据自己的饮食习惯、工作或运动及用药情况灵活安排。

病情稳定的患者：三餐热量依次为1/3、1/3和1/3。每餐都应有脂肪和蛋白质，以减缓葡萄糖吸收；每餐都要定时定量，干稀搭配，以吃七八成饱为度。早餐饮食应丰富，包括谷类、肉、蛋、奶、豆制品和蔬菜及水果。空腹血糖高时，宜减少早餐热量。

病情不稳定患者：每日进餐5次或6次，在每两次正餐中加餐，加餐量由三次正餐中减出，以维持三餐后血糖的相对稳定，也可预防低血糖。主食选用玉米、荞麦或燕麦面做成的馒头；蛋白选食瘦肉、牛奶、鱼类等；植物油调味；食用升糖指数低的蔬菜（如黄瓜、西红柿、青菜、芹菜等）及水果（如柚子、猕猴桃、草莓及青苹果等）。血糖控制理想的患者，根据情况09:00～10:00加食少量坚果或水果，15:00～16:00时喝一杯蔬菜汁。晚上机体代谢率低，三大营养素吸收较白天差，晚餐三大营养素比例应适当减少。不用预混胰岛素者，晚餐可不吃或减少主食。

7　糖尿病患者应该怎样搭配主食和副食？

通常，我们所说的主食（如米饭、馒头、大饼、花卷、春卷、米粉、米糕、粽子、年糕、油条、炸糕、饺子、汤圆、馄饨和粥类等）是由五谷杂粮及米、面等制作而成，其主要成分为碳水化合物。副食是指海鲜、肉类、蛋类、豆制品及各种蔬菜等及调味品经炒、烧、煎、煮、蒸、烤和凉拌等烹饪方式制成的菜肴，副食主要含蛋白质、各种维生素及纤维素等。

顾名思义，主食是人体的主要能量来源，副食则是主食的补充。根据病情，糖尿病患者应减少主食摄入量，用以增补副食的办法控制热量摄入，维持血糖正常浓度。

8　糖尿病患者如何选择碳水化合物饮食？

人体需要的热能，50%～60%由碳水化合物提供。碳水化合物包括能直接被肠道吸收的单糖（葡萄糖、果糖）、低聚糖（由2～4个单糖分子组成的双糖、三糖、四糖，即蔗糖、麦芽糖）和多糖（由许多单糖以不同形式组成链状或网状结构的淀粉，如米、面等。碳水化合物吸收速度由快到慢依次为单糖＞低聚糖＞多糖。糖尿病患者为控制血糖而严格控制碳水化合物摄入，会导致疾病和营养不良。

　　一般根据患者体重和病情，每日提供的碳水化合物占每日总能量的45%～60%。选择碳水化合物饮食时，避免含单糖或低聚糖类碳水化合物饮食，如红糖、白糖、甜点和甜饮料、蜂蜜、果酱等，尽可能选择含多糖类（直链淀粉和支链淀粉）碳水化合物饮食，如燕麦、薏米、荞麦、糙米、小米或玉米等。燕麦含可溶性膳食纤维（β-葡聚糖）丰富，具有较好的降糖和调脂效果。支链淀粉饮食，糯米制作的汤圆、年糕、粽子等含支链淀粉较多，升糖作用较直链淀粉强。含淀粉较高的蔬菜，如土豆（17.2%）、藕（16.4%）、山药（12.4%）、芋头（18.19%）、红薯（24.7%）、鲜百合（38.8%）等，可以作为主食食用。每天应至少摄入50～100g可消化的碳水化合物，以预防碳水化合物缺乏症。

9 爱吃甜食就容易得糖尿病吗？

　　甜食和糖尿病的发生没有直接的关系。在正常饮食基础上，又长期大量摄入糖、含糖食品或高碳水化合物饮食，结果导致热量过剩而发生肥胖的人群，其糖尿病发生率过高的原因是肥胖而非糖。因为肥胖可以引起胰岛素抵抗和高胰岛素血症，最终引起胰岛素相对缺乏，血糖升高。

10 糖尿病患者可以吃水果吗？

　　水果含糖高，能迅速被机体吸收，引起血糖升高，故病情尚未控制良好的患者，最好不要吃水果。病情稳定时，可以食用适量的水果；若一次吃水果较多，应减少主食量。同时，水果中含有大量的天然维生素和膳食纤维素，它们也是糖尿病患者日常生活中的营养元素。所以应该选择吃一些含糖量较低、维生素和膳食纤维素含量较高的水果，它们既能提供必需的维生素、膳食纤维素，又不至使血糖快速升高。

　　糖尿病患者选择的水果，如青苹果、西红柿、柚子、橘子、香蕉、草莓等，以青苹果为最佳。吃水果的时间最好选择在餐前半小时或两餐之间，因为这时体内血糖水平比较低，患者在这个时间吃水果既能满足人体的需要，又不至引起血糖过高。

11 糖尿病患者可以喝酒吗?

最好不要喝酒。因为酒精对糖代谢有影响,可以抑制糖异生,诱发低血糖;对脂肪代谢也有影响,引起低密度脂蛋白升高、甘油三酯升高;对肝也不利,可引起酮症酸中毒,所以糖尿病患者最好不要喝酒。糖尿病患者饮酒后,应测定血糖后再休息,如果血糖太低,进食后再睡觉。饮酒会加重肝的损伤,尤其是注射胰岛素的患者,饮酒会影响药效,容易造成血糖波动。只有血糖控制较好、病情较轻的患者,可适量饮用啤酒和葡萄酒,每次不超过100ml。糖尿病患者最好不要饮用白酒。

12 糖尿病患者可以吃咸的吗?

可以,但是要限制食盐摄入量。因为食盐进入人体后,可激活体内淀粉酶的活性,加速淀粉的消化,提高小肠对葡萄糖的再吸收,从而造成进食后血糖升高。糖尿病患者食盐摄入量视其病情轻重和有无合并症而异。一般主食量少于250g者,食盐每日2.5g;主食每日250~350g者,食盐每日3g;主食大于350g者,食盐每日3.5g;若烹调使用酱油,则需相应扣除食盐量(一般每5ml酱油含食盐约1g),在烹调时,盐量应均匀分配于食物中,以免咸淡不匀而影响食欲。夏季丢失盐分较多时,或体力劳动后,可适当增加食盐摄入量。当糖尿病患者并发高血压、冠心病、心肌梗死、肾动脉硬化、肾功能受损及动脉硬化时,必须限制食盐摄入,采用低盐饮食,即每日应少于2g,以免加重病情。

13 糖尿病患者可以吃蜂蜜吗?

蜂蜜中,70%~80%为葡萄糖和果糖,约45%为直接吸收的葡萄糖,5%左右为易消化吸收的蔗糖。糖尿病患者病情不稳定时,不宜吃蜂蜜。营养不良的糖尿病患者,血糖控制较为理想时,可适当服用蜂蜜,以增加营养,但要注意监测血糖变化。如果血糖控制良好的体重正常的患者,进食适量蜂蜜时,应由主食中减去相应蜂蜜的量,以保持血糖的稳定。

14 糖尿病患者可以喝粥吗?

喝粥不利于餐后血糖控制,原因是食物进入体内后能被迅速吸收。大米淀粉颗粒是不溶于水的，通过在水中加热使其膨胀，包膜破裂，加热时间越长，作用越彻底，进食后就越能同消化液充分地接触而迅速被吸收。另外，干饭为固体，在胃内停留时间长，而粥在胃内排空时间短，进入人体后很快进入小肠，吸收的又快又彻底，使餐后血糖明显升高。吃较软的食物，血糖上升较快。如果将大米熬成粥，其中的淀粉已部分转化为糊精，比淀粉更容易消化吸收，在人体内很快转化成葡萄糖，使血糖迅速升高。粥熬的时间越长，粥越黏稠，吃后血糖升高得就越快。因此，糖尿病患者最好不要"吃软怕硬"。

15 糖尿病患者吃月饼有何讲究？

中秋佳节，明月高挂，月象征举家团圆。月饼多为高淀粉、高糖、高油脂及高热量食品。市面上所谓的无糖月饼是指不含果糖或蔗糖。月饼中的面粉或芸豆等消化吸收可转化为葡萄糖，大量食用仍能升高血糖。通常，糖尿病患者不宜多食，但可以品尝。

血糖、血脂控制理想及体重指数正常患者，可选食适量的五仁月饼；血糖、血脂控制理想但体重指数低于正常的患者，可选食适量果脯月饼。总之，糖尿病患者食用月饼时应慎重，不能随心所欲，更不能食用过量，以防引起血糖波动。

16 糖尿病患者吃汤圆有何讲究？

正月十五是中国的传统元宵佳节，吃元宵是节日的主要活动。糖尿病患者怎么办？

汤圆主要由淀粉、白砂糖和油脂制作而成，是高糖、高热量食品。控制不良的糖尿病患者不应食用汤圆。病情稳定、血糖达标的糖尿病患者，也不宜将汤圆作为主食而过多食用，可作为加餐或改善口味食用，但应注意从每日总热量中减去摄入汤圆的热量。

17 糖尿病患者吃饺子有何讲究？

水饺俗称饺子，是很受我国北方人喜欢的食品。水饺又分素馅、肉馅和混合馅水饺。水饺馅内容丰富、配料各异。水饺皮又分粗粮和细粮面粉制成，对人体营养也有差异。

糖尿病患者应根据病情选用不同的饺子馅和饺子皮。血糖控制不理想和血脂较高者，不宜吃精面粉制作的油脂高的肉饺，可食用全麦粉或荞麦粉皮包成的素馅饺；血糖稳定、血脂正常者，可食用肉饺或素饺。但吃饺子不宜过量，每餐以2两为宜。超重或肥胖者，可食用皮薄、富含多种蔬菜的素馅水饺。

18 糖尿病患者可以吃坚果吗？

坚果营养丰富，含有较高的蛋白质、油脂、矿物质及维生素，食用能预防疾病。每100g核桃含脂肪（71%亚油酸、12%亚麻油酸等）50～64g，90%是不饱和脂肪酸，蛋白质15～20g，为优质蛋白，含有丰富B族维生素、胡萝卜素及微量锰、锌、钼等元素，能保护眼睛和抗衰老；100g杏仁可产生562千卡热量。松仁每100g产生619千卡热量，含油酸和亚麻酸；板栗每100g产生212千卡热量，升糖指数较米饭低，糖尿病患者可适当食用。由于坚果含热量高，营养丰富，只作为血糖控制良好的非肥胖型糖尿病患者的"零食"。

19 糖尿病患者吃粽子有何讲究？

端午节是中国首个入选的世界非物质文化遗产节日。每年农历五月初五是端午节，吃粽子成为端午节的重要活动。

粽子是高糖、高热量食品，对于糖尿病患者有害无益。血糖控制理想的糖尿病患者，可以少量食用肉粽、枣粽子或豆沙馅粽子，同时食用各种蔬菜；血糖波动或有并发症的患者还是忍耐一下，不要因为节日的餐饮而影响您的健康。

20 花生和瓜子吃多了，对血糖有影响吗？

当然有影响。很多糖尿病患者误以为少吃主食可以控制血糖，瓜子和花生是零食而不是饭，不影响血糖，因此经常喜欢在看电视时，或住院期间和患者聊天时，毫无限制地吃瓜子、花生等坚果。其实瓜子和花生这类坚果是高热量、高脂肪食品，吃多了，同样会产生很高的热量，同样会影响血糖和体重。因此不适合长期大量食用。

21 水果的血糖生成指数排行榜是怎么排列的？

（1）排在第一位的3种水果有：熟香蕉，血糖生成指数为52；猕猴桃，血糖生成指数为52；西瓜，血糖生成指数为72。

（2）位居第二位的3种水果有：苹果，血糖生成指数为36；梨，血糖生成指数为36；柑橘，血糖生成指数为43。

（3）排在第三位的3种水果有：柚子，血糖生成指数为25；鲜桃，血糖生成指数为

28；生香蕉，血糖生成指数为30。

22 糖尿病患者为了控制"多尿"的症状，少喝水可以吗？

糖尿病患者为了控制"多尿"症状，不敢多喝水，以至于"望梅止渴"。其实，糖尿病患者更需要多喝水。糖尿病患者体内处于高血糖状态，饮水后可使血浆渗透压下降或恢复正常，起到降血糖的作用。如果限制饮水，会导致血容量减少，进而升高血糖。需要提醒的是，如果等到口渴才喝水，则为时已晚，这时血糖已经发生了一定的波动。

23 糖尿病患者可以吃哪些低脂食物？

糖尿病患者宜采用低脂饮食，每日进食的脂肪含量低于50g。日常生活中可以多吃些含不饱和脂肪酸的食物，如鱼油以及植物性脂肪（麻油、花生油、豆油、玉米油、葵花子油等）。但是植物性脂肪也是高热量的物质，故不可以多食。

24 外出应酬的糖尿病患者怎么办？

应酬较多的职场人，很难避免不外出就餐，这也成为糖尿病防治的难题之一。抗癌健康网温馨提示，糖尿病患者应该在控制病情、稳定血糖和享受美味间寻找到平衡点。尽量减少外出就餐的次数，实在推不掉的，就餐时一定要控制好摄入食物的总热量，同时把握"四多四少"的原则。

（1）多尝少吃：不少糖尿病患者赴宴后血糖会猛升，这多数是总热量超标所致。因此，面对宴席上花样繁多的菜式，糖尿病患者一定要多尝少吃，像蜻蜓点水那样每样品尝一点，既饱了口福，也不至于超量。同时做到细嚼慢咽，最好一口食物嚼10下左右，这可以减轻胃肠道负担，延长消化和吸收时间，避免餐后血糖突然升高。

（2）多素少荤：肉类等高脂肪食物和油炸煎炒烹饪的菜品不仅会增加体重，而且会降低体内胰岛素敏感性，升高血糖。糖尿病患者最好选择蒸、煮、炖、拌的食品。可多吃素食，如蔬菜类、菌类、豆制品等。

（3）多粗少细：宴席上的主食大多是精细面粉制作，本身生糖指数就高，有的甚至加了奶油、糖、蜂蜜、肉末、果酱等其他升糖物质，食用后血糖会很快上升，所以要尽量少用。应多食用一些富含膳食纤维素、血糖生成指数低的粗粮，如全麦粉、莜麦、荞麦、玉米、高粱米等做成的食物。这些食物具有饱腹、延缓葡萄糖吸收、通便、减肥、调脂的功效。

美国糖尿病学会推荐糖尿病患者每天膳食纤维素摄入30g左右，而我国居民普通膳食中还不足10g。所以糖尿病患者在宴席上要有意多食用一些粗粮，少吃、甚至不吃精细的面点主食。

（4）多茶少酒：宴席上大家常以酒助兴，但饮酒对糖尿病弊多利少。酒精热量高，会引起血糖波动。长期饮酒还会引起血脂升高、动脉硬化、脂肪肝等，故糖尿病患者不饮为佳。如果宴席上遇到"非饮不可"的情况，一定要在血糖稳定的情况下少量饮酒，同时应减去相应热量的主食。建议糖尿病患者在选择饮料时，最好喝白开水或不加冰糖的菊花茶。茶水不像白开水那样索然无味，又有多种保健功能，很适合糖尿病患者调剂口味。

25 防治低血糖的营养物质有哪些？

糖尿病患者空腹血糖低于3.9mmol/L，正常成人空腹血糖浓度低于2.8mmol/L称为低血糖，多发生在注射胰岛素后饮食供给不及时，或其他原因未能及时进食者。主要症状有心慌、出汗、头晕、烦躁、焦虑、饥饿感强烈及全身乏力等；严重时可致昏迷，甚至死亡。症状较轻者，神志清楚，可用葡萄糖或蔗糖20～50g，温开水冲服，数分钟后症状消失。如症状稍重，除饮糖水外，应进食些馒头、饼干或水果等，10分钟后症状可消失。病情严重、神志不清者，应静脉输注葡萄糖，立即送医院抢救。糖尿病患者及其家属应了解低血糖的起因及症状，做到定期复查血尿糖，自己检测尿糖，与医师合作，尽可能避免低血糖的发生，一旦出现低血糖的征兆，及时进食和喝糖水。严重者速到医院就诊。轻度低血糖的患者可口服水果汁或糖水、糖块。重症有意识障碍无法口服者则采用静脉补充治疗。在治疗时要严密观察血清钾的浓度。为防止低血糖反应，糖尿病患者要随身带着糖果、饼干等食品以应急需，并学会随着体力活动的增减而适当调整饮食的方法，这对注射胰岛素的患者尤为重要。

糖尿病患者应生活规律，养成良好的生活习惯，戒烟戒酒，饮食定时定量，保持每日基本稳定的摄食量。积极采用分餐制，一日至少进食三餐。易出现低血糖的患者或病情不稳定的患者还应在三次正餐之间增添2～3次加餐。同时，应加以限制的食物要严格控制，严格限制单糖类摄取量，要尽量少吃精制及加工产品，如速食米及马铃薯、白面粉、汽水、酒、盐。避免糖分高的水果及果汁，如葡萄汁混合50%的水饮用。也要少吃通心粉、面条、肉汁、白米、玉米片、番薯。豆类及马铃薯一周可以吃两次。另外增加高纤维饮食，高纤饮食有助于稳定血糖浓度。当血糖下降时，可将纤维与蛋白质食品合用，如麦麸饼子加生乳酪或杏仁果酱。吃新鲜苹果取代苹果酱，苹果中的纤维能抑制血糖的波动。纤维本身也可延缓血糖下降，餐前半小时，先服用纤维素，以稳定血糖。两餐之间服用螺旋藻片，可进一步地稳定血糖浓度。

26 糖尿病合并心力衰竭患者的饮食应如何选择?

（1）糖尿病心力衰竭患者应选少油低盐的清淡食品，每日少食多餐。饮食过饱会加重心脏负担。

（2）采用低钠饮食，饮食过咸导致血容量增加，加重心脏负荷。通常，轻度心力衰竭患者每日摄入食盐量约5g，中度心力衰竭为2.5g，重度心力衰竭为1g。

（3）选用高纤维饮食，以保持大便通畅。

（4）不宜饮酒，酒精可以对心脏产生直接损害，如心脏扩大、心律失常等。

27 防治糖尿病性脑血管疾病的营养物质有哪些?

坚持饮食及"五驾马车"的糖尿病预防的基础上，如果再坚持按量补充以下5种营养物质，可以预防糖尿病性脑血管疾病的发生。

（1）富含铬以及高含量B族维生素配方的复合维生素和矿物质配方，建议选择欧美配方，国内维生素矿物质配方比例太低，对于糖尿病人来说，营养改善微乎其微。

（2）活性α硫辛酸：辅助降低血糖，促进机体组织细胞活性。

（3）医药级深海鳕鱼肝油：医药级的鱼肝油配方比例和摄入量更科学、更有效。

（4）辅酶Q_{10}：添加胡椒碱的辅酶Q_{10}更利于人体吸收，糖尿病人以不少于每日50mg为佳。

（5）不少于每日200mg的活性花青素，有效促进血液清洁和循环，抗脂质氧化，预防动脉硬化。

28 糖尿病合并高血压患者的饮食应如何选择?

糖尿病合并高血压的患者，饮食原则为低热量、低糖、低脂肪、低钠和高纤维素饮食。

肥胖者每日主食控制在250g左右，少食多餐；标准体重者，主食不超过350g/d。

主食可用大米、小米、玉米、豆类、谷类或薯类，占总热量的55%。

忌食糖果及含蔗糖、葡萄糖、蜜糖制品。控制含淀粉多的土豆、白薯和山药等。

选食含优质蛋白食品，如牛奶、瘦肉、鸡蛋、海鲜等。

血尿素氮升高的患者，应限制蛋白质摄入量。

选用低脂饮食，限制摄入动物脂肪，合理摄入植物油，控制高胆固醇饮食，如松花蛋、蛋黄、动物肝和脑。

严格控制钠盐摄入，每日不超过3g。

多食富含纤维的食品，如海带、紫菜等。膳食纤维能延缓糖和脂肪的吸收。

29 糖尿病合并高脂血症患者的饮食应如何选择？

高脂血症是促发2型糖尿病的重要诱因。糖尿病合并高脂血症不利于病情控制。在积极药物治疗的同时，应辅助合理饮食治疗。

合并高脂血症的糖尿病患者，每天胆固醇摄入量宜低于200mg，并要知道哪些饮食富含胆固醇和饱和脂肪酸。通常，动物内脏、脑组织、蛋黄或松花蛋富含胆固醇。动物油富含饱和脂肪酸。

食用油应选择除椰子油外的其他含多不饱和脂肪酸的植物油，如花生油、芝麻油、豆油或菜子油等，并且每日摄入量应控制在20～30g。

此外，每天应摄入25～30g以上的膳食纤维。增加膳食纤维能抑制餐后血糖和血胆固醇浓度。

同时，主要食用蒸、煮、凉拌饮食，限制煎、炸饮食。

30 糖尿病合并肾病患者控制蛋白质摄入量应如何选择？

糖尿病肾病患者长期采取高蛋白膳食会增加肾负担，加重肾损害。低蛋白饮食能减少尿蛋白排泄，降低肾负担，改善患者预后。

糖尿病肾病患者的蛋白摄入量不超过总热量的15%。

微量蛋白尿者，蛋白摄入量应控制在0.8～1.0g/kg体重；大量蛋白尿者，蛋白摄入量控制在1.0～1.5g/kg体重，以免发生营养不良。

肾损伤者，蛋白摄入量应控制在0.6～0.8g/kg体重。透析患者，蛋白摄入量为1.2～1.5g/kg体重。

优质蛋白（如鱼、瘦肉、牛奶、鸡蛋等）占总蛋白摄入量50%以上，应适当限制植物蛋白摄入。

31 糖尿病合并甲亢患者的饮食应如何选择？

糖尿病合并甲状腺功能亢进症（简称甲亢）患者在听从和配合医师积极治疗原发

病的同时，合理饮食对疾病的恢复有重要作用。①两种疾病都是消耗性疾病，饮食不当一定会加重病情。首先应保证每天总热量摄入，以维持标准体重为前提。对于消瘦患者，更需增加热能供给。②在密切监测血糖浓度情况下，严格控制碳水化合物摄入。③注意补充蛋白，特别是补充优质动物蛋白，以防止负氮平衡，提高机体免疫力和抗病能力。④注意维生素补充：糖尿病和甲亢会消耗体内大量维生素，特别是B族维生素和维生素C。⑤注意微量元素补充：要供给富含钙、磷和锌饮食，不应摄入高碘饮食。

32 防治糖尿病眼部疾病的营养物质有哪些?

糖尿病性眼病一般都是因为眼压的升高，导致视网膜水肿或者血管破裂，而糖尿病患者眼压如此之高的原因就在于血液中的含糖量太高，血液含糖浓度高，过于黏稠，从而引发眼疾病。防治糖尿病眼部疾病的日常饮食可选用以下几种。

（1）黄玉米：黄玉米含有丰富的叶黄素和玉米黄素，均有很强的抗氧化性，能很好地呵护眼睛。晚年黄斑性病变是眼睛老化而形成的疾病，紧张时会导致视力缺损，以致失明。叶黄素和玉米黄素可以削减紫外线对眼睛的伤害，延缓眼睛的老化，有效预防晚年黄斑性病变、白内障等眼疾。

（2）胡萝卜：维生素A是维护眼睛健康不可或缺的微量元素。维生素A蕴含维持眼睛健康的最重要物质——抗氧化剂β-胡萝卜素。胡萝卜是摄入维生素A最好的选择。除了胡萝卜，卷心菜、生菜也是维生素A含量很高的食物。身体缺乏维生素A，人会得夜盲症。

（3）西兰花：西兰花不仅可以改善视力，还可以预防白内障。西兰花中含有黄体素和玉米黄质（类胡萝卜素属中的一种植物营养素抗氧化剂。这种物质对晶状体非常有好处）。

（4）菠菜：菠菜是叶黄素的最佳来源之一，还含有玉米黄质。而叶黄素和玉米黄质对于预防眼睛衰老导致的"视网膜黄斑变性"和白内障都特别有效，堪称晚年人及糖尿病患者眼睛的"呵护神"。每周至少吃3次菠菜。

33 妊娠糖尿病患者饮食应注意些什么?

（1）不要喝过多的老火汤。

（2）不要选择血糖生成指数高的食物。

（3）不要食用过多的水果，摄入足够的蔬菜，补充维生素和矿物质。

（4）同时限制脂类和盐的摄入量。

34 营养不良糖尿病患者应选择哪些蛋白质食物？

应摄入含人体必需氨基酸高的蛋白质食物，如奶、蛋类、鱼、虾及禽肉、畜肉等和大豆、黄豆、大青豆等。鸡肉含蛋白质最多；黄豆含蛋白质也较丰富。动物蛋白质所含氨基酸种类和比例较符合人体需要，营养价值较植物性蛋白质高。

35 使用胰岛素的患者如何进餐？

无论患者患有哪种类型糖尿病，合理摄入营养都是糖尿病治疗的重要组成部分之一，是所有治疗的基础，是整个糖尿病自然病程中任何阶段预防和控制所不可缺少的措施。坚持科学的饮食可为糖尿病患者提供适宜的能量和营养，帮助血糖、血压、血脂的控制及不降低生活质量；反之，若对营养治疗不予以足够的重视，患者的糖尿病就不可能得到理想的控制。不良的饮食结构和习惯还可能导致相关的心血管危险因素，如高血压、血脂异常和肥胖等的出现或加重。

注射胰岛素的患者注射的是外源性胰岛素，无论是否进食，注入的胰岛素都会发挥降血糖的作用。因此，患者的饮食需要适合注射的胰岛素作用的发挥。饮食的量与注射胰岛素的剂量、进食时间和注射胰岛素时间不匹配就会出问题，如低血糖等。所以对于注射胰岛素的患者来说，定时定量进餐，使饮食与注射的胰岛素相配合非常重要。

正常来说，当患者进食10分钟后，食物开始被消化吸收，血糖开始升高。但是短效人胰岛素在注射30分钟后才开始发挥降糖的作用。如果患者在注射短效人胰岛素后就立即进餐，由于胰岛素还未能充分发挥作用，所测餐后血糖水平将有大幅度的升高。因此，注射短效人胰岛素（或含有短效人胰岛素成分的预混人胰岛素）的方法是在餐前30分钟注射。但是这样并不很方便，因此大部分医护人员和糖尿病患者更喜欢使用速效胰岛素类似物，这种胰岛素更方便。患者可以在餐前或餐后立即注射，无须餐前等待。特别是当患者不能确定什么时候就餐的情况下优势更为明显，如在饭馆里就餐的时候。

如果患者应用短效人胰岛素或预混人胰岛素（包含短效人胰岛素成分），可参阅表4-1使用胰岛素。

表 4-1 短效人胰岛素或预混人胰岛素应用时间

饭前 45 分钟检测血糖水平	正确的做法	注射短效人胰岛素或预混人胰岛素（包含短效）的时间
＜ 50mg/dl（＜ 2.8mmol/L）	摄入含糖的食物或饮料	饭后
50 ～ 70mg/dl（2.8 ～ 3.9mmol/L）	摄入含糖的食物或饮料	开始吃饭时
70 ～ 120mg/dl（3.9 ～ 6.7mmol/L）	/	饭前 15 分钟
120 ～ 180mg/dl（6.7 ～ 10.0mmol/L）	/	饭前 30 分钟

（1）饮食治疗原则

①合理控制总热量摄入

计算总热量：每日所需的总热量＝理想体重×每公斤体重的热量

理想体重的计算：理想体重（kg）＝身高（cm）－105

在此值±10%以内均属正常范围，低于此值20%为消瘦，超过20%为肥胖。目前国际上多用体重指数（BMI）来评估患者的体重是否合理，以鉴别患者属于肥胖、消瘦或正常。

体重指数的计算方法：BMl＝体重（kg）÷［身高（m）］^{2}，其单位为kg/m^2。

中国成年人体重指数：18.5～24为正常；＜18.5为体重过轻；＞24～28为超重；≥28为肥胖。

不同体力劳动的热量需求见表4-2。

表 4-2 不同体力劳动的热量需求

劳动强度	举例	热量 [kJ/（kg·d）]		
		消瘦	正常	肥胖
卧床休息	/	20 ～ 25	15 ～ 20	15
轻体力劳动	办公室职员、教师、售货员、简单家务，或与其相当的活动量	30	30	20 ～ 25
中体力劳动	学生、司机、外科医护人员、体育教师、一般农活，或与其相当的活动量	40	35	30
重体力劳动	建筑工、搬运工、冶炼工、运动员、舞蹈者，或与其相当的活动量	45	40	35

②平衡膳食，各种营养物质摄入均衡。

③称重饮食，定时定量进餐。

④少量多餐，每日3～6餐。

（2）饮食治疗的目标

①提供符合糖尿病患者生理需要的能量和营养，尽量达到并维持理想体重。

②纠正代谢紊乱，使血糖、血压、血脂尽可能达到理想水平，从而减少心血管疾病的危险因素。

③预防和治疗低血糖、酮症酸中毒等急性并发症。

④降低微血管及大血管并发症的危险性。

⑤提高糖尿病患者的生活质量。需注意的是，采取饮食和营养治疗并不意味着让患者完全放弃所喜欢的食物，而是制订合理的饮食计划，合理分配三大营养物质，并努力执行。糖尿病饮食是健康饮食，并非饥饿饮食，不能一味减少饮食的量，否则会造成营养不良。三大营养物质每日所提供的热能在总热量中所占的百分比见表4-3。

表4-3 三大营养物质每日所提供的热能在总热量中所占的百分比

名称	提供的能量应占全日总热量比例	来源
碳水化合物	55%～60%	谷类、薯类、豆类等
蛋白质	10%～15%	动物性蛋白（各种瘦肉、鱼、虾等）
		植物性蛋白（黄豆及其制品、谷类）
脂肪	≤30%	饱和脂肪酸、多不饱和脂肪酸、单不饱和脂肪酸

（3）食物交换法简介：将食物分成四大类（八小类），每份食物的热量为90千卡。制定食谱时，以糖尿病治疗原则为基础，各类食物灵活互换，但要切记同类食物之间可选择互换，非同类食物之间不得互换。部分蔬菜、水果可与主食（谷薯类）互换。"四大类"（八小类）食物是指：①谷薯类；②菜果类：蔬菜类、水果类；③肉蛋类：大豆类、奶类、肉蛋类；④油脂类：坚果类、油脂类。

36 糖尿病患者的饮食禁忌是什么？

（1）忌吃或少吃食物：白糖、红糖及糖制甜食，如糖果、糕点、果酱、蜜饯、冰激凌、甜饮料等。另外，含碳水化合物较多的土豆、山药、芋头、藕、胡萝卜等少食或食用后减少相应的主食量。

（2）富含饱和脂肪酸的食物：猪油、牛油、羊油、奶油、黄油等富含饱和脂肪酸，糖尿病患者尽量少用，最好不用。可用植物油代替部分动物油。花生、核桃、芝麻、瓜子中含脂肪也相当多，尽量不吃或少吃或减少油类摄入。

（3）不宜饮酒：因为酒中所含的酒精不含其他营养素，只供热能，每克酒精产热约7千卡（29kJ），长期饮用对肝不利，而且易引起血清甘油三酯的升高。少数服磺脲类降糖药的患者，饮酒后易出现心慌、气短、面颊红燥等反应。注射胰岛素的患者空腹饮酒易引起低血糖，所以为了患者的安全，还是不饮酒为佳。

37 糖尿病患者的饮食误区有哪些?

（1）饥饿疗法：饮食治疗是控制糖尿病的基础，合理的饮食治疗有助于降低血糖，控制体重，减轻胰岛β细胞的负担，部分糖尿病患者早期血糖不是很高的情况下，只需控制饮食便能使血糖维持正常。因此，饮食疗法的重要性是不言而喻的。有些患者错误地认为，要控制进食，那就少吃，甚至不吃。殊不知，饮食治疗并不等同于饥饿疗法。如果患者每天的主食少于3两，不仅容易出现低血糖及饥饿性酮症，而且还会出现低血糖后反弹性高血糖，导致血糖大幅波动，反而不利于血糖控制。而且由于热量摄入不足，还会造成体内自身脂肪及蛋白质过量分解，导致身体消瘦、营养不良、免疫力下降，容易合并感染等。因此，科学的饮食疗法应该是在保持膳食平衡的基础上，因人而异，适当地限制饮食的总热量，即根据患者年龄、胖瘦、劳动强度等具体情况，在不影响正常生长发育和日常工作与生活的前提下，适当控制进食量，并注意饮食多样化，而不是忍饥挨饿或偏食。一般情况下，糖尿病患者每顿主食不超过2两，不低于1两；主张少食多餐，即把正餐的主食匀出一小部分作为加餐用；可以多吃些低热量、富含膳食纤维的食品，如各种绿叶蔬菜。

（2）主食少吃，副食不限：糖尿病饮食疗法的首要原则是控制总热量的摄入，这表明不仅主食的量要控制，副食的量同样也需要控制，不能因为副食含糖少，就随意多吃。主食（米、面）是热量的主要来源，但副食（肉、蛋、蔬菜、水果等）所含的热量同样不可忽视。1g碳水化合物产4千卡热量，1g蛋白质也产4千卡热量，而1g脂肪要产9千卡热量。副食中的蛋白质和脂肪进入人体后，有相当一部分可以转变成葡萄糖。因此，如果副食吃得太多，同样也会升高血糖。而且高脂肪、高热量饮食还会导致肥胖，使血脂升高，加速动脉硬化，引起心脑血管并发症。有些糖尿病患者喜欢坚果类食物（如花生、瓜子），认为这些食品不会升高血糖，而且可以缓解饥饿感。殊不知，坚果属于高脂肪、高热量食物，2两坚果（如花生、瓜子、核桃、杏仁等）所含的热量相当于4两主食。因此，坚果类的零食不能随便吃。

（3）不甜的食品就能吃：部分患者错误地认为，糖尿病血糖升高只与吃糖或甜食有关，因此，在调节饮食中只限制含糖量高的甜食，而对米饭、馒头、饼干等不甜的食物不加限制，这种做法是错误的。食物之所以会有甜味，是因为其中含有葡萄糖、果糖、蔗糖等单糖或双糖，这些糖的摄入的确会引起血糖升高。另外，一些多糖类食物（如淀粉），虽然没有甜味，消化之后却会分解成葡萄糖，同样会导致血糖升高。所以，我们不能笼统地通过甜味去判断食物能否食用。应该把甜食和高碳水化合物的食物区分开来。而对糖尿病患者来说，重要的是控制碳水化合物的总量，包括单糖、双糖、多糖，主要指淀粉，而并不仅仅是甜食。

（4）错误理解"少食多餐"概念：糖尿病患者建议少食多餐。部分患者认为，每天可以进食4～6餐，但正餐和加餐的量基本没有区别，导致每日进食量过多，引起血糖控制不理想。少食多餐的概念应该为每天总热量是固定的，但是避免正餐进食量较多引起餐后血糖高，将正餐1/3左右的量分出作为加餐的量。而加餐时间一般建议安排在两次正餐中间，避免短期内进食过多，引起血糖升高。

38 糖尿病的经典养生食疗方法有哪些?

糖尿病的食疗对于控制血糖有不可低估的医学价值。只要懂得科学搭配和食物生成营养原理，就更容易降低血糖生成。比如粗粮不要细作、多食膳食纤维，选用天然膳食纤维丰富的蔬菜等。下面介绍一些常用食疗方。

（1）苦瓜茶

配方：鲜苦瓜1个，绿茶3g。

制法：鲜苦瓜洗净切片，与绿茶3g一起放入杯中，用热水冲泡。

服法：分次饮用。

功效：清凉除热，益气止渴。

适用人群：适用于轻型糖尿病患者。

（2）菊槐绿茶饮

配方：菊花、槐花、绿茶各3g。

制法：冲入沸水，加盖，焖泡5分钟即可。

服法：分次饮用。

功效：清肝明目，清热凉血。

适用人群：适用于糖尿病伴高血压者。

（3）黄芪山药茶

配方：生黄芪30g，怀山药30g。

制法： 煎水代茶饮。

服法： 分次饮用。

功效： 补气健脾。

适用人群： 适用于糖尿病之偏于脾胃虚弱及肺气不足者。

（4）天花粉茶

配方： 天花粉125g，制成粗粉。

制法： 每日15～20g，沸水冲泡。

服法： 代茶频饮。

功效： 生津止渴。

适用人群： 适用于糖尿病之消渴多饮、口干舌燥、尿多、皮肤干枯者。

（5）山药薏米粥

配方： 怀山药30g，薏苡仁30g，小米50～100g。

制法： 以上三味熬粥。

服法： 煮粥食用。

功效： 补益脾胃，养肺滋肾。

适用人群： 适用于糖尿病之脾胃虚弱、口渴善饥者。本方食后有饱腹感，可减少饭量。

（6）芹菜粥

配方： 鲜芹菜60～100g，粳米100g。

制法： 将芹菜连根洗净，切成2cm长的段，放入锅内，把粳米淘洗干净，放锅内，加水适量，用武火烧开，然后移文火上熬至粳米烂成粥，在粥内放盐、味精即成。

服法： 早晚空腹服食。

功效： 镇静，安神，降压。

适用人群： 适用于糖尿病伴高血压者。

（7）菠菜粥

配方： 菠菜100～150g，粳米50g。

制法： 将菠菜洗净，在沸水中烫一下，切段；粳米洗净置锅内，加水适量，熬至粳米熟时，将菠菜放入粥中，继续煎熬至粥沸停火；再放入食盐、味精即成。

服法： 煮粥食用。

功效： 滋阴清热。

适用人群： 适用于糖尿病阴虚化热者。腹泻者禁用。

（8）豆浆粥

配方： 粳米50g，豆浆500ml。

制法：粳米淘洗干净，用冷水浸泡半小时，捞起，沥干水分；锅中加入约1500ml冷水，放入粳米，先用武火煮沸；稍稍搅拌一下，再改用文火熬煮半小时；豆浆倒入锅中，继续煮5分钟，调味，即可盛起食用。

服法：分早晚2次服用。

功效：益气养阴，安神通便。

适用人群：适用于糖尿病伴高血压、冠心病者。

（9）枸杞子粥

配方：枸杞子15～20g，糯米50g。

制法：将上2味放入砂锅内，加水500g，用文火烧至沸腾，待米开花、汤稠时，停火焖5分钟即成。

服法：每日早晚温服。

功效：滋补肝肾，益精明目。

适用人群：适用于糖尿病之肝肾阴虚者，症见头晕目眩、视力减退、腰膝酸软等。

（10）生地黄粥

配方：鲜生地黄150g，粳米50g。

制法：鲜生地黄捣烂取汁，先煮粳米为粥，再加入生地黄汁，稍煮服用。

服法：每日早晚，空腹食。

功效：清热生津。

适用人群：适用于糖尿病之气阴两虚者，症见口干多饮、劳热骨蒸、低热不退等。

（11）赤小豆鱼粥

配方：赤小豆50g，鲤鱼1尾。

制法：先煮鱼取汁，另水煮赤小豆做粥，临熟入鱼汁调匀（不加调料）。

服法：早餐食。

功效：消肿利水。

适用人群：适用于糖尿病水肿患者。

（12）荠菜粥

配方：荠菜200g，粳米100g。

制法：将鲜荠菜挑选干净，洗净，切成2cm长的节；将粳米淘洗干净，放入锅内，加水适量；把切好的荠菜放入锅内，置武火上煮沸，用文火熬煮至熟。

服法：每日2次，温热服食。

功效：补脾补肾，明目止血。

适用人群：糖尿病肾病患者。

（13）蚌肉苦瓜汤

配方：苦瓜250g，蚌肉100g。

制法：将活蚌放清水中养2天，洗净后取蚌肉，与苦瓜共煮汤，熟后酌加油、盐调味即成。

服法：佐餐食用。

功效：清热滋阴。据近代文献记载，苦瓜、蚌肉均有降血糖作用。苦瓜粗提取物含类似胰岛素物质，有明显的降血糖作用。中医认为，苦瓜性味甘苦寒凉，能清热、除烦、止渴；蚌肉甘咸而寒，能清热滋阴、止渴利尿。

适用人群：糖尿病之偏于胃阴虚有热者。

（14）家常炒洋葱

配方：洋葱250g。

制法：用家常烹炒法制成菜肴，或取洋葱50～100g，水煮1～2分钟后服食。

服法：随饭食用。

功效：健脾润肠，祛痰利尿。洋葱有温中、下气、消积等功效，能提高血中胰岛素水平以降低血糖，还能抑制高脂肪饮食引起的血胆固醇升高。

适用人群：适用于糖尿病伴有动脉硬化者。

（15）玉米须煲瘦肉

配方：玉米须30g，瘦猪肉100g。

制法：将瘦肉切块，与玉米须一起放入陶罐内，加水500ml，上蒸笼加盖清蒸至肉熟，加精盐、味精，趁热服用。

服法：佐餐食用。

功效：利尿、降压、消脂。

适用人群：适用于一般糖尿病患者，偏肾阳不足者不宜。

（16）枸杞子炖兔肉

配方：枸杞子15g，兔肉250g。

制法：兔肉切块，在沸水中汆去血水捞出，放入砂锅内，加清汤、枸杞子、葱、姜、胡椒粉、料酒、盐，烧沸后用文火炖至兔肉熟烂，拣去葱、姜，加入味精即成。

服法：饮汤食兔肉，佐餐食用。

功效：滋补肝肾。枸杞子为滋补肝肾之良药，据药理研究，其有降血糖作用。兔肉有补中益气、止渴健脾、滋阴强壮之功用，《本草纲目》及《增补本草备要》均言能"治消渴"。

适用人群：适用于糖尿病之偏于肝肾不足者。肠燥胃热者不宜。

（17）清蒸茶鲫

配方： 鲫鱼500g，绿茶适量。

制法： 将鲫鱼去腮、内脏，洗净，腹内装满绿茶，放盘中，上蒸锅清蒸，熟透即可。

服法： 佐餐食用。

功效： 补虚，止烦消渴。

适用人群： 适用于糖尿病见口渴多饮，以及热病伤阴者。

第五章　运动疗法

1　什么是糖尿病运动疗法？

糖尿病运动治疗又称体育治疗，是糖尿病重要的辅助疗法。运动可增加糖利用及外周组织对胰岛素的敏感性。对于糖尿病患者来说，运动能使血糖浓度、基础和餐后血胰岛素浓度降低，降低糖化血红蛋白浓度，减少甘油三酯及低密度脂蛋白胆固醇，增加高密度脂蛋白胆固醇，增加能量和脂肪消耗，降低体重和调节心血管系统功能状态等，能预防和延缓糖尿病并发症的发生。

2　运动疗法对糖尿病患者的益处有哪些？

运动疗法是治疗糖尿病的又一大法宝，并不是指一些特别的体育运动和竞技，它是根据患者的年龄和体力选择慢跑、体操等日常的运动，以此来达到控制血糖的目的。运动疗法与饮食疗法、药物疗法共同称为糖尿病治疗的三大方法。

在体育锻炼中找回身体的"元气"。对糖尿病人来说，运动疗法是很重要的一个治疗环节，尤其是对于老年患者和肥胖患者更为重要。

中国隋朝时候的名医巢元方在公元610年辑录的《诸病源候论》一书中就提到：患消渴病的人应该"先行一百二十步，多者千步，然后食之"。这里的"消渴病"就是糖尿病。唐代名医王焘在《外台秘要》一书中也说：消渴患者要食后千步走。一些轻型糖尿病患者只要能够坚持体育锻炼，同时控制好饮食，就能使身体得到康复。

阳光、空气、水、运动是健康的四大源泉。"医学之父"希波克拉底讲过一句流传了2400年的话，他说："阳光、空气、水和运动是生命和健康的源泉"。也就是说，一个人要想得到生命和健康，就离不开阳光、空气、水和运动。法国思想家、哲学家伏尔泰也有一句名言："生命在于运动。"现代医学认为，决定人体健康的四大基石是"合理膳食，适量运动，戒烟限酒，心理平衡"。运动不仅有益于常人，也是糖尿病患者综合治疗中的一项重要手段。

对糖尿病患者而言，适当的体育锻炼主要有以下三个方面的益处。①运动有益于增强体质：适度、持久且有规律的运动，可以增强糖尿病患者的运动能力和体力；②运动有益于病人控制血糖，可以使身体组织对胰岛素的敏感性增强，体内糖代谢恢复平稳；③运动有益于病人维持正常体重，增强胰岛素的降糖作用，可以加速体内脂肪的分解，减少脂肪堆积，让肌肉组织更多地利用脂肪酸。

运动改善血糖的七大功效：①改善缓慢的糖代谢；②改善胰岛素功能；③防止血管老化；④增强身体抵抗力；⑤激活脑神经；⑥缓解工作压力；⑦提高心肺功能。

3 运动疗法有哪些方式？

糖尿病运动疗法的种类很多，它是一种低至中强度的有氧训练，包括步行、短或中距离跑步、攀登、跳绳、踢毽或太极拳等。可根据患者个人身体状况、目标、需求、爱好、习惯和环境加以选择。运动疗法不必是单一的，可以采取组合或交换的运动方式进行。步行安全、简捷而易行，并且是最容易坚持的一种锻炼方式，常为患者首选的运动项目。

4 运动疗法的适应证有哪些？

（1）大多数2型糖尿病，特别是肥胖者和血糖在16.7mmol/L以下者。

（2）部分1型糖尿病，其病情稳定，空腹血糖在11.1mmol/L以下，或接受胰岛素治疗者。

（3）糖尿病合并妊娠或妊娠糖尿病患者，在心率＜120次/分和体温＜37℃时，可进行低强度的运动。

5 运动疗法的相对禁忌证有哪些？

老年糖尿病患者有以下疾病在运动中要特别谨慎小心：

（1）代偿性瓣膜病。

（2）运动后未加重的心律不齐、左束支传导阻滞。

（3）装有心脏起搏器者。

（4）严重静脉曲张，过去曾有血栓性静脉炎者。

（5）神经肌肉疾病或关节急性病没有加重趋势者。

（6）最近有短暂性脑缺血者。

（7）极度肥胖者。

（8）服用某些药物，如洋地黄制剂及β受体拮抗剂。

6 糖尿病患者运动前需做哪些准备?

在进行各类体育运动之前，不管是选择慢跑还是散步，总之准备活动是必不可少的。这是因为，突然间的能量消耗会造成肌肉或者关节的损伤。所以我们在进行各类体育活动之前，为了不给自己的身体造成伤害，还是要将各处的筋骨伸展开。

准备活动令血红蛋白活性增加，可以提高中枢神经系统的兴奋性，并使体温在短时间内迅速升高。体温升高最直接的效果就是可以促进血红蛋白和肌红蛋白的活性，制造出更多的氧，以便于增加肌肉的氧供应。另一方面，体温升高还可以增加各类酶的活性，从而提高物质的代谢水平。克服内脏惰性，从运动前10分钟入手准备活动，能够在中枢神经的某个位置留下一个兴奋点，这个点可以在运动过程中令神经系统一直处在兴奋的最佳状态，并且能够克服内脏功能的惰性，从而加快机体新陈代谢的水平。但是这个兴奋点的作用时间仅能维持45分钟左右。

整理运动将身体带回"安静状态"。除了运动之前的准备活动之外，这之后的放松练习也是必不可少的。放松练习也就是我们平常所说的整理运动。它不仅可以缓解肌肉因运动而产生的张力，还可以促进血液循环，在最短的时间内消除身体疲劳。事实上，运动带来的生理变化，并不是随着它的结束而终止的。运动虽然结束了，但是内脏器官还在"继续工作"。如果不做整理运动就突然停止下来，就会造成氧的缺失，从而影响静脉回流，以至于出现心脏血液输出量减少、血压降低、短暂性脑缺血等情况。

整理活动的内容以深呼吸运动和放松运动为主，一般有走步、慢跑、伸展运动、放松的小游戏，其形式应该是多种多样的。所以，无论是事前的准备活动还是事后的整理运动，我们都要坚持一个标准，那就是慢中求稳，切莫因操之过急而给身体带来不必要的损伤。

7 糖尿病患者如何运动?

以有氧运动为主，无氧运动为辅。运动后血糖改善的状况在72小时之后就会消失。因此，要想取得理想的效果，每日必须运动2～3次（每周在5次左右）。而且不能只偏重于运动，要将若干种运动相结合。有氧运动和无氧运动，详略得当是关键。运动有多种类型，大体可分为"伴随身体移动的运动"和"身体保持静止，只是肌肉活动的运动"这两种。"伴随身体移动的运动"是在氧气供应充足的情况下进行的，因此称为

"有氧运动"。而腹肌锻炼、俯卧撑、投掷等这些在相对静止的状况下进行的运动，称为"无氧运动"。糖尿病患者应该更多地以有氧运动为主，例如：快走、慢跑、游泳、骑自行车、做韵律操、跳绳等，都是符合要求的。而无氧运动只需在整个的运动疗法中占到5%左右就可以了，并且在运动时要尽量防止摔伤和骨质疏松。

把握运动强度是有氧运动的重点。一般来说，运动量可以分为轻度、中度和强度三大类。①轻度运动：包括散步、干家务活、步行、打太极拳、骑自行车等，每次的运动时间可以长达20～30分钟；②中度运动：有慢跑、快步走、上下楼梯、钓鱼、老年体操等，每次的运动时间可以持续10分钟左右；③强度运动：有跳绳、长跑、爬山等，每次的运动时间可以持续5分钟左右。对于患有糖尿病的中老年人，一般适合轻度和中度运动。每天活动2～4次就能够达到锻炼效果。轻度运动每日2～3次，每次大约锻炼30分钟。中度运动每日1～2次，每次大约锻炼20分钟。运动强度要从小到大，循序渐进。在运动之初，要进行小负荷的适应性锻炼，随着身体对运动的适应，逐渐加大运动强度和运动量。

8 什么是有氧运动？有何好处？

无论是有氧运动还是无氧运动，并不是简单地根据运动项目来划分，而是按照运动时肌肉收缩的能量是来自有氧代谢还是无氧代谢而区别的。有氧运动也叫作有氧代谢运动，是指人体在氧气充分供应的情况下进行的体育锻炼。有氧运动的好处是：可以提升氧气的摄取量，能更好地消耗体内多余的热量。也就是说，在运动过程中，人体吸入的氧气与需求相等，达到生理上的平衡状态。因此，它的特点是强度低、有节奏、持续时间较长。要求每次锻炼的时间不少于1小时，每周坚持3～5次。通过这种锻炼，氧气能充分酵解体内的糖分，还可消耗体内脂肪，增强和改善心肺功能，预防骨质疏松，调节心理和精神状态，是健身的主要运动方式。有氧运动时，葡萄糖代谢后生成水和二氧化碳，可以通过呼吸很容易被排出体外，对人体无害。常见的有氧运动项目有：步行、慢跑、滑冰、游泳、骑自行车、打太极拳、跳健身舞、做韵律操等。轻微的运动不是有氧运动，也达不到锻炼的目的。只有达到一定强度的有氧运动，才能锻炼心肺循环功能，提高人的体力、耐力和新陈代谢潜在能力，才是最有价值的运动。也就是说，有氧运动在达到或接近它的上限时，才具有意义。而这个上限的限度，对每个人来说都是不同的。

9 糖尿病患者每天何时开始运动？

要注意，运动与饮食关系很重要，空腹运动易发生低血糖，餐后立即运动影响消化、吸收，所以主张餐后1小时后开始运动较为合适。

10 糖尿病患者的运动强度和频率如何设定？

中等强度运动以每10分钟消耗334.8kJ（80kcal）为宜。一般为餐后1小时后活动20分钟，每天2～3次。例如：步行30分钟约消耗能量418.5kJ（100kcal），每天步行30分钟，则一年内可减轻体重约4kg；快步走、骑自行车、游泳30分钟均可消耗能量627.8kJ（150kcal）；跳舞30分钟可消耗690.5kJ（165 kcal）；划船15分钟可消耗1046.3kJ（250kcal）甚至更多。80kcal相当于1两半米饭的热量。因此，如果进食较多，而降糖药不能增加时，则可以适当增加运动量来降糖。

11 怎样的运动频度能够达到治疗效果？

因人而异，一般最少每周3次，体质较好或有运动习惯者应每日坚持运动，每次运动至少半小时。如果工作忙，一次达不到半小时，可以一次运动10分钟，几次累积达到半个多小时也可以。

12 如何利用"碎片化"时间来运动降糖？

随着工作压力的不断增大，糖尿病患者的年龄也逐渐趋于年轻化。毫无规律的生活，欧美化的饮食结构，令许多患者即使想要通过运动控制自己的血糖，也只能是"纸上谈兵"，毫无进展。所以，在零散的时间内控制血糖就成为糖尿病患者的一大难题。

年轻的糖尿病患者，即使是面对高强度的工作压力，也要将运动坚持到底。因为糖尿病本身并不可怕，但略微不注意，就很有可能引发一系列的并发症，从而威胁我们的生命健康。如果患者是一位年轻的糖尿病患者，那么一定要谨记以下这三点准则。运动疗法的三大准则包括：①如果没有整块的时间，那么就要在零散的时间内增加运动的次数；②将运动的机会延伸到平时的休息、娱乐中；③即使在办公室内，也要将空闲时间充分活用。

从日常生活中挖掘锻炼的机会。如果是从事体力劳动的人，自然就可以随时随地进行运动，而不用为"没有整块"的时间而烦恼。但是那些在办公室里工作的人，那些整天以电脑为中心的人，要想通过运动来控制血糖，恐怕就要费些工夫了。比如常坐办公室的白领们，即使是坐在椅子上，也可以通过简单的伸展练习来达到运动的目的。

如果你所在的公司位于大厦的高层，那就尽量减少乘电梯的次数，多利用楼梯来上下班吧。而对于上班族来说，最容易利用的莫过于每天考勤的时间了。提前一站下车步行至公司，或是用自行车代替私家车，甚至是将机动车开到稍远的停车场内，然后采用快走的方式，这些都是我们所说的在"零散"的时间中找出锻炼的机会。

　　家务劳动也是不错的选择。如果患者平时的生活是以家庭为中心，那么适当的家务劳动也可作为运动的一种选择。例如擦窗户、擦地板，这些都是可以通过消耗体内热量控制血糖的方法。如果是去超市购物，那么完全可以采用步行的方式，这样既愉悦了身心，又达到了控制血糖的目的。

第六章 糖尿病的中医护理

1 糖尿病的中医定义是什么?

糖尿病是由于不同原因引起胰岛素分泌缺陷和/或胰岛素作用缺陷导致糖、蛋白质、脂肪代谢异常,以慢性高血糖为突出表现的疾病。临床表现为多尿、多饮、多食、消瘦,可并发眼、肾、神经、心脏、血管等组织的慢性损伤,病情严重时可发生急性代谢紊乱,如酮症酸中毒、高渗性昏迷等。糖尿病所导致的长期的血糖升高可导致多种并发症的发生,如视网膜、肾、周围神经或全身血管、神经病变等,是糖尿病致死、致残的主要原因。糖尿病在中医范畴属于"消渴""肥胖"等症。消渴病系机体禀赋不足,五脏柔弱的内在因素,复因饮食不节、肝郁气滞、劳逸过度、感受外邪等因素所致口渴多饮、易饥多食、小便频数、形体渐瘦为特征的病证。

2 糖尿病的临床护理思路是什么?

(1)一般护理

①入院护理:包括入院介绍、个人卫生处置、安全宣教及低血糖宣教等内容,急症入院患者应做好急救护理措施。

②体征:监测入院生命体征、体重、血糖及出入量的监测等。

③相关检查护理:住院当日及住院日所有科内外检查的预约及指导护理。

④病情观察:重点观察患者"三多一少"症状,注意低血糖及糖尿病急性并发症的症状观察。

⑤饮食护理:糖尿病饮食应采取"三低一禁一高"原则;三大营养物质比例合理;进食顺序应由易消化到难消化。

⑥运动护理:运动的方式、时间、强度的选择依据个人年龄、病情及喜好所定。

⑦心理护理:个体化心理护理。

⑧药物护理:降糖药物及胰岛素注射的相关知识。

（2）专科护理

①饮食调护：本病患者饮食宜清淡，忌肥甘厚味及辛辣刺激之品；针对不同的证型给予不同的中医饮食指导。

②运动养生：坚持做适合自己的运动，可选择太极拳、五禽戏、八段锦等锻炼方式；应循序渐进，长期坚持。

③情志护理。

④辨证施护：依据不同的辨证分型进行不同的中医辨证施护。

⑤中药护理：包括中药汤药和口服中成药物的服药方法及注意事项。

（3）出院指导。

3　糖尿病前期的常见证候要点有哪些？

根据国家中医药管理局《24专业105个病种中医诊疗方案》，糖尿病前期的常见证候有：①肝胃郁热证：神疲体倦，体重下降或肥胖，心烦失眠，尿多，大便秘结，口渴咽干，喜冷恶热，语声高亢有力，口苦，纳多，或有头晕，胸胁苦满，善太息，舌红苔黄；②气滞痰阻证：形体肥胖，腹型肥胖，或见脘腹胀闷，心烦口苦，大便干结，舌质淡红，苔白腻或厚腻；③气虚痰湿证：形体肥胖，腹部增大，或见倦怠乏力，纳呆便溏，口淡无味或黏腻，舌质淡有齿痕，苔薄白或腻；④阴虚气滞证：形体中等或偏瘦，或见口干口渴，夜间为甚，两胁胀痛，盗汗失眠，舌质偏红，苔薄白；⑤阳虚寒湿证：神疲体倦，形体瘦弱或虚胖，夜尿频多或小便少，大便溏或先硬后溏或下利。畏寒喜热，肌肉松弛，面色萎黄、㿠白、淡白或晦暗，语声低微，手足不温，纳呆，腰膝酸软，口水多，舌淡，脉无力。

4　糖尿病前期的专科护理有哪些？

（1）饮食调护

①本病患者饮食宜清淡，忌肥甘厚味及辛辣刺激之品。

②适当控制主食，一般每日主食量为4～6两；副食以新鲜茎叶类蔬菜为主，如芹菜、油菜、油麦菜、白菜等具有清热、解毒、利水、通便之功效的食物。

③针对不同并发症进行不同的饮食调护，如并发痈疖、疮疡、皮肤瘙痒症，则忌食鱼、虾、蟹、肉等荤腥发性食物。

④饮食原则以"五谷为养，五果为助，五畜为益，五菜为充"，应合理搭配，食养以尽，勿使太过。谨和五味，膳食有酸、苦、甘、辛、咸五味入五脏。五味调和，水谷

精微充足，气血旺盛，脏腑调和。

⑤辨证饮食

肝胃郁热证：宜食开郁清热之品，如苦瓜、黄瓜、丝瓜等。

气滞痰阻证：宜食理气化痰之品，如莲藕、山楂、陈皮、金橘等。

阴虚气虚痰湿证：宜食补气化痰之品，如莲藕、山楂、陈皮、金橘等。

阴虚气滞证：宜食养阴理气之品，如莲藕、山药、瘦肉、蛋类、鱼肉等。

阳虚寒湿证：宜食温阳化湿之品，如牛肉、羊肉、枸杞、赤小豆、冬瓜等。

（2）运动养生：根据病情及身体状况制定活动量及活动方式，指导患者循序渐进并长期坚持，不宜食后则卧、终日久坐。太极拳、五禽戏、八段锦等锻炼方式适宜大部分患者，可依据自身喜好选择。

（3）情志护理：避免七情内伤、情绪过激，指导患者保持乐观情绪，积极配合治疗，增强与慢性疾病斗争的信心；鼓励患者培养有益的兴趣及爱好，如听音乐、种花等，增添生活乐趣，使心情愉快。

（4）辨证施护

①合并睡眠不佳者，可用醋调莫桂散敷贴涌泉穴。

②气虚痰湿者，可艾灸神阙、足三里、三阴交、内关、中脘、神门等。

③耳穴贴压选择肝、胆、肾、神门、内分泌等穴。

（5）中药护理

①中药汤剂

肝胃郁热证：中药以开郁清热为主。

气滞痰阻证：中药以理气化痰为主。

气虚痰湿证：中药以补气化痰为主。

阴虚气滞证：中药以养阴理气为主。

阳虚寒湿证：中药以温阳化湿为主。

②专方专药：消渴丸：因其含有格列本脲，服用时严禁加服降糖药类西药，以防引起严重低血糖反应。

③中药注射剂：中药注射剂应单独使用，与西药注射剂合用时须用生理盐水做间隔液。丹参注射液：不宜与维生素C、维生素B_6、氯化钾、碳酸氢钠、喹诺酮类、卡那霉素、山梗菜碱、肌苷、甲氧氯普胺、川芎嗪、痰热清、双黄连、黄芪等配伍。

④外用中药：中药外用时，观察局部皮肤有无不良反应。中药外敷：可选用莫桂散贴敷涌泉穴。

5 糖尿病前期的护理效果如何评价?

（1）中医证候疗效判定

痊愈：临床症状、体征明显改善，积分减少≥90%。

显效：临床症状、体征明显改善，积分减少≥70%。

有效：临床症状、体征均有好转，积分减少≥30%。

无效：临床症状、体征均无明显改善，甚或加重，积分减少不足30%。

（2）计算方法（表6-1）：按照尼莫地平法计算：疗效指数（n）=[（疗前积分－疗后积分）÷疗前积分]×100%。

表 6-1　糖尿病前期的中医临床症状积分表

症状	0分	轻度（1分）	中度（2分）	重度（3分）
神疲乏力	□无此症状	□精神不振，不耐劳力，但可坚持日常轻体力活动	□精神不振，不耐劳力，勉强坚持日常轻体力活动	□精神极度疲乏，四肢无力，不能坚持日常活动
面色晦暗	□无此症状	□面色萎暗，不润泽	□面色暗黑，无光	□面色鳌黑，干枯
肥胖	□正常	□BMI > 23	□BMI > 30	□BMI > 35
消瘦	□正常	□BMI < 18.5，或体重下降2kg	□BMI < 17，或体重下降2～4kg	□BMI < 16，或体重下降4kg以上
胁痛	□无此症状	□胁肋部不适，偶有疼痛，生活及睡眠不受干扰	□疼痛明显，发作较频，不能忍受，需服用止痛药	□疼痛剧烈，难以忍受，生活及睡眠受到干扰，需服用止痛药
心烦	□无此症状	□偶有心烦	□时有心中懊恼	□常常感到心烦如焚
易怒	□无此症状	□偶有易怒	□易怒	□常常发怒
口苦	□无此症状	□晨起口微苦	□口中发苦，食而无味	□口中甚苦，食不知味
脘闷	□无此症状	□胃脘不适	□胃脘闷胀不适	□胃脘闷胀明显
情绪抑郁	□无此症状	□情绪低落，言语减少	□郁郁寡言，表情淡漠	□悲观失望，沉默不语
嗳气	□无此症状	□偶有嗳气，嗳声较轻	□嗳气较频，嗳声较响	□嗳气频作，嗳声响亮

续表

症状	0分	轻度（1分）	中度（2分）	重度（3分）
多食	□无此症状	□较前进食增加一半	□较前进食增加一倍	□较前进食增加2倍以上，或食后则饥
纳呆	□无此症状	□饮食无味	□食欲差	□无食欲
口干多饮	□无此症状	□饮水较前增多一半或每日饮水＞2000ml	□饮水较前增多一倍或每日饮水＞3000ml	□饮水较前增多2倍或每日饮水＞5000ml
口黏不欲饮	□无此症状	□口淡不爽，不思饮，口中发黏，唾液偏稠	□口中黏腻，唾液黏稠，不思饮，饮后无不适	□不欲饮，饮后恶心
五心烦热	□无此症状	□晚间手足心微热，偶有心烦	□手足心热，不欲衣被，时有心烦	□手足心灼热，不欲衣被，握冷物则舒，终日心烦不安

6 糖尿病前期的出院指导包括哪些?

（1）指导患者及家属定时监测血糖；向患者说明测定的意义及其结果评价。

（2）向患者介绍口服血糖药的相关知识及注意事项，指导患者定时定量服药，勿随意增减药量。

（3）坚持规律饮食原则；规律的生活、运动对控制血糖非常重要；保持情绪稳定，避免不良情绪刺激，培养有益的兴趣爱好。

（4）定期门诊随访，有异常情况立即就诊。

（5）协助患者建立糖尿病患者卡片，注明姓名、年龄、糖尿病类型、治疗用药及剂量，要求患者随身携带。

7 2型糖尿病的常见证候要点是什么?

根据国家中医药管理局《22专业95个病种中医诊疗方案》。

肝胃郁热证：脘腹痞满，胸胁胀闷，面色红赤，形体偏胖，腹部胀大，心烦易怒，口干口苦，大便干，小便色黄，舌质红，苔黄。

胃肠实热证：脘腹胀满，痞塞不适，大便秘结，口干口苦，或有口臭，或咽痛，或牙龈出血，口渴喜冷饮，饮水量多，多食易饥，舌红，边有瘀斑，舌下络脉青紫，苔黄。

脾虚胃热证：心下痞满，胀闷呕恶，呃逆，纳呆，便溏，或虚烦不眠，或头眩心悸，或痰多，舌淡胖，舌下络脉瘀阻，苔白腻。

上热下寒证：心烦口苦，胃脘灼热，痞满不痛，或干呕呕吐，肠鸣下利，手足及下肢冷甚，舌红，苔黄根部腐腻，舌下络脉瘀阻。

阴虚火旺证：五心烦热，急躁易怒，口干口渴，渴喜冷饮，易饥多食，时时汗出，少寐多梦，目赤便秘，舌红赤，少苔。

气阴两虚证：消瘦，倦怠乏力，气短懒言，易汗出，胸闷憋气，脘腹胀满，腰膝酸软，便溏，口干口苦，舌淡体胖，苔薄白干或少苔。

阴阳两虚证：小便频数，夜尿增多，混浊如脂如膏，五心烦热，口干咽燥，畏寒肢冷，面色苍白，神疲乏力，腰膝酸软，脘腹胀满，食纳不香，五更泄泻，舌淡体胖，苔白而干。

 8 2型糖尿病的中医临床护理路径是什么？

（1）适用对象：第一诊断为2型糖尿病（ICD-10：E11.2-E11.9）、进行高血糖控制及血管并发症筛查。

（2）诊断依据：根据《WHO 1999年糖尿病诊断标准》《中国糖尿病防治指南》（2007版）、《糖尿病中医防治指南》（2007版）。

（3）护理方案的选择及依据：根据《中医护理常规技术操作规程》（2006版）及《中国糖尿病护理及教育指南》（2009版）。

（4）标准住院日：≤14天。

（5）进入路径标准：

①第一诊断必须符合2型糖尿病ICD-10：E11.2-E11.9疾病编码；

②除外1型糖尿病、妊娠糖尿病、特殊类型糖尿病及其他因素所导致的血糖升高；

③达到住院标准：符合糖尿病诊断标准，并经临床医师判断需要住院治疗；

④当患者同时具有其他疾病诊断，如在住院期间不需特殊处理也不影响第一诊断的临床护理路径流程实施时，可以进入路径。

（6）住院期间护理内容：

①一般护理：入院护理；体征监测；相关检查护理；病情观察；饮食护理；运动护理；心理护理；药物护理。

②专科护理：饮食调护；运动养生；情志护理；辨证施护；中药护理。

（7）护理事件发生的原因及防范措施：①出现急性并发症，则按相应路径或指南进行护理，退出本路径；②出现严重的糖尿病慢性并发症（糖尿病肾病、眼部、心血管、神经系统并发症、皮肤病变、糖尿病足），或合并感染，按相应路径或指南进行护理，退出本路径；③出现意外护理事件（摔伤、烫伤、坠床），按意外事件护理流程，上报意外事件报表。

中医临床护理路径见表6-2。

表6-2 2型糖尿病的中医临床护理路径表

适用对象：第一诊断为 2 型糖尿病（ICD-10：E11.2-E11.9）

住院日期： 年 月 日 出院日期： 年 月 日 标准住院日：≤ 14 天

	入院第1天	入院第2～6天
执行医嘱	□执行分级护理 □医嘱饮食 □糖尿病用药 □对症处理（低血糖、降糖、纠酮等） □嘱患者午夜后禁饮食，次日晨抽血 □出现急性并发症者（转入相应护理路径）	□执行分级护理 □医嘱饮食 □糖尿病用药 □遵医嘱执行非药物疗法 □科内外各项检查 □胰岛功能 □遵医嘱处理病情变化 □出现急性并发症者（转入相应护理路径）
护理工作	□介绍管床医师及责任护士 □监测生命体征 □协助完成入院各项常规检查 □完成各项护理评估（生活、跌倒、疼痛、压疮） □评估糖尿病知识掌握情况 □完成护理记录单 □确定辨证分型 □遵医嘱给予临症施护 □遵医嘱给予中医护理技术及中医特色治疗 □根据护理级别，完成生活护理 □病情较重者，遵医嘱请家属或护工陪床 □检查胰岛功能者，做好告知及准备工作	□2型糖尿病护理常规 □根据病情安排各项检查，并提醒其按时完成 □有安全隐患者，安排家属或外勤进行陪同 □及时查阅各项检查、检验结果 □遵医嘱给予临症施护 □遵医嘱给予中医护理技术及中医特色治疗 □按时评价中医护理技术的疗效 □根据优质护理要求，完成相关护理内容 □按时巡房，监测病情变化 □按时完成护理记录

续表

	入院第 1 天	入院第 2 ~ 6 天
健康教育	常规教育： □完成入院宣教（安全、卫生、低血糖等） □介绍各项检查的注意事项 □降糖/纠酮者，讲解相关知识 专科教育： □制订个体化教育计划，发放教育手册 □讲解糖尿病饮食及运动的基本知识 □讲解服药方法及注意事项	常规教育： □讲解非药物疗法的注意事项 □外出检查的安全教育 □各项检查、检验及会诊结果进行针对性指导 专科教育： □根据病情变化进行针对性指导 □针对宣教漏洞进行补充 □根据病情制订饮食计划、运动养生计划 □讲解胰岛素注射相关知识 □讲解服药方法及注意事项 □针对新增、更改药物进行告知及讲解 □讲解糖尿病足的相关知识 □讲解中医特色治疗的自我保健及注意事项 □针对糖尿病并发症相关检查的结果进行教育
病情变化记录	无□ 有□ 原因： 1. 2.	无□ 有□ 原因： 1. 2.
责任护士签名		
	入院第 7 ~ 10 天	入院第 11 ~ 14 天（出院）
执行医嘱	□执行分级标准 □医嘱饮食 □糖尿病用药 □新增的非药物疗法及中医护理技术 □科内外各项检查 □遵医嘱处理病情变化 □出现急性并发症（转入相应护理路径）	□执行分级标准 □医嘱饮食 □糖尿病用药 □新增的非药物疗法及中医护理技术 □尚未完成的各项检查 □遵医嘱处理病情变化 □出院医嘱 □出院带药 □停止各种治疗医嘱 □出现急性并发症者（转入相应护理路径）

续表

	入院第 7 ～ 10 天	入院第 11 ～ 14 天（出院）
护理工作	□ 2 型糖尿病护理常规 □根据病情安排各项检查，并提醒其按时完成 □有安全隐患者，安排家属或外勤进行陪同 □及时查阅各项检查结果 □遵医嘱给予临症施护 □遵医嘱给予中医护理技术及中医特色治疗 □按时评价中医护理技术的疗效 □根据优质护理要求，完成相关护理内容 □按时完成护理记录 □按时巡房，监测病情变化	□ 2 型糖尿病护理常规 □梳理未完成的检查，及时完成 □按时巡房，监测病情变化 □遵医嘱给予临症施护 □遵医嘱给予中医护理技术及中医特色治疗 □按时评价中医护理技术的疗效 □根据优质护理要求，完成相关护理内容 □按时巡房，监测病情变化 □完成出院护理评估（生活、跌倒、疼痛、压疮等） □完成末次护理记录书写，整理各项表单 □个体化的健康教育手册交予患者
健康教育	常规教育： □外出检查的安全教育 □各项检查及会诊结果进行针对性指导 □针对病情变化进行针对性指导 □针对宣教漏洞进行补充 专科教育： □协助患者订餐，保证饮食计划的执行 □根据检查报告给予特殊饮食指导 □根据具体情况调整运动计划 □新增、更改药物者，进行告知及讲解 □糖尿病用眼卫生相关知识 □教会患者自制糖尿病自救卡 □讲解中医特色治疗的自我保健及注意事项 □针对糖尿病并发症相关检查的结果进行教育	专科教育： □给予生活起居、情志调理等方面指导 □讲解血糖监测的重要性及正确方法 □降糖药正确服药方法的掌握 □胰岛素自行注射方法的掌握 □针对糖尿病相关知识进行答疑及补充 出院宣教： □出院手续办理 □出院带药指导 □复诊的相关指导
病情变化记录	无□ 有□ 原因： 1. 2.	无□ 有□ 原因： 1. 2.
责任护士签名		

2型糖尿病的专科护理如何进行？

（1）饮食调护

①本病患者饮食宜清淡，忌肥甘厚味及辛辣刺激之品。

②适当控制主食，一般每日主食量为4～6两；副食以新鲜茎叶类蔬菜为主，如芹菜、油菜、油麦菜、白菜等具有清热、解毒、利水、通便之功效的食物。

③针对不同并发症进行不同的饮食调护，如并发痈疖、疮疡、皮肤瘙痒症，则忌食鱼、虾、蟹、肉等荤腥发性食物。

④饮食原则以"五谷为养，五果为助，五畜为益，五菜为充"，应合理搭配，食养以尽，勿使太过。谨和五味，膳食有酸、苦、甘、辛、咸五味入五脏。五味调和，水谷精微充足，气血旺盛，脏腑调和。

⑤辨证饮食

肝胃郁热证：宜食开郁清热之品，如苦瓜、黄瓜、丝瓜等。食疗方：苦瓜山药烧豆腐、凉拌黄瓜、丝瓜炒蘑菇等。

胃肠实热证：宜食清利胃肠实热之品，如马齿苋、冬瓜、燕麦片等。食疗方：凉拌马齿苋、冬瓜炒竹笋、苦丁茶等。

脾虚胃热证：宜食补脾清胃热之品，如山药、瘦肉、鱼肉等。食疗方：山药、芡实、瘦肉饮等。

上热下寒证：宜食清上温下之品，如白萝卜、党参等。食疗方：白萝卜汁等。

阴虚火旺证：宜食滋阴降火之品，如莲子、百合、银耳等。食疗方：菊花茶、枸杞茶、银耳莲子百合饮等。

气阴两虚证：宜食益气养阴之品，如瘦肉、蛋类、鱼肉等。食疗方：皮蛋瘦肉粥等。

阴阳两虚证：宜食温益肾阳、补肾滋阴之品，如虾仁、韭菜、木耳等。食疗方：韭菜炒虾仁、香菇木耳汤等。

（2）运动养生：根据病情及身体状况制定活动量及活动方式，指导患者循序渐进并长期坚持，不宜食后则卧、终日久坐。太极拳、五禽戏、八段锦等锻炼方式适宜大部分患者，可依据自身喜好选择。

气功疗法：中医学认为，糖尿病的主要症状大都与津液亏损有关。津液包括了人体各组织器官内的液体及正常分泌物，如唾液、胃液、肠液、涕、泪等。津液具有滋润、濡养的作用，如津液不足就会产生阴虚津亏等症。脾胃之气健旺，则产生的津液就充盛，脾胃之气虚衰，则导致津液不足。

通过练习气功疗法，既可补脾胃之气，又能生津以养阴。练习气功疗法后唾液增多，无口干口渴，这是练功后使气的升降出入增强的后果。练功后体力增强，精力充沛，是脾胃功能提高的反应。

凡属上消者，宜引肾水或涌泉水上润喉舌以肺阴。做法一：宽衣解带，安静平卧，行腹式呼吸。吸气时，小腹自然上鼓，切忌用力；呼气时，小腹自然回缩，亦不着力，行五次。同时用意引肾水上升至咽喉及舌根，使喉舌得润。做法二：以手搓左右脚心各36次，同时用意引肾水上升。再以舌抵上腭，宁神于腭垂，存想该处有一股凉水流向舌中，候津液满口时，鼓嗽咽下。

凡属中消者，宜引肾水或涌泉水以去心火，退胃热。做法为：以舌舐上腭，意想肾水从背上升，洗背，次转至心火，洗去心火，复存想脚底涌泉之水上升，冲洗全身。

凡属下消者，宜滋肾阴，养肺金。做法为：可于每日寅卯时，正立，将身向后仰，举起两手，左右轮换用力向上托各3~5次；待呼吸平静后，行吐浊纳清法，复叩齿咽津。咽时当汩汩有声，并用意将津和气直送至下丹田处。

气功的方式有动静之分，静功偏于心身疗法，动功偏于运动疗法。强调自然、放松、动静结合、循序渐进。此外，亦可根据病情选择八段锦、六字诀、易筋经、五禽戏、丹田呼吸法等，可配合使用中医心理治疗仪、中医音乐治疗仪和子午流注治疗仪。

（3）情志护理：避免七情内伤、情绪过激，指导患者保持乐观情绪，积极配合治疗，增强与慢性疾病斗争的信心；鼓励患者培养有益的兴趣及爱好，如听音乐、种花等，增添生活乐趣，使心情愉快。

（4）辨证施护

1）阴虚热盛型：①口干咽燥、渴喜冷饮者，可予中药泡水代茶饮，如口渴甚者，可用山药、麦冬、鲜芦根泡水代茶饮；②目赤便秘者，可用大黄、玄参泡水服，或指压长强穴或取大肠、小肠、便秘点耳穴压豆；也可遵医嘱用麻仁丸口服；③多食易饥者，可遵医嘱灸胃俞、脾俞、足三里以泻胃火或取饥点、渴点、脾、胃进行耳穴压豆。

2）气阴两虚型：心悸失眠、五心烦热者，可取神门、交感、心、脑、内分泌、肾点进行耳穴压豆。

3）阴阳两虚型：①畏寒肢冷、阳事不举者，可给怀山药、黄芪泡水代茶饮；②小便频数者，可遵医嘱艾灸肾俞、关元、三阴交等穴，或用首乌、生地、百合泡水代茶饮或煮粥，嘱患者少盐饮食，避免劳累。

（5）中药护理

1）中药汤剂

肝胃郁热者：以开郁清热为主，宜温凉服。

胃肠实热者：以通腑泄热为主，宜温凉服。

脾虚胃热者：以辛开苦降为主，宜温凉服。

上热下寒者：以清上温下为主，宜温凉服。

阴虚火盛者：以滋阴降火为主，宜温凉服。饮食宜清淡，忌油腻、辛辣、黏腻之品，孕妇忌用，高烧者服药后勿汗出当风，注意卧床休息。

气阴两虚者：以益气养阴为主，宜温凉服。服药期间忌辛辣、香燥之品，如烟、酒、葱、韭菜等，服药期间不宜过劳，慎避风寒，预防感冒。

阴阳两虚者：以阴阳双补为主，宜温服。本药服药时间以空腹或饭前为佳，服药期间忌食生冷之品。

2）专方专药：消渴丸：因其含有格列本脲，服用时严禁加服降糖药类西药，以防引起严重低血糖反应。

3）中药注射剂：中药注射剂应单独使用，与西药注射剂合用时须用生理盐水做间隔液。①丹参注射液：不宜与维生素C、维生素B$_6$、氯化钾、碳酸氢钠、喹诺酮类、卡那霉素、山梗菜碱、肌苷、甲氧氯普胺、川芎嗪、痰热清、双黄连、黄芪等配伍；②舒血宁注射液：对银杏、乙醇过敏者，不建议使用；不宜与盐酸多巴胺、盐酸多巴胺丁胺、盐酸纳洛酮、脑蛋白水解物、呋塞米、莫西沙星注射液、前列地尔注射液、阿莫西林钠、氟氯西林钠、脂肪乳、门冬氨酸钾镁、奥美拉唑钠、碳酸氢钠合用；③丹红注射液：不宜与喹诺酮类药物合用，同时与其他活血药或抗凝药使用时，应谨慎；有出血倾向者禁用；④苦碟子注射液：不宜与抗生素合用，与硫酸依替米星配伍出现紫褐色不溶颗粒；与阿莫西林/克拉维酸钾配伍出现黄色改变；不宜与抗心律失常药合用，与盐酸普罗帕酮配伍出现棕色沉淀物；不宜与氯化钾、复方氯化钠注射液、20%甘露醇注射液等药物合用。

4）外用中药：中药外用时，要观察局部皮肤有无不良反应。①中药泡洗：适用于下肢麻、凉、痛者，遵医嘱选活血通络止痛之剂。泡洗温度<40℃，每次15～30分钟，每日1～2次，泡洗过程中注意观察局部皮肤情况，如有过敏、破溃等，应及时停药，立即通知医师。②中药枕：遵医嘱将菊花、决明子、荞麦皮、绿豆皮、葛根碎片、白术等装成药枕，通过药物的发散作用，以达到清肝明目之功效。③中药外敷：可选用芳香辟秽、清热解毒的中药研末加工，双足心贴敷。④中药离子导入：根据具体情况，辨证使用中药离子导入。可配合使用智能型中药熏蒸自控治疗仪。

10 2型糖尿病的护理效果如何评价？

根据国家中医药管理局《22专业95个病种中医诊疗方案》中消渴病（2型糖尿病）

诊疗方案之中医证候疗效判定方法。

（1）采用证型半定量量表对单项症状疗效评价方法。

消失：疗前患有的症状消失，积分为零。

好转：疗前患有的症状减轻，积分降低，但不为零。

无效：疗前患有的症状未减轻或加重，积分未降低。

（2）中医证候疗效判定

显效：临床症状、体征明显改善，积分减少≥70%。

有效：临床症状、体征均有好转，积分减少≥30%。

无效：临床症状、体征均无明显改善，甚或加重，积分减少不足30%。

（3）计算方法（表6-3）：按照尼莫地平法计算：疗效指数（n）=[（疗前积分－疗后积分）÷疗前积分]×100%。

表6-3 糖尿病的中医症状积分表

症状	0分	轻度（2分）	中度（4分）	重度（6分）
□乏力	□无此症状	□劳则即乏	□动则即乏	□不动亦乏
□气短	□无此症状	□活动后气短	□稍动即气短	□不动即气短
□倦怠	□无此症状	□精神不振	□精神疲倦，勉强坚持日常工作	□精神萎疲不振，不能坚持日常活动
□自汗	□无此症状	□皮肤微潮	□皮肤潮湿	□汗出
□少气懒言	□无此症状	□不喜多言	□懒于言语	□不欲言语
□面色不华	□无此症状	□淡白	□淡白无华	□苍白或萎黄
□心悸	□无此症状	□偶尔发生	□时有发生	□经常发生
□失眠	□无此症状	□睡眠易醒，或睡而不安、晨醒过早，不影响工作	□每日睡眠少于4小时，但能坚持日常工作	□彻夜不眠，难以坚持正常工作
□肢体麻木	□无此症状	□偶尔发生	□经常发生，可以缓解	□经常发生，不易缓解
□肢体抽搐	□无此症状	□偶有肢体局部抽搐	□时有肢体局部抽搐	□时有全身多部位抽动，角弓反张
□腰膝酸软	□无此症状	□腰膝酸软，时而作痛	□隐隐酸软，须常变换体位	□腰痛如折，持续不已，须服药可缓解

续表

症状	0分	轻度（2分）	中度（4分）	重度（6分）
□五心烦热	□无此症状	□手足心发热	□手足欲露衣被外	□手足欲握冷物则舒
□口干咽燥	□无此症状	□轻微口干舌燥	□口干咽燥，饮水可暂缓解	□口干咽燥，欲饮水，饮而不解
□脘痞	□无此症状	□略感胸闷，脘腹偶有不适	□心胸满闷，脘腹时有痞满	□心胸痞闷，脘腹持续痞塞不通
□肥胖	□无此症状	□形体丰满，超重10%	□形体较胖，超重10%～20%	□形体肥胖，超重>20%
□皮肤瘙痒	□无此症状	□皮肤偶有局限性瘙痒	□皮肤时有不同部位瘙痒	□皮肤时有多部位瘙痒，难以忍受
□肌肤甲错	□无此症状	□手足皮肤粗糙，不起鳞屑	□手足皮肤粗糙，起鳞屑	□全身皮肤多处皮肤粗糙，鳞屑脱落
□头晕	□无此症状	□偶有头晕	□经常发生	□头晕不止，持续发生
□耳鸣	□无此症状	□偶有头晕	□经常发生	□经常发生，不能缓解
□耳聋	□无此症状	□听力轻度减退	□听力轻度减退	□听力重度减退
□骨蒸发热	□无此症状	□骨蒸偶尔出现	□骨蒸发热反复出现	□骨蒸发热明显，经常出现
□形体消瘦	□无此症状	□形体轻度消瘦	□形体中度消瘦	□形体极度消瘦
□潮热盗汗	□无此症状	□偶尔头部潮热汗出	□胸背潮热、潮湿，反复出现	□周身潮热，汗出如水，经常出现
□畏寒肢冷	□无此症状	□手足时有怕冷，不影响衣着，遇风出现	□经常四肢怕冷，比一般人明显，夜晚出现	□全身明显怕冷，着衣较常人差一季节
□夜尿频多	□夜尿0～1次	□夜尿2次	□夜尿3～4次	□夜尿5次以上
□下肢水肿	□无此症状	□午后下肢稍重，肿势隐约可见	□双下肢水肿，按之有陷	□双下肢水肿，按之深陷
□刺痛、痛有定处，拒按	□无此症状	□偶尔发生，半小时内可缓解	□每天疼痛时间少于3小时，按之痛甚，服一般药可缓解	□持续疼痛，疼痛难忍，拒按，需服止痛药才可缓解

续表

症状	0分	轻度（2分）	中度（4分）	重度（6分）
□齿松发脱	□无此症状	□牙齿松动，少量脱发	□牙齿少量脱落，大量脱发	□牙齿多数脱落，头发稀少
□纳呆	□无此症状	□饮食稍减，偶有恶心	□饮食明显减少，时有恶心，偶有呕吐	□近于不能进食，时时恶心，时有呕吐
□肢沉	□无此症状	□肢体略沉重	□肢体沉重	□肢体沉重不欲举
□神识昏蒙	□无此症状	□精神萎靡，反应迟钝，表情淡漠，或烦躁	□精神恍惚，神识迷蒙，呆钝无知，或烦躁不安	□昏不知人，或躁扰不宁，谵语妄言
□健忘	□无此症状	□偶尔健忘	□近事健忘	□远事健忘
□失眠	□无此症状	□每日睡眠＜4～5小时	□便秘，2～3日一次	□便秘，数日一次
□便秘	□无此症状	□大便不畅，每日1次	□便秘，2～3日一次	□便秘，数日一次
□尿少	□无此症状	□尿量减少	□尿量明显减少	□尿量极少或无尿

11 2型糖尿病的出院指导包括哪些内容？

（1）指导患者及家属定时监测血糖，向患者说明测定的意义及其结果评价。

（2）讲解胰岛素的注射方法及操作要点。

（3）向患者介绍口服降糖药的相关知识及注意事项，指导患者定时定量服药，勿随意增减药量。

（4）坚持辨证饮食原则；规律的生活、运动对控制血糖非常重要；保持情绪稳定，避免不良情绪刺激，培养有益的兴趣爱好。

（5）讲解如何预防和识别低血糖反应、高渗性昏迷和酮症酸中毒的常识。

（6）嘱其定期门诊随访，有异常，立即就诊。

（7）帮助患者建立糖尿病患者卡片，注明姓名、年龄、糖尿病类型、治疗用药及剂量，要求患者随身携带。

12 糖尿病的中医临床护理路径包括哪些内容?

糖尿病的中医临床护理路径见图6-1。

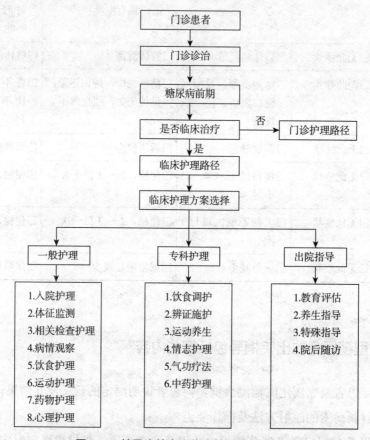

图 6-1　糖尿病的中医临床护理路径结构图

13 糖尿病出现尿量增多/小便频数时如何进行中医护理?

（1）耳穴贴压

1）耳穴压迫法

【取穴】主穴：胰腺点、胰胆、肝、内分泌、丘脑、神门、三焦俞、皮质下。配穴：尿道、膀胱穴。

【操作手法及时间】采用点压法或轻柔按摩法，一般每日2～3次，每周换贴3次，每次用一侧耳穴，两耳交替运用。10次为一疗程，休息10天，继续第2疗程。

【手法要求】

①点压法：用指尖一压一松间断地按压耳穴，每次间隔0.5秒，不宜用力过重，以感到胀而略沉重刺痛为度。每穴每次按压27下（用九阳之数，3×9=27）。本法属于补法，是一种弱刺激手法，适用于各种虚证、慢性病、体弱久病患者，如心悸、失眠、神经衰弱、头晕等。

②轻柔按摩法：用指腹（指肚）轻轻将压贴的穴丸压实贴紧，轻压并顺时针方向旋转，以有酸胀、胀痛、轻微刺痛为度。每穴每次轻柔按摩27转。本法若用力轻微属补法，具有补虚的作用，适用于久病体衰、年老体弱及耳穴敏感者；若用力适中，属平补平泻法，是最常用的手法。

2）耳穴针刺法（埋针疗法）

【取穴】 同上。

【操作手法及时间】 无须按压或按揉，一般留置24小时，隔日埋针1次，每次用一侧耳穴，两耳交替运用。

【操作要求】 ①使用含碘消毒剂进行消毒；②耳部水肿、破溃、皮疹等情况，暂不进行埋针；③埋针过程中，注意观察局部皮肤，如红肿、疼痛剧烈，应立即停止治疗。

3）耳穴按揉法

【取穴】 同上。

【操作手法及时间】 使用拇指与示指对上述穴位进行点压或轻柔按摩，一般每日2～3次，每次一侧耳穴，两耳交替运用。

【手法要求】

①点压法：用指尖一压一松间断地按压耳穴，每次间隔0.5秒，不宜用力过重，以感到胀而略沉重刺痛为度。每穴每次按压27下（用九阳之数，3×9=27）。本法属于补法，是一种弱刺激手法，适用于各种虚证、慢性病、体弱久病患者，如心悸、失眠、神经衰弱、头晕等。

②轻柔按摩法：用指腹（指肚）对穴位进行轻压并顺时针方向旋转，以有酸胀、胀痛、轻微刺痛为度。每穴每次轻柔按摩27转，本法若用力轻微属补法，具有补虚的作用，适用于久病体衰、年老体弱及耳穴敏感者；若用力适中，属平补平泻法，是最常用的手法。

（2）艾灸

【取穴】

温和灸取穴：肾俞、关元、三阴交、大椎、神阙。

隔姜灸主穴分8组：第一组：足三里、中脘。第二组：命门、身柱、脾俞。第三组：气海、关元。第四组：脊中、肾俞。第五组：华盖、梁门。第六组：大椎、肝俞。

第七组：行间、中极、腹哀。第八组：肺俞、膈俞、肾俞。

配穴：然谷、涌泉。

【操作手法及时间】

①温和灸：温和灸属于艾卷灸之悬起灸的一种，距离皮肤3～5cm熏烤，使局部有温热感而无灼痛为宜，一般每穴灸10～15分钟，至皮肤红晕为度，每日1次，15日为一疗程。先灸大椎后灸神阙，在寅卯和申酉时取穴疗效最佳。

②隔姜灸：在穴位上放置2.5cm×3cm大小、厚0.2cm的衬隔物，事先用针在上面扎数个小孔，药饼上放置1cm艾炷，连续施灸3～5壮，以感到热气向体内渗透，局部皮肤潮红为度。每日1次，15次为一疗程。隔姜灸每穴灸10～30壮，每次一组主穴，轮换使用，隔日1次，50日为一疗程。

【注意事项】

①施灸顺序：先上后下，先头顶、胸背，后腹部、四肢。

②施灸后局部皮肤微红灼热，属正常现象。如出现小水疱，无须处理，可自行吸收。如水疱较大，可用无菌注射器抽吸后用无菌纱布覆盖。

③神阙穴灸治时间不宜过长，艾炷不宜过大，艾火不宜过旺，谨防烫伤。

④灸治过程中应饮食清淡、易消化，忌生冷、辛辣、油腻食物。

（3）穴位按摩

【取穴】消渴穴、气海、关元、涌泉穴、肾俞、命门穴、肺俞、三焦俞、合谷、鱼际、手三里、曲池、廉泉、照海、三阴交。

【操作手法及时间】

①轻压搓揉肾俞、命门穴，可补肾阳、强腰膝，益气固肾。

②点按肺俞、三焦俞；揉拿三阴经，点按合谷、鱼际、手三里、曲池、廉泉；最后提拿足三阴经，点按照海、三阴交。

③操作时间一般以10～15分钟为宜，每日1～2次。

【手法要求】

①按法：以手指指腹或手掌掌心，或以双手拇指重叠或双手手掌心重叠置于受术部位，静止不动而后逐渐用力，以受术者能耐受为限，再慢慢放松。过程中需紧贴受术部位，不可移动。

②压法：以拇指指腹前半部或手掌掌根或肘尖置于受术部位，逐渐让自身体重移到着力处，使力量垂直透入，以受术者能耐受为限，然后放松。

③点法：手指伸直，将力贯注于指端，着力于受术部位，持续或间断进行点按，或以关节骨突处（如指间关节、肘尖）着力于受术部位进行重力点按。过程中应逐渐施力，再逐渐减力。

④拿法：拇指与其余四指相对呈钳状，在施术部位进行节律性的提捏动作，以受术者有酸胀舒适感为度。操作时，力量要由轻到重，动作要缓和而有连贯性。

⑤揉法：以单手或双手掌根、鱼际及掌心等定在受术部位或穴位上，以前臂带动腕部做灵活自如的旋动（掌揉法：以单指定于某一穴位施以旋转回环的连续动作；指揉法：施以揉法时不应仅在表皮抚摸，而要同时带动皮下组织进行旋动，用力要达到深部，动作连续，着力由小到大，均匀持续，宜轻宜缓。施术频率每分钟80~120次）。

⑥搓法：双手手掌五指并拢，两手相对，以手指或掌或掌根着力于受术部位，相对用力，进行迅速的一前一后的交替搓动。搓动要快，移动要慢，以皮肤发热为度。

⑦提法：用一手或双手握定受术部位，骤然用力提起受术部位，使受术部位在生理范围内达到某一高度。

【体位要求】在为患者施以手法治疗过程中，要根据病变部位及运用的手法的需要为患者调整一个舒适体位。

①在颜面、胸腹、四肢前侧方等施以手法时，采用仰卧位。

②肩背、腰臀、下肢后侧方等施以手法时，采用俯卧位。

③臀部、下肢外侧等施以手法时，采用侧卧位。

④头、颈、肩、上背部等施以手法时，采用端坐位。

⑤在背部运用擦法、拍法、肘压法、掖法等手法时，采用俯坐位（屈肘前俯坐式）。

（4）拔罐治疗

1）配穴方一

【取穴】脾俞、胰俞、膈俞、足三里、肾俞、关元、复溜。

【操作手法及时间】采用单纯拔罐法或梅花针叩刺后拔罐法，留罐10~15分钟，隔日1次，10次为一疗程。

2）配穴方二

【取穴】天枢、阳池、肾俞、三焦俞、关元、大肠俞、太溪。

【操作手法及时间】采用单纯拔罐法或水罐，留罐15~20分钟，每日或隔日1次，10次为一疗程。

3）注意事项

①注意患者的反应，如出现发热、发紧、发酸、凉气外出、温暖、舒适、思眠入睡等，为正常得气现象。

②晕罐：拔罐过程中出现头晕、心慌、恶心、呕吐、冷汗、面色苍白、呼吸急促、脉细数，甚至晕厥等反应时，应立即起罐，去枕平卧卧床休息，注意保暖。仍加重者，可取头低脚高位，用指甲切按人中或十宣穴，或用指腹按揉合谷、内关、足三里等。仍

昏厥、低血压不能纠正者，遵医嘱进行抢救。

③禁忌证：中重度心脏病、心力衰竭，全身水肿，出血倾向者，失血证，白血病，恶性肿瘤，高热，活动性肺结核，广泛性皮肤病，施术部位溃疡。

④禁用部位：大血管处、乳头、心搏处、鼻部、耳部、前后阴、静脉曲张处、浅显动脉分布处、孕妇腹部及腰骶部。

⑤极度衰弱、醉酒、过度疲劳、过饥、过饱、过渴、皮肤失去弹性及皮肤高度过敏者，应慎用。

⑥起罐原则为先拔先起、后拔后起，注意上下顺序，如在背部有多个罐时，应按先上后下起罐，可防止发生头晕脑胀、恶心呕吐等不良反应。

⑦起罐后，用消毒纱布轻轻拭去罐斑处的小水珠、润滑剂、血迹等。若患者感到局部紧绷或不适，可适当按一下；若皮肤干皱，可涂些植物油或凡士林；若局部有痒感，不可搔抓，可于几天后自行消失；若出现脓血，应在罐口周围填以脱脂棉或纱布，以免污染衣服被褥，起罐后擦净脓血，并对伤口进行适当处理。

（5）中药热熨敷（热奄包）

【取穴】肾俞、气海、关元、三阴交。

【制法及用法】用粗盐制成大小合适的药包，敷于穴位处，每处穴位5分钟，每日1次。

【体位】以患者感舒适为宜：①头面、胸腹取仰卧位；②腰背、颈项取俯卧位；③肩胁部取侧卧位；④四肢取坐位。

【注意事项】①治疗过程中，注意保暖及保护患者隐私；②注意熨包的温度，避免烫伤；③禁用部位：皮肤破损处、孕妇的腹部及腰骶部、急性炎症部位；④禁忌证：高血压、严重心血管疾病、一些热性病症应慎用；⑤治疗过程中，出现头晕、心慌等不适，立即停止治疗，遵医嘱给予处理。

14 糖尿病患者出现口干多饮时如何进行中医护理？

（1）耳穴贴压

1）耳穴压迫法

【取穴】

主穴：胰胆、内分泌、脑点。

配穴：口、渴点、肺。

【操作手法及时间】采用点压法或轻柔按摩法，一般每日2～3次，每周换贴3次，每次用一侧耳穴，两耳交替运用。10天为一疗程，休息10天，继续第2疗程。

【手法要求】

①点压法：用指尖一压一松间断地按压耳穴，每次间隔0.5秒，不宜用力过重，以感到胀而略沉重刺痛为度。每穴每次按压27下（用九阳之数，3×9=27）。本法属于补法，是一种弱刺激手法，适用于各种虚证、慢性病、体弱久病患者，如心悸、失眠、神经衰弱、头晕等。

②轻柔按摩法：用指腹（指肚）轻轻将压贴的穴丸压实贴紧，轻压并顺时针方向旋转，以有酸胀、胀痛、轻微刺痛为度。每穴每次轻柔按摩27转。本法若用力轻微属补法，具有补虚的作用，适用于久病体衰、年老体弱及耳穴敏感者；若用力适中，属平补平泻法，是最常用的手法。

2）耳穴针刺法（埋针疗法）

【取穴】同上。

【操作手法及时间】无须按压或按揉，一般留置24小时，隔日埋针1次，每次用一侧耳穴，两耳交替运用。

【操作要求】①使用含碘消毒剂进行消毒；②耳部水肿、破溃、皮疹等情况，暂不进行埋针；③埋针过程中，注意观察局部皮肤，如红肿、疼痛剧烈，需立即停止治疗。

3）耳穴按揉法

【取穴】同上。

【操作手法及时间】使用拇指与示指对上述穴位进行点压或轻柔按摩，一般每日2～3次，每次一侧耳穴，两耳交替运用。

【手法要求】

①点压法：用指尖一压一松间断地按压耳穴，每次间隔0.5秒，不宜用力过重，以感到胀而略沉重刺痛为度。每穴每次按压27下（用九阳之数，3×9=27）。本法属于补法，是一种弱刺激手法，适用于各种虚证、慢性病、体弱久病患者，如心悸、失眠、神经衰弱、头晕等。

②轻柔按摩法：用指腹（指肚）对穴位进行轻压并顺时针方向旋转，以有酸胀、胀痛、轻微刺痛为度。每穴每次轻柔按摩27转。本法若用力轻微属补法，具有补虚的作用，适用于久病体衰、年老体弱及耳穴敏感者；若用力适中，属平补平泻法，是最常用的手法。

（2）艾灸

【取穴】

温和灸取穴：大椎、神阙。

隔姜灸取主穴分8组：第一组：足三里、中脘。第二组：命门、身柱、脾俞。第三组：气海、关元。第四组：脊中、肾俞。第五组：华盖、梁门。第六组：大椎、肝俞。

第七组：行间、中极、腹哀。第八组：肺俞、膈俞、肾俞。

配穴：内关、鱼际、少府。

【操作手法及时间】

①温和灸：温和灸属于艾卷灸之悬起灸的一种，距离皮肤3～5cm熏烤，使局部有温热感而无灼痛为宜，一般每穴灸10～15分钟，至皮肤红晕为度，每日1次，15日为一疗程。先灸大椎后灸神阙，在寅卯和申酉时取穴疗效最佳。

②隔药灸（隔姜灸）：在穴位上放置2.5cm×3cm大小、厚0.2cm的衬隔物，事先用针在上面扎数个小孔，药饼上放置1cm艾灸，连续施灸3～5壮，以感到热气向体内渗透，局部皮肤潮红为度。每日1次，15次为一疗程。隔姜灸每穴灸10～30壮，每次一组主穴，轮换使用，隔日1次，50日为一疗程。

【注意事项】

①施灸顺序：先上后下，先头顶、胸背，后腹部、四肢。

②施灸后局部皮肤微红灼热，属正常现象。如出现小水疱，无须处理，可自行吸收。如水疱较大，可用无菌注射器抽吸后用无菌纱布覆盖。

③神阙穴灸治时间不宜过长，艾炷不宜过大，艾火不宜过旺，谨防烫伤。

④灸治过程中应饮食清淡、易消化，忌生冷、辛辣、油腻食物。

（3）穴位按摩

【取穴】 消渴穴、肺俞、三焦俞、合谷、鱼际、手三里、曲池、廉泉、照海、三阴交、手三阴经、足三阴经。

【操作手法及时间】

①点按肺俞、三焦俞；揉拿手三阴经，点按合谷、鱼际、手三里、曲池、廉泉；最后提拿足三阴经，点按照海、三阴交。

②操作时间一般以10～15分钟为宜，每日1～2次。

【手法要求】

①按法：以手指指腹或手掌掌心，或以双手携指重叠或双手手掌心重叠置于受术部位，静止不动而后逐渐用力，以受术者能耐受为限，再慢慢放松。过程中需紧贴受术部位，不可移动。

②压法：以拇指指腹前半部或手掌掌根或肘尖置于受术部位，逐渐让自身体重移到着力处，使力量垂直透入，以受术者能耐受为限，然后放松。

③点法：手指伸直，将力贯注于指端，着力于受术部位，持续或间断进行点按，或以关节骨突处（如指间关节、肘尖）着力于受术部位进行重力点按。过程中应逐渐施力，再逐渐减力。

④拿法：拇指与其余四指相对呈钳状，在施术部位进行节律性的提握动作，以受术

者有酸胀舒适感为度。操作时力量要由轻到重，动作要缓和而有连贯性。

⑤揉法：以单手或双手掌根、鱼际及掌心等定在受术部位或穴位上，以前臂带动腕部做灵活自如的旋动（掌揉法：以单指定于某一穴位施以旋转回环的连续动作；指揉法：施以揉法时不应仅在表皮抚摸，而要同时带动皮下组织进行旋动，用力要达到深部，动作连续，若力由小到大，均匀持续，宜轻宜缓。施术频率每分钟80～120次）。

⑥搓法：双手手掌五指并拢，两手相对，以手指或掌或掌根着力于受术部位，相对用力，进行迅速的一前一后的交替搓动。搓动要快，移动要慢，以皮肤发热为度。

⑦提法：用一手或双手握定受术部位，骤然用力提起受术部位，使受术部位在生理范围内达到某一高度。

【体位要求】在为患者施以手法治疗过程中，要根据病变部位及运用手法的需要，为患者调整一个舒适体位。

①在颜面、胸腹、四肢前侧方等施以手法时，采用仰卧位。

②肩背、腰臀、下肢后侧方等施以手法时，采用俯卧位。

③臀部、下肢外侧等施以手法时，采用侧卧位。

④头、颈、肩、上背部等施以手法时，采用端坐位。

⑤在背部运用擦法、拍法、肘压法、㨰法等手法时，采用俯坐位（屈肘前俯坐式）。

（4）拔罐治疗

1）配穴方一

【取穴】脾俞、胰俞、膈俞、足三里、肺俞、大椎。

【操作手法及时间】采用单纯拔罐法或梅花针叩刺后拔罐法，留罐10～15分钟，隔日1次，10次为1疗程。

2）配穴方二

【取穴】天枢、阳池、肾俞、三焦俞、肺俞、太渊。

【操作手法及时间】采用单纯拔罐法或水罐，留罐15～20分钟，每日或隔日1次，10次为一疗程。

3）注意事项

①注意患者的反应，如出现发热、发紧、发酸、凉气外出、温暖、舒适、思眠入睡等，为正常得气现象。

②晕罐：拔罐过程中出现头晕、心慌、恶心、呕吐、冷汗、面色苍白、呼吸急促、脉细数，甚至晕厥等反应时，应立即起罐，去枕平卧，卧床休息，注意保暖。仍加重者，可取头低脚高位，用指甲切按人中或十宣穴，或用指腹按揉合谷、内关、足三里等。仍昏厥、低血压不能纠正者，遵医嘱进行抢救。

③禁忌证：中重度心脏病、心力衰竭，全身水肿，出血倾向者，失血证，白血病，恶性肿瘤，高热，活动性肺结核，广泛性皮肤病，施术部位溃疡。

④禁用部位：大血管处、乳头、心搏处、鼻部、耳部、前后阴、静脉曲张处、浅显动脉分布处、孕妇腹部及腰骶部。

⑤极度衰弱、醉酒、过度疲劳、过饥、过饱、过渴、皮肤失去弹性及皮肤高度过敏者，应慎用。

⑥起罐原则为先拔先起、后拔后起，注意上下顺序，如在背部有多个罐时，应按先上后下起罐，可防止发生头晕脑胀、恶心呕吐等不良反应。

⑦起罐后，用消毒纱布轻轻拭去罐斑处的小水珠、润滑剂、血迹等。若患者感到局部紧绷或不适，可适当按揉一下；若皮肤干皱，可涂些植物油或凡士林；若局部有痒感，不可搔抓，可于几天后自行消失；若出现脓血，应在罐口周围填以脱脂棉或纱布，以免污染衣服被褥，起罐后擦净脓血，并对伤口进行适当处理。

15 糖尿病患者出现多食易饥时如何进行中医护理？

（1）耳穴贴压

1）耳穴压迫法

【取穴】主穴：胰腺点、胰胆、肝、内分泌、丘脑、神门、三焦、皮质下。配穴：饥点、脾、胃。

【穴位位置】详见附录1。

【操作手法及时间】采用点压法或轻柔按摩法，一般每日2～3次，每周换贴3次，每次用一侧耳穴，两耳交替运用。10次为一疗程，休息10天，继续第2疗程。

【手法要求】

①点压法：用指尖一压一松间断地按压耳穴，每次间隔0.5秒，不宜用力过重，以感到胀而略沉重刺痛为度。每穴每次按压27下（用九阳之数，3×9=27）。本法属于补法，是一种弱刺激手法，适用于各种虚证、慢性病、体弱久病患者，如心悸、失眠、神经衰弱、头晕等。

②轻柔按摩法：用指腹（指肚）轻轻将压贴的穴丸压实贴紧，轻压并顺时针方向旋转，以有酸胀、胀痛、轻微刺痛为度。每穴每次轻柔按摩27转。本法若用力轻微属补法，具有补虚的作用，适用于久病体衰、年老体弱及耳穴敏感者；若用力适中，属平补平泻法，是最常用的手法。

2）耳穴针刺法（埋针疗法）

【取穴】同上。

【穴位位置】详见附录1。

【操作手法及时间】无须按压或按揉，一般留置24小时，隔日埋针1次，每次用一侧耳穴，两耳交替运用。

【操作要求】①使用含碘消毒剂进行消毒；②耳部水肿、破溃、皮疹等情况，暂不进行。③埋针过程中，注意观察局部皮肤，如红肿、疼痛剧烈，需即停止治疗。

3）耳穴按揉法

【取穴】同上。

【穴位位置】详见附录1。

【操作手法及时间】使用拇指与示指对上述穴位进行点压或轻柔按摩，一般每日2～3次，每次一侧耳穴，两耳交替运用。

【手法要求】

①点压法：用指尖一压一松间断地按压耳穴，每次间隔0.5秒，不宜用力过重，以感到胀而略沉重刺痛为度。每穴每次按压27下（用九阳之数，3×9=27）。本法属于补法，是一种弱刺激手法，适用于各种虚证、慢性病、体弱久病患者，如心悸、失眠、神经衰弱、头晕等。

②轻柔按摩法：用指腹（指肚）对穴位进行轻压并顺时针方向旋转，以有酸胀、胀痛、轻微刺痛为度。每穴每次轻柔按摩27转，本法若用力轻微属补法，具有补虚的作用，适用于久病体衰、年老体弱及耳穴敏感者；若用力适中，属平补平泻法，是最常用的手法。

（2）艾灸

【取穴】

温和灸取穴：大椎、神阙、胃俞、脾俞、足三里。

隔姜灸取主穴分8组，第一组：足三里。第二组：命门、身柱、脾俞。第三组：气海、关元。第四组：脊中、肾俞。第五组：华盖、梁门。第六组：大椎、肝俞。第七组：行间、中极、腹哀。第八组：肺俞、膈俞、肾俞。

配穴：脾俞、大都。

【穴位位置】详见附录2。

【操作手法及时间】

①温和灸：温和灸属于艾卷灸之悬起灸的一种，距离皮肤3～5cm熏烤，使局部有温热感而无灼痛为宜，一般每穴灸10～15分钟，至皮肤红晕为度，每日1次，15日为一疗程。先灸大椎后灸神阙，在寅卯和申酉时取穴疗效最佳。

②隔姜灸：在穴位上放置2.5cm×3cm大小，厚0.2cm的衬隔物，事先用针在上面扎

续表

数个小孔，药饼上放置1cm艾，连续施灸3～5壮，以感到热气向体内渗透，局部皮肤潮红为度。每日1次，15次为一疗程。隔姜灸每穴灸10～30壮，每次一组主穴，轮换使用，隔日1次，50日为一疗程。

【注意事项】

①施灸顺序：先上后下，先头顶、胸背。后腹部、四肢。

②施灸后局部皮肤微红灼热，属正常现象。如出现小水疱，无须处理，可自行吸收。如水疱较大，可用无菌注射器抽吸后用无菌纱布覆盖。

③神阙穴灸治时间不宜过长，艾炷不宜过大，艾火不宜过旺，谨防烫伤。

④灸治过程中应饮食清淡、易消化，忌生冷、辛辣、油腻食物。

（3）穴位按摩

【取穴】 脾俞、三焦俞、手三阳经、天枢、足三阴经、陷谷、太溪、三阴交。

【穴位位置】 详见附录2。

【操作手法及时间】 点按脾俞、三焦俞；揉拿手三阳经，点按天枢；最后提拿足三阴经，点按陷谷、太溪、三阴交。

【手法要求】

①按法：以手指指腹或手掌掌心，或以双手拇指重叠或双手手掌心重叠置于受术部位，静止不动而后逐渐用力，以受术者能耐受为限，再慢慢放松。过程中需紧贴受术部位，不可移动。

②压法：以拇指指腹前半部或手掌掌根或肘尖置于受术部位，逐渐让自身体重移到着力处，使力量垂直透入，以受术者能耐受为限，然后放松。

③点法：手指伸直，将力贯注于指端，着力于受术部位，持续或间断进行点按，或以关节骨突处（如指间关节、肘尖）着力于受术部位进行重力点按。过程中应逐渐施力，再逐渐减力。

④拿法：拇指与其余四指相对呈钳状，在施术部位进行节律性的提提动作，以受术者有酸胀舒适感为度。操作时力量要由轻到重，动作要缓和而有连贯性。

⑤揉法：以单手或双手掌根、鱼际及掌心等定在受术部位或穴位上，以前臂带动腕部做灵活自如的旋动（掌揉法：以单指定于某一穴位施以旋转回环的连续动作；指揉法：施以揉法时不应仅在表皮抚摸，而要同时带动皮下组织进行旋动，用力要达到深部，动作连续，着力由小到大，均匀持续，宜轻宜缓。施术频率每分钟80～120次）。

⑥搓法：双手手掌五指并拢，两手相对，以手指或掌或掌根着力于受术部位，相对用力，进行迅速的一前一后的交替搓动。搓动要快，移动要慢，以皮肤发热为度。

⑦提法：用一手或双手握定受术部位，骤然用力提起受术部位，使受术部位在生理范围内达到某一高度。

【体位要求】在为患者施以手法治疗过程中，要根据病变部位及运用的手法的需要，为患者调整一个舒适体位。

①在颜面、胸腹、四肢前侧方等施以手法时，采用仰卧位。

②肩背、腰臀、下肢后侧方等施以手法时，采用俯卧位。

③臀部、下肢外侧等施以手法时，采用侧卧位。

④头、颈、肩、上背部等施以手法时，采用端坐位。

⑤在背部运用擦法、拍法、肘压法、搂法等手法时，采用俯坐位（屈肘前俯坐式）。

（4）拔罐治疗

1）配穴方一

【取穴】脾俞、胰俞、膈俞、足三里、胃俞、曲池。

【穴位位置】详见附录2。

【操作手法及时间】采用单纯拔罐法或梅花针叩刺后拔罐法，留罐10～15分钟，隔日1次，10次为一疗程。

2）配穴方二

【取穴】天枢、阳池、肾俞、三焦俞、脾俞、胃俞、曲池。

【穴位位置】详见附录2。

【操作手法及时间】采用单纯拔罐法或水罐，留罐15～20分钟，每日或隔日1次，10次为一疗程。

3）注意事项

①注意患者的反应，如出现发热、发紧、发酸、凉气外出、温暖、舒适、思眠入睡等，为正常得气现象。

②晕罐：拔罐过程中出现头晕、心慌、恶心、呕吐、冷汗、面色苍白、呼吸急促、脉细数，甚至晕厥等反应时，应立即起罐，去枕平卧，卧床休息，注意保暖。仍加重者，可取头低脚高位，用指甲切按人中或十宣穴，或用指腹按揉合谷、内关、足三里等。仍昏厥、低血压不能纠正者，遵医嘱进行抢救。

③禁忌证：中重度心脏病、心力衰竭，全身水肿，出血倾向者，失血证，白血病，恶性肿瘤，高热，活动性肺结核，广泛性皮肤病，施术部位溃疡。

④禁用部位：大血管处、乳头、心搏处、鼻部、耳部、前后阴、静脉曲张处、浅显

动脉分布处、孕妇腹部及腰骶部。

⑤极度衰弱、醉酒、过度疲劳、过饥、过饱、过渴、皮肤失去弹性及皮肤高度过敏者，应慎用。

⑥起罐原则为先拔先起、后拔后起，注意上下顺序，如在背部有多个罐时，应按先上后下起罐，可防止发生头晕脑胀、恶心呕吐等不良反应。

⑦起罐后，用消毒纱布轻轻拭去罐斑处的小水珠、润滑剂、血迹等若患者感到局部紧绷或不适，可适当按揉一下；若皮肤干皲，可涂些植物油或凡士林；若局部有痒感，不可搔抓，可于几天后自行消失；若出现脓血，应在罐口周围填以脱脂棉或纱布，以免污染衣服被褥，起罐后擦净脓血，并对伤口进行适当处理。

16 糖尿病患者出现倦怠乏力时如何进行中医护理?

（1）艾灸

【取穴】

温和灸取穴：大椎、神阙、足三里、关元、气海。

隔姜灸取主穴分8组，第一组：足三里、中脘。第二组：命门、身柱、脾俞。第三组：气海、关元。第四组：脊中、肾俞。第五组：华盖、梁门。第六组：大椎、肝俞。第七组：行间、中极、腹哀。第八组：肺俞、膈俞、肾俞。配穴：脾俞、大都。

【穴位位置】详见附录2。

【操作手法及时间】

①温和灸：温和灸属于艾卷灸之悬起灸的一种，距离皮肤3～5cm熏烤，使局部有温热感而无灼痛为宜，一般每穴灸10～15分钟，至皮肤红晕为度，每日1次，15日为一疗程。先灸大椎后灸神阙，在寅卯和申酉时取穴疗效最佳。

②隔药灸（隔姜灸）：在穴位上放置2.5cm×3cm大小、厚0.2cm的衬隔物，事先用针在上面扎数个小孔，药饼上放置1cm艾炷，连续施灸3～5壮，以感到热气向体内渗透，局部皮肤潮红为度。每日1次，15次为一疗程。

【注意事项】

①施灸顺序：先上后下，先头顶、胸背，后腹部、四肢。

②施灸后局部皮肤微红灼热，属正常现象。如出现小水疱，无须处理，可自行吸收。如水疱较大，可用无菌注射器抽吸后用无菌纱布覆盖。

③神阙穴灸治时间不宜过长，艾炷不宜过大，艾火不宜过旺，谨防烫伤。

④灸治过程中应饮食清淡、易消化，忌生冷、辛辣、油腻食物。

（2）穴位按摩

【取穴】脾俞、三焦俞、手三阳经、天枢、足三阴经、陷谷、太溪、三阴交。

【穴位位置】详见附录2。

【操作手法及时间】点按脾俞、三焦俞；揉拿手三阳经，点按天枢；最后提拿足三阴经，点按陷谷、太溪、三阴交。

【手法要求】

①按法：以手指指腹或手掌掌心，或以双手拇指重叠或双手手掌心重叠置于受术部位，静止不动而后逐渐用力，以受术者能耐受为限，再慢慢放松。过程中需紧贴受术部位，不可移动。

②压法：以拇指指腹前半部或手掌掌根或肘尖置于受术部位，逐渐让自身体重移到着力处，使力量垂直透入，以受术者能耐受为限，然后放松。

③点法：手指伸直，将力贯注于指端，着力于受术部位，持续或间断进行点按，或以关节骨突处（如指间关节、肘尖）着力于受术部位进行重力点按。过程中应逐渐施力，再逐渐减力。

④拿法：拇指与其余四指相对呈钳状，在施术部位进行节律性的提捏动作，以受术者有酸胀舒适感为度。操作时力量要由轻到重，动作要缓和而有连贯性。

⑤揉法：以单手或双手掌根、鱼际及掌心等定在受术部位或穴位上，以前臂带动腕部做灵活自如的旋动（掌揉法：以单指定于某一穴位施以旋转回环的连续动作；指揉法：施以揉法时不应仅在表皮抚摸，而要同时带动皮下组织进行旋动，用力要达到深部，动作连续，着力由小到大，均匀持续，宜轻宜缓。施术频率每分钟80～120次）。

⑥搓法：双手手掌五指并拢，两手相对，以手指或掌或掌根着力于受术部位，相对用力，进行迅速的一前一后的交替搓动。搓动要快，移动要慢，以皮肤发热为度。

⑦提法：用一手或双手握定受术部位，骤然用力提起受术部位，使受术部位在生理范围内达到某一高度。

【体位要求】在为患者施以手法治疗过程中，要根据病变部位及运用的手法的需要，为患者调整一个舒适体位。

①在颜面、胸腹、四肢前侧方等施以手法时，采用仰卧位。

②肩背、腰臀、下肢后侧方等施以手法时，采用俯卧位。

③臀部、下肢外侧等施以手法时，采用侧卧位。

④头、颈、肩、上背部等施以手法时，采用端坐位。

⑤在背部运用擦法、拍法、肘压法、攘法等手法时，采用俯坐位（屈肘前俯坐式）。

（3）穴位贴敷

1）归芪补益散

【取穴】气海、关元穴。

【组成及制法】黄芪20g，独活12g，当归、地龙、香附、补骨脂、延胡索各10g，没药、肉桂、川乌各6g。将诸药共研末，装瓶备用。

【操作手法及时间】先将背、腹部用热水擦净，取药末适量，用蜂蜜或黄酒调成糊状，敷于背部、腰部及气海、关元穴上，外用敷料覆盖，胶布固定。每次敷12小时以上，隔日1次，5次为一疗程。

2）参芪散

【取穴】神阙穴。

【穴位位置】详见附录2。

【组成及制法】将党参、黄芪、丹参各等份，共研细末，装瓶备用。

【操作手法及时间】取本散10g，用清水调和成糊状，外敷神阙处，纱布覆盖，胶布固定。每日换药1次，10次为一疗程。

3）注意事项：①一般一日换药1次，用药厚度要适中，不可太厚或太薄；②同一部位（每个或每组穴位）不宜连续贴敷过久，交替使用，以免药物刺激太久，造成皮肤溃疡；③头面部、关节、心脏及大血管附近，不宜用刺激性太强的药物；④孕妇的腹部、腰骶部以及某些过敏穴位，如合谷、三阴交等处，不宜采用穴位贴敷发泡治疗；⑤麝香等，孕妇禁用。

（4）中药泡洗

【操作方法及时间】遵医嘱选用祛风通络、活血通脉药物，水温不超过37℃，时间10～15分钟。

【注意事项】

①严重心肺功能障碍、出血性疾病者禁用。

②皮肤、药物过敏者慎用。

③泡洗前，评估患者对温度的感知觉。

④空腹及饭后1小时内不宜泡洗。

⑤泡洗时间不宜过长、温度不宜过高，以防烫伤。

⑥泡洗过程中，观察患者全身及局部症状，如出现心悸、汗出、头晕或局部皮肤瘙痒、红疹等情况，立即停止泡洗，遵医嘱进行处理。

⑦泡洗后适当休息，饮少量温开水。

（5）中药热熨敷（热奄包）

【取穴】气海、关元、足三里。

【制法及用法】用粗盐制成大小合适的药包，敷于穴位处，每处穴位5分钟，每日1次。

【体位】以患者感舒适为宜。①头面、胸腹取仰卧位。②腰背、颈项取俯卧位。③肩胁部取侧卧位。④四肢取坐位。

【注意事项】①治疗过程中，注意保暖及保护患者隐私；②注意熨包的温度，避免烫伤；③禁用部位：皮肤破损处、孕妇的腹部及腰骶部、急性炎症部位；④禁忌证：高血压、严重心血管疾病、一些热性病症应慎用；⑤治疗过程中，出现头晕、心慌等不适，立即停止治疗，遵医嘱给予处理。

17 糖尿病患者出现皮肤瘙痒时如何进行中医护理?

（1）耳穴贴压

1）耳穴压迫法

【取穴】主穴：胰腺点、胰胆、肝、内分泌、丘脑、神门、三焦、皮质下。配穴：风溪、肾上腺。

【操作手法及时间】年轻体壮者，采用对压法或直压法，属泻法。久病体衰、年老体弱者，采用轻柔按摩法，属平补平泻法。手法由轻到重，每次用一侧耳穴，两耳交替运用。一般每日2~3次，每次10分，隔日换贴1次，10次为一疗程。

【手法要求】

①对压法：用拇指和示指的指腹置于耳郭的正反面，相对按压，直至出现沉、重、胀、痛、热、酸等感觉，可边压边移动，一旦找到敏感点，持续对压20~30秒。适用于实证、热证及年轻体壮者。

②直压法：以指尖垂直按压穴丸，至患者产生胀痛感，持续按压20~30秒，间隔少许，重复按压，每穴按压4~6次，每日按压3~5次。适用于难以采用对压法的耳穴。

③轻柔按摩法：用指腹（指趾）轻轻将压贴的穴丸压实贴紧，轻压并顺时针方向旋转，以有酸胀、胀痛、轻微刺痛为度。每穴每次轻柔按摩27转，本法若用力轻微属补法，具有补虚的作用，适用于久病体衰、年老体弱及耳穴敏感者：若用力适中，属平补平泻法，是最常用的手法。

2）耳穴针刺法（埋针疗法）

【取穴】同上。

【操作手法及时间】无须按压或按揉，一般留置24小时，隔日埋针1次，每次用一侧耳穴，两耳交替运用。

【操作要求】①使用含碘消毒剂进行消毒；②耳部水肿、破溃、皮疹等情况暂不进行埋针；③埋针过程中注意观察局部皮肤，如红肿、疼痛剧烈，立即停止治疗。

3）耳穴按揉法

【取穴】同上。

【操作手法及时间】使用拇指与示指对上述穴位进行点压或轻柔按摩，一般每日2～3次，每次一侧耳穴，两耳交替运用。

【手法要求】

①点压法：用指尖一压一松间断地按压耳穴，每次间隔0.5秒，不宜用力过重，以感到胀而略沉重刺痛为度。每穴每次按压27下（用九阳之数，3×9=27）。本法属于补法，是一种弱刺激手法，适用于各种虚证、慢性病、体弱久病患者，如心悸、失眠、神经衰弱、头晕等。

②轻柔按摩法：用指腹（指肚）对穴位进行轻压并顺时针方向旋转，以有酸胀、胀痛、轻微刺痛为度。每穴每次轻柔按摩27转，本法若用力轻微属补法，具有补虚的作用，适用于久病体衰、年老体弱及耳穴敏感者；若用力适中，属平补平泻法，是最常用的手法。

（2）穴位贴敷

1）红紫黄栀膏

【取穴】神阙穴。

【组成及制法】将红花、紫草、山栀子、大黄各等份，共研细末，加冰片少许，混合均匀，装瓶备用。

【操作手法及时间】取药适量用凡士林调成软膏状，敷于神阙处，纱布覆盖，胶布固定。每日1次，7次为一疗程。

2）皮痒灵贴脐膏

【取穴】神阙穴。

【组成及制法】当归、白芍、生地黄各30g，麦冬、远志、夜交藤各20g，苦参、地肤子、白鲜皮、川椒各15g，全蝎、蜈蚣各10g，共研细末，混合均匀，装瓶备用。

【操作手法及时间】取药适量（约10g）用陈醋调成稀糊状，敷于神阙处，纱布覆盖，胶布固定。每日1次，可用热水袋热熨30分钟，7次为一疗程。

3）注意事项：①一般一日换药1次，用药厚度要适中，不可太厚或太薄；②同一部位（每个或每组穴位）不宜连续贴敷过久，交替使用，以免药物刺激太久，造成皮肤溃疡；③头面部、关节、心脏及大血管附近，不宜用刺激性太强的药物；④孕妇的腹部、腰骶部以及某些过敏穴位，如合谷、三阴交等处，不宜采用穴位贴敷发泡治疗；⑤麝香等，孕妇禁用。

（3）刮痧

1）配穴方一

【取穴】脊柱两侧，异常反应区，瘙痒明显处，肘弯区或膝弯区。

【操作手法及时间】用刮痧法、扣刺法。先在脊柱两侧轻刮3行，至出现潮红为度，重点刮异常反应区，至出现痧痕为止，再刮肘弯区及膝弯区，再用梅花针叩刺病变局部。每日1次，5次为一疗程。

2）配穴方二

【取穴】肾俞、关元、曲池、合谷、阴廉、阴包、血海、足三里、委中、承山。

【操作手法及时间】用刮痧法。先刮背部肾俞、腹部关元，再刮上肢曲池、合谷，然后刮下肢阴廉、阴包、血海、足三里、委中、承山。用泻法，刮至出现痧痕为度，每日1次。

【手法要求】

①补法：操作时间较短，力量渗透表浅，作用范围比较局限，对皮肤、肌肉、细胞有兴奋作用，操作的方向为顺经脉运行。

②泻法：操作时间较长，力量渗透较深厚，作用范围比较广泛，对皮肤、肌肉组织有抑制作用，操作的方向为逆经脉运行。

③平补平泻法：介于补法与泻法之间的手法。

3）注意事项

①刮痧时注意保暖，勿在过饥、过饱、紧张状态下实施。

②刮治时，刮具的钝缘与皮肤之间角度以45°为宜，不可呈推、削之势。用力要均匀适中，由轻到重，以能忍受为度。刮时要顺一个方向，不可来回刮。一般每个部位或穴位刮20次，时间以20～25分钟为宜，不应过分要求出痧。

③刮治数分钟后，病源处出现红紫色痧点或密集的红紫黑色痧点，重则青黑色瘀血斑块，有痛感，如无反应则无病灶。痧痕一般3～7天消失，无痛感时才能行下次刮拭。

④刮痧后卧床休息，饮适量温开水、姜汤或清凉茶，禁食生冷、酸辣、油腻之物，1～3小时内不能用冷水洗脸及手足，当天不宜做重体力劳动。

⑤禁用穴位：妊娠、月经期妇女禁刮三阴交、合谷、足三里等。

⑥禁忌部位：传染性皮肤病、疖肿、痈疽、瘢痕、溃烂、新骨折处，不明原因肿块处；妊娠、月经期妇女的腹部、双侧乳房处，均不宜刮拭。

⑦禁忌证：破伤风，狂犬病，精神病发作期，血小板减少症，活动性出血性疾病，白血病，凝血功能障碍者，恶性肿瘤中晚期，危重病症，心肺肾衰竭者，对刮恐惧或过敏者，身体极度消耗或恶病质者。

（4）中药熏蒸

1）配方一

【药物组成】地肤子、白鲜皮、土茯苓、当归、蝉蜕、皂角刺、丹参各100g。

【方法及时间】取上述药物各100g，加水1000ml浸泡1小时，用小火煎熬30分钟，去渣取汁备用。先预热熏蒸机，温度控制在39～43℃，协助患者平卧于机内，头部放于机外，将药汁放于机内开始治疗。每次恒温熏蒸20～25分钟，7～10天为一疗程。治疗后1小时内不宜洗澡，以延长药物吸收。

2）配方二

【药物组成】当归30g，蝉蜕10g，赤芍、苦参、白鲜皮、荆芥、麦冬、白蒺藜各15g。

【方法及时间】将上述药物研碎为5mm大颗粒，用无菌纱布包裹，每袋约130g，浸泡半小时后放入汽疗仪专用药锅内，煎煮产生中药蒸汽送入治疗舱，当治疗舱内温度到达37℃时，患者脱衣进入治疗舱内进行熏蒸。温度控制在42℃左右，每次30分钟，每天1次。

3）配方三

【药物组成】苦参、黄芩、菊花、丹参、当归、熟地黄、黄芪各30g，冰片1g。

【方法及时间】取上述药物加水浸泡1小时，煎煮30分钟，去渣取汁备用。开机预热15分钟后，加入过滤后的中药200～300ml，每次熏蒸15～20分钟，温度37～40℃，待产生大量水蒸汽，并且治疗舱内温度达到37℃时，患者进入治疗舱进行熏蒸治疗。

4）注意事项

①熏蒸时，注意保暖，需待汗干，穿好衣服再外出。

②熏蒸时，要与药液保持一定距离，避免被蒸汽烫伤。

③饭前、饭后半小时内不宜进行全身熏蒸。

④熏蒸时间不宜过长，若出现头晕、皮肤过敏、病情较前加重者，立即停止。

⑤老年人、儿童、病情较重较急者，熏蒸时要有专人陪同，以免出现意外。

⑥禁忌证：癫痫、精神病、急性炎症、急性传染病、恶性肿瘤、心肺功能不全、严重高血压、重度贫血、有开放性伤口；妊娠、月经期间；过度饥饿、过度疲劳、年龄过大或体质特别虚弱者。

18 糖尿病患者失眠时如何进行中医护理？

（1）耳穴贴压

1）耳穴压迫法

【取穴】

主穴：神门、皮质下、神经衰弱点、枕、交感、脑点、内分泌、胰。

配穴：（心脾两虚）心、脾、小肠。（心肾不交）心、肝、肾。（腹胀纳差）脾、胃、三焦。

【操作手法及时间】采用点压法或轻柔按摩法：一般每日2～3次，睡前捏压1次，每周换贴3次，每次用一侧耳穴，两耳交替运用。10次为一疗程，休息3～4天，继续第2疗程。

【手法要求】

①点压法：用指尖一压一松间断地按压耳穴，每次间隔0.5秒，不宜用力过重，以感到胀而略沉重刺痛为度。每穴每次按压27下（用九阳之数，3×9=27）。本法属于补法，是一种弱刺激手法，适用于各种虚证、慢性病、体弱久病患者，如心悸、失眠、神经衰弱、头晕等。

②轻柔按摩法：用指腹（指肚）轻轻将压贴的穴丸压实贴紧，轻压并顺时针方向旋转，以有酸胀、胀痛、轻微刺痛为度。每穴每次轻柔按摩27转，本法若用力轻微属补法，具有补虚的作用，适用于久病体衰、年老体弱及耳穴敏感者；若用力适中，属平补平泻法，是最常用的手法。

2）耳穴针刺法（埋针疗法）

【取穴】同上。

【操作手法及时间】无须按压或按揉，一般留置24小时，隔日埋针1次，每次用一侧耳穴，两耳交替运用。

【操作要求】①使用含碘消毒剂进行消毒；②耳部水肿、破溃、皮疹等情况，暂不进行埋针；③埋针过程中，注意观察局部皮肤，如红肿、疼痛剧烈，立即停止治疗。

3）耳穴按揉法

【取穴】同上。

【穴位位置】详见附录1。

【操作手法及时间】使用拇指与示指对上述穴位进行点压或轻柔按摩，一般每日2～3次，每次一侧耳穴，两耳交替运用。

【手法要求】

①点压法：用指尖一压一松间断地按压耳穴，每次间隔0.5秒，不宜用力过重，以感到胀而略沉重刺痛为度。每穴每次按压27下（用九阳之数，3×9=27）。本法属于补法，是一种弱刺激手法，适用于各种虚证、慢性病、体弱久病患者，如心悸、失眠、神经衰弱、头晕等。

②轻柔按摩法：用指腹（指肚）对穴位进行轻压并顺时针方向旋转，以有酸胀、

胀痛、轻微刺痛为度。每穴每次轻柔按摩27转，本法若用力轻微属补法，具有补虚的作用，适用于久病体衰、年老体弱及耳穴敏感者；若用力适中，属平补平泻法，是最常用的手法。

（2）艾灸

【取穴】

主穴：印堂、百会、神门、三阴交。

配穴：（心血亏损）内关、心俞、脾俞、隐白、神阙、气海。（心肾不交）心俞、肾俞、通里、太溪。（肝火上扰）肝俞、胆俞、灵道、太冲。（胃腑不和）足三里、胃俞、中脘、公孙。

【操作手法及时间】

①温和灸：距离皮肤3～5cm熏烤，每次选用1～4个穴位，每穴灸5～15分钟，每日1次，多于临睡前1～2小时灸治，5～7次为一疗程。

②隔姜灸：新鲜生姜一块，厚0.3cm，事先用针在上面扎数个小孔，放置艾炷，如有热痛感，可稍停再灸，每次选用2～4个穴位，每穴每次施灸5～10壮，每日或隔日1次，5次为1疗程，疗程间隔3天。

【注意事项】

①施灸顺序：先上后下，先头顶、胸背，后腹部、四肢。

②施灸后局部皮肤微红灼热，属正常现象。如出现小水疱，无须处理，可自行吸收。如水疱较大，可用无菌注射器抽吸后再无菌纱布覆盖。

③神阙穴灸治时间不宜过长，艾炷不宜过大，艾火不宜过旺，谨防烫伤。

④灸治过程中应饮食清淡、易消化，忌生冷、辛辣、油腻食物。

（3）穴位按摩

1）配穴方一

【取穴】太阳、印堂、神庭、百会、足三里、夹脊穴、涌泉穴。

【操作手法及时间】睡前劳宫对涌泉搓揉各100下，睡前每个穴位（太阳、印堂、神庭、百会、足三里、夹脊穴、涌泉穴）按压30～50次。

2）配穴方二

【取穴】

主穴：太阳、印堂、神庭、睛明、攒竹、鱼腰、角孙、风池、肩井穴、中脘、气海、关元。

配穴：（心脾两虚）心俞、肝俞、肾俞、小肠俞、足三里。（阴虚火旺）桥弓穴、肾俞、命门、涌泉。（痰热内扰）脾俞、胃俞、心俞、中脘、天枢、神阙、足三里、丰隆、八邪穴。

【操作手法及时间】推揉印堂至神庭、睛明、攒竹、太阳，按鱼腰、角孙；配合按拿风池、肩井穴；顺时针方向摩腹，配合按揉中脘、气海、关元。

心脾两虚：加按心俞、肝俞、肾俞、小肠俞、足三里，横擦手背及直擦背部督脉。

阴虚火旺：加推桥弓穴，横擦肾俞、命门、两侧涌泉。

痰热内扰：加揉脾俞、胃俞、心俞，按中脘、天枢、神阙、足三里、丰隆，横擦手背、八邪穴。

3）手法要求

①按法：以手指指腹或手掌掌心，或以双手拇指重叠或双手手掌心重叠置于受术部位，静止不动而后逐渐用力，以受术者能耐受为限，再慢慢放松。过程中需紧贴受术部位，不可移动。

②压法：以拇指指腹前半部或手掌掌根或肘尖置于受术部位，逐渐让自身体重移到着力处，使力量垂直透入，以受术者能耐受为限，然后放松。

③揉法：以单手或双手掌根、鱼际及掌心等定在受术部位或穴位上，以前臂带动腕部做灵活自如的旋动（掌揉法：以单指定于某一穴位施以旋转回环的连续动作；指揉法：施以揉法时不应仅在表皮抚摸，而要同时带动皮下组织进行旋动，用力要达到深部，动作连续，着力由小到大，均匀持续，宜轻宜缓。施术频率每分钟80～120次）。

④拿法：拇指与其余四指相对呈钳状，在施术部位进行节律性的提捏动作，以受术者有酸胀舒适感为度。操作时力量要由轻到重，动作要缓和而有连贯性。

⑤擦法：以手指或手掌面，大鱼际及小鱼际紧贴受术部位，做直线往返的摩擦，以局部皮肤微红温热为度。操作频率为每分钟100～120次，必要时可涂抹适量润滑油或药膏。

⑥搓法：双手手掌五指并拢，两手相对，以手指或掌或掌根着力于受术部位，相对用力，进行迅速的一前一后的交替搓动。搓动要快，移动要慢，以皮肤发热为度。

⑦推法：以指、掌或肘部附着于受术部位，并施于一定的压力，沿一定方向做有节律的直线或弧线推进。过程中要贴紧皮肤，速度缓慢均匀，必要时可涂抹适量润滑油或药膏。

4）体位要求：在为患者施以手法治疗过程中，要根据病变部位及运用的手法的需要，为患者调整一个舒适体位。

①在颜面、胸腹、四肢前侧方等施以手法时，采用仰卧位。

②肩背、腰臀、下肢后侧方等施以手法时，采用俯卧位。

③臀部、下肢外侧等施以手法时，采用侧卧位。

④头、颈、肩、上背部等施以手法时，采用端坐位。

⑤在背部运用擦法、拍法、肘压法、㨰法等手法时，采用俯坐位（屈肘前俯坐式）。

（4）穴位贴敷

1）黄桂散

【取穴】涌泉穴、神门、三阴交。

【组成及制法】将吴茱萸、肉桂各等份，共研细末，装瓶备用。

【操作手法及时间】临睡前取药粉10g，调酒炒热，敷于两侧涌泉穴；或取药5g，调蜂蜜为软膏，贴敷于一侧神门、三阴交。每日1次，左右侧穴位交替使用。

2）安神膏

【取穴】神门穴。

【组成及制法】将炒枣仁、丹参、夜交藤各等份，共研细末，用蜂蜜调成软膏状备用。

【操作手法及时间】取药膏适量，临睡前敷于神门穴（双），纱布包扎、固定，每日1次。

3）六味安神膏（心脾两虚型）

【取穴】神阙穴。

【组成及制法】将紫丹参、白芍、夜交藤各15g，朱砂8g，酸枣仁、远志各10g，共研细末，装瓶备用。

【操作手法及时间】取药膏15g，以童尿调和成糊状，临睡前敷于神阙穴，纱布包扎固定，每日1次。

4）菖砂安神膏（阴虚火旺型）

【取穴】涌泉穴。

【组成及制法】将朱砂、石菖蒲各50g，共研细末。蜂蜜50g炼至滴蜜成珠时，加入药粉及二甲亚砜适量混匀。

【操作手法及时间】取药膏制成花生米大药饼，贴敷于双足涌泉穴，外用纱布包扎固定，并按摩3～5分钟，以穴位有热胀感为止，每日1次，5次为一疗程。

5）珍珠散（心胆气虚型）

【取穴】神阙穴、膻中穴、气海穴。

【组成及制法】将珍珠粉、紫丹参、硫黄各10g，共研细末，装瓶备用。

【操作手法及时间】每晚临睡前取药粉1g，敷于神阙穴，纱布包扎固定，再取药粉适量，用醋调敷膻中、气海穴，外用胶布固定，3天换药1次，至愈为止。

6）注意事项：①一般一日换药1次，用药厚度要适中，不可太厚或太薄；②同一部位（每个或每组穴位）不宜连续贴敷过久，交替部位使用，以免药物刺激太久，造成皮肤溃疡；③头面部、关节、心脏及大血管附近，不宜用刺激性太强的药物；④孕妇的腹部、腰骶部以及某些过敏穴位，如合谷、三阴交等处，不宜采用穴位贴敷发泡治疗；⑤孕妇禁用麝香。

（5）拔罐治疗

1）配穴方一

【取穴】分2组，一组为大椎、关元、中脘、内关；二组为身柱、风池、阴部、心俞。

【操作手法及时间】采用单纯拔罐法或针刺后拔罐法，每次选1组穴位，留罐20分钟，每日1次，10次为一疗程。

2）配穴方二

【取穴】心俞、膈俞、肾俞、内关。

【操作手法及时间】采用按摩后拔罐法，各穴先按摩10～15分钟，再拔罐20分钟，每日1次。

3）配穴方三

【取穴】脊椎（从大椎到会阳）两侧膀胱经内侧循行线上。

【操作手法及时间】采用走罐法。虚证，按顺时针走罐；实证，按逆时针走罐。重者3遍，轻者2遍，每日1次，5次为一疗程。

4）注意事项

①注意患者的反应，如出现发热、发紧、发酸、凉气外出、温暖、舒适、思眠入睡等，为正常得气现象。

②拔罐：拔罐过程中出现头晕、心慌、恶心、呕吐、冷汗、面色苍白、呼吸急促、脉细数，甚至晕厥等反应时，应立即起罐，去枕平卧卧床休息，注意保暖。仍加重者，可取头低脚高位，用指甲切按人中或十宣穴，或用指腹按探合谷、内关、足三里等。仍昏厥、低血压不能纠正者，遵医嘱进行抢救。

③禁忌证：中重度心脏病、心力衰竭，全身水肿，出血倾向者，失血证，白血病，恶性肿瘤，高热，活动性肺结核，广泛性皮肤病，施术部位溃疡。

④禁用部位：大血管处、乳头、心搏处、鼻部、耳部、前后阴、静脉曲张处、浅显动脉分布处、孕妇腹部及腰骶部。

⑤极度衰弱、醉酒、过度疲劳、过饥、过饱、过渴、皮肤失去弹性及皮肤高度过敏者，应慎用。

⑥起罐原则为先拔先起、后拔后起，注意上下顺序，如在背部有多个罐时，应按先上后下起罐，可防止发生头晕脑胀、恶心呕吐等不良反应。

⑦起罐后，用消毒纱布轻轻拭去罐斑处的小水珠、润滑剂、血迹等。若患者感到

局部紧绷或不适，可适当按揉一下；若皮肤干皱，可涂些植物油或凡士林；若局部有痒感，不可搔抓，可于几天后自行消失；若出现脓血，应在罐口周围填以脱脂棉或纱布，以免污染衣服被褥，起罐后擦净脓血，并对伤口进行适当处理。

（6）刮痧

1）配穴方一

【取穴】

主穴：大椎、大杼、膏肓俞、神堂。

配穴：神门、内关、三阴交、足三里、申脉。

【操作手法及时间】用刮痧法。先用泻法刮主穴，至出现红色紫斑，再刮配穴。每日1次，至愈为度。

【手法要求】

①补法：操作时间较短，力量渗透表浅，作用范围比较局限，对皮肤、肌肉、细胞有兴奋作用，操作的方向为顺经脉运行。

②泻法：操作时间较长，力量渗透较深厚，作用范围比较广泛，对皮肤、肌肉组织有抑制作用，操作的方向为逆经脉运行。

③平补平泻法：介于补法与泻法之间的手法。

2）配穴方二

【取穴】百会、风池及后头部、肩井、魄户、心俞、神门、足三里、三阴交、行间、厉兑、涌泉。

【操作手法】用刮痧法配以点揉法。先刮百会、风池及后头部、肩井、魄户、心俞，点揉神门，再刮足三里、三阴交，点揉行间、厉兑、涌泉。

【手法要求】

①补法：操作时间较短，力量渗透表浅，作用范围比较局限，对皮肤、肌肉、细胞有兴奋作用，操作的方向为顺经脉运行。

②泻法：操作时间较长，力量渗透较深厚，作用范围比较广泛，对皮肤肌肉组织有抑制作用，操作的方向为逆经脉运行。

③平补平泻法：介于补法与泻法之间的手法。

④点揉法：拇指或示指、中指按压在皮肤或穴位上，由轻到重，由表及里，手腕带动灵活揉动，频率50～100次/分，持续3～5分钟，以酸胀感和皮肤微红为度。结束时由重到轻，缓慢收起。

3）注意事项

①刮患者时注意保暖，勿在过饥、过饱、紧张状态下实施。

②刮治时，刮具的钝缘与皮肤之间角度以45°为宜，不可呈推、削之势。用力要均

匀适中，由轻到重，以能忍受为度。刮时要顺一个方向，不可来回刮。一般每个部位或穴位刮20次，时间以20～25分钟为宜，不应过分要求出痧。

③刮治数分钟后，病源处出现红紫色瘀点或密集的红紫黑色瘀点，重则青黑色瘀血斑块，有痛感，如无反应，则无病灶。痧痕一般3～7天消失，无痛感时才能行下次刮拭。

④刮痧后卧床休息，饮适量温开水、姜汤或清凉茶，禁食生冷、酸辣、油腻之物，1～3小时内不能用冷水洗脸及手足，当天不宜做重体力劳动。

⑤禁用穴位：妊娠、月经期妇女禁刮三阴交、合谷、足三里等。

⑥禁忌部位：传染性皮肤病、疖肿、痈疽、瘢痕、溃烂、新骨折处，不明原因肿块处；妊娠、月经期妇女的腹部、双侧乳房处，均不宜刮拭。

⑦禁忌证：破伤风，狂犬病，精神病发作期，血小板减少症，活动性出血性疾病，白血病，凝血功能障碍者，恶性肿瘤中晚期，危重病症，心肺肾衰竭者，对刮痧恐惧或过敏者，身体极度消耗或恶病质者。

（7）中药熏蒸

1）配方一

【药物组成】 雁日红300g、夜交藤300g、丹参50g、苦参根300g。

【方法及时间】 将上述药物加水300ml煎煮，煎至1500ml，分瓶装，每瓶500ml，每次取药液250ml及5%薄荷脑2ml放入头部熏蒸治疗仪进行熏蒸治疗，每天2次，12天为一疗程。

2）配方二

【药物组成】 熟地黄20g、山药20g、茯苓15g、牡丹皮15g、山茱萸30g、五味子25g、枸杞子15g、酸枣仁15g、柏子仁15g、当归15g、龙齿30g、朱砂10g、黄连15g、炙甘草10g。

【方法及时间】 将上述药物用水煎煮后备用。使用治疗舱进行熏蒸，温度控制在39～43℃，每次20分钟，每日熏蒸1次。

3）配方三

【药物组成】 夜交藤、雁日红、苦参根、丹参、酸枣仁、茯神、柏仁各100g。

【方法及时间】 将上述药物加水3000ml，煎至1500ml，每次取药液250ml及5%薄荷酚2ml，使用头部熏蒸治疗仪进行熏蒸，每次30分钟，每天2次，7天为一疗程。

4）注意事项：①熏蒸时注意保暖，需待汗干，穿好衣服再外出；②熏蒸时要与药液保持一定距离，避免被蒸汽烫伤；③饭前、饭后半小时内不宜进行全身熏蒸；④熏蒸时间不宜过长，若出现头晕、皮肤过敏、病情较前加重者，立即停止；⑤老年人、儿童、病情较重较急者，熏蒸时要有专人陪同，以免出现意外；⑥禁忌证：癫痫、精神病、急性炎症、急性传染病、恶性肿瘤、心肺功能不全、严重高血压、重度贫血、有开放性伤口；妊娠、月经期间；过度饥饿、过度疲劳、年龄过大或体质特别虚弱者。

（8）中药热熨敷（热奄包）

1）配穴方一

【取穴】风池、风府、安眠穴。

【药物组成】制半夏12g，朱茯苓、陈皮、胆星、石菖蒲、远志、淡竹叶各9g，枳实6g，炙甘草4.5g。

【制法及用法】将上述药物水煎取汁，以纱布浸药后略拧干，敷于颈部各穴位及双目，反复热熨之，每次15～30分钟。

2）配穴方二

【取穴】神门、内关、三阴交、心俞、脾俞、肾俞。

【制法及用法】使用尖底的热熨工具，反复热熨上述穴位。

3）体位：以患者感舒适为宜。①头面、胸腹取仰卧位；②腰背、颈项取俯卧位；③肩胁部取侧卧位；④四肢取坐位。

4）注意事项：①治疗过程中注意保暖及保护患者隐私；②注意熨包的温度，避免烫伤；③禁用部位：皮肤破损处、孕妇的腹部及腰骶部、急性炎症部位；④禁忌证：高血压、严重心血管疾病、一些热性病症应慎用；⑤治疗过程中，出现头晕、心慌等不适，立即停止治疗，遵医嘱给予处理。

19 糖尿病患者出现腹泻时如何进行中医护理？

（1）耳穴贴压

1）耳穴压迫法

【取穴】

主穴：大肠、小肠、胃、脾。

配穴：交感、皮质下。

（湿泄）三焦、耳背脾。

（食泄）胰胆。

（寒泄）温针灸。

（热泄）耳尖放血。

（暑泄）心、结节放血。

（虚泄）耳背脾、耳背肾。

（胃肠蠕动加速性腹泻）神门、交感。

（过敏性腹泻）风溪、内分泌。

【操作手法及时间】采用对压法或轻柔按摩法。胃、脾、肾及虚证采用轻柔按摩法，实证用强刺激对压泻法。主穴加配穴2～3个，一般每日2～3次，隔日换贴1次，每次用一侧耳穴，两耳交替运用。7～10天为一疗程，休息7天，继续第2疗程。

【手法要求】

①对压法：用拇指和示指的指腹置于耳郭的正反面，相对按压，直至出现沉、重、胀、痛、热、酸等感觉，可边压边移动，一旦找到敏感点，持续对压20～30秒。适用于实证、热证及年轻体壮者。

②轻柔按摩法：用指腹（指肚）轻轻将压贴的穴丸压实贴紧，轻压并顺时针方向旋转，以有酸胀、胀痛、轻微刺痛为度。每穴每次轻柔按摩27转。本法若用力轻微属补法，具有补虚的作用，适用于久病体衰、年老体弱及耳穴敏感者；若用力适中，属平补平泻法，是最常用的手法。

2）耳穴针刺法（埋针疗法）

【取穴】同上。

【操作手法及时间】无须按压或按揉，一般留置24小时，隔日埋针1次，每次用一侧耳穴，两耳交替运用。

【操作要求】①使用含碘消毒剂进行消毒；②耳部水肿、破溃、皮疹等情况，暂不进行埋针；③埋针过程中，注意观察局部皮肤，如红肿、疼痛剧烈，应立即停止治疗。

3）耳穴按揉法

【取穴】同上。

【操作手法及时间】使用拇指与示指对上述穴位进行点压或轻柔按摩，一般每日2～3次，每次一侧耳穴，两耳交替运用。

【手法要求】

①点压法：用指尖一压一松间断地按压耳穴，每次间隔0.5秒，不宜用力过重，以感到胀而略沉重刺痛为度。每穴每次按压27下（用九阳之数，3×9=27）。本法属于补法，是一种弱刺激手法，适用于各种虚证、慢性病、体弱久病患者，如心悸、失眠、神经衰弱、头晕等。

②轻柔按摩法：用指腹（指肚）对穴位进行轻压并顺时针方向旋转，以有酸胀、胀痛、轻微刺痛为度。每穴每次轻柔按摩27转，本法若用力轻微属补法，具有补虚的作用，适用于久病体衰、年老体弱及耳穴敏感者；若用力适中，属平补平泻法，是最常用的手法。

（2）艾灸

【取穴】

主穴：天枢、神阙、中脘、气海、足三里、腹泻特效穴。

配穴：脾俞、肾俞、大肠俞、章门、百会、水分、关元、阴陵泉。

【操作手法及时间】

①温和灸：距离皮肤3～5cm熏烤，每次选用3～5个穴位，每穴每次灸10～20分钟，每日1次，严重者可每日2～3次，3～5次为一疗程。

②回旋灸：距离皮肤3～5cm熏烤，平行往复回旋熏灸，每次选用3～5个穴，每穴每次灸10～20分钟，每日1次，严重者可每日2～3次，3～5次为一疗程。

③温盒灸：每次选用2～4个穴位，多选腹部或腰背部腧穴，每穴每次灸15～30分钟，每日1～2次，5～10次为一疗程，疗程间隔3～5天。

④隔姜灸：新鲜生姜一块，每次选用2～5个穴位，多选腹部或腰背部腧穴，每穴每次施灸3～7壮，每日1次，严重者可每日1～2次，5次为一疗程，疗程间隔3天。

⑤隔盐灸：多取神阙穴，每次施灸3～7壮，每日1次，急症者可每日2～3次，5次为一疗程。

⑥丁香散敷灸：取丁香、肉桂粉末各等份，适量纳入神阙穴，用胶布固定，每日换敷1次，3～5天为一疗程。

⑦车桂散敷灸：取车前子、肉桂粉末各等份，适量纳入神阙穴，用胶布固定，每日换敷1次，3～5天为一疗程。

【注意事项】

①施灸顺序：先上后下，先头顶、胸背，后腹部、四肢。

②施灸后局部皮肤微红灼热，属正常现象。如出现小水疱，无须处理，可自行吸收。如水疱较大，可用无菌注射器抽吸后用无菌纱布覆盖。

③神阙穴灸治时间不宜过长，艾炷不宜过大，艾火不宜过旺，谨防烫伤。

④灸治过程中应饮食清淡、易消化，忌生冷、辛辣、油腻食物。

（3）穴位按摩

【取穴】

寒湿腹泻：大椎、风门、风池、手三阳、列缺、合谷、天枢、中脘、神阙。

湿热腹泻：脾俞、手三阴、手三阳、合谷、曲池、足三阴、足三阳、阴陵泉、丰隆、足三里、内庭。

食滞肠胃：大肠俞、胃俞、关元、中脘、内关。

肝气乘脾：肝俞、脾俞、大肠俞。

脾胃虚弱：脾俞、胃俞、大肠俞、关元、气海。

肾阳虚衰：脾俞、命门、关元、气海。

【操作手法及时间】

①寒湿腹泻：点按大椎、风门、风池，揉拿手三阳经，点按列缺、合谷、天枢、中

脘、神阙。

②湿热腹泻：点按脾俞，揉拿手三阴经，点按合谷、曲池，提拿足三阴经，点按阴陵泉、丰隆、足三里、内庭。

③食滞肠胃：点按大肠俞、胃俞、关元、中脘、内关。

④肝气乘脾：点按肝俞、脾俞、大肠俞。

⑤脾胃虚弱：点按脾俞、胃俞、大肠俞、关元、气海。

⑥肾阳虚衰：点按脾俞、命门、关元、气海，揉丹田，擦命门，搓胁。

【手法要求】

①点法：手指伸直，将力贯注于指端，着力于受术部位，持续或间断进行点按，或以关节骨突处（如指间关节、肘尖）着力于受术部位进行重力点按。过程中应逐渐施力，再逐渐减力。

②按法：以手指指腹或手掌掌心，或以双手拇指重叠或双手手掌心重叠置于受术部位，静止不动而后逐渐用力，以受术者能耐受为限，再慢慢放开。过程中需紧贴受术部位，不可移动。

③压法：以拇指指腹前半部或手掌掌根或肘尖置于受术部位，逐渐让自身体重移到着力处，使力量垂直透入，以受术者能耐受为限，然后放松。

④揉法：以单手或双手掌根、鱼际及掌心等定在受术部位或穴位上，以前臂带动腕部做灵活自如的旋动（掌揉法：以单指定于某一穴位施以旋转回环的连续动作。指揉法：施以揉法时不应仅在表皮抚摸，而要同时带动皮下组织进行旋动，用力要达到深部，动作连续，着力由小到大，均匀持续，宜轻宜缓。施术频率每分钟80～120次）。

⑤拿法：拇指与其余四指相对呈钳状，在施术部位进行节律性的提捏动作，以受术者有酸胀舒适感为度。操作时力量要由轻到重，动作要缓和而有连贯性。

⑥擦法：以手指或手掌面，大鱼际及小鱼际紧贴受术部位，做直线往返的摩擦，以局部皮肤微红温热为度。操作频率为每分钟100～120次，必要时可涂抹适量润滑油或药膏。

⑥搓法：双手手掌五指并拢，两手相对，以手指或掌或掌根着力于受术部位，相对用力，进行迅速的一前一后的交替搓动。搓动要快，移动要慢，以皮肤发热为度。

⑦提法：用一手或双手握定受术部位，骤然用力提起受术部位，使受术部位在生理范围内达到某一高度。

【体位要求】在为患者施以手法治疗过程中，要根据病变部位及运用的手法的需要为患者调整一个舒适体位。

①在颜面、胸腹、四肢前侧方等施以手法时，采用仰卧位。

②肩背、腰臀、下肢后侧方等施以手法时，采用俯卧位。

③臀部、下肢外侧等施以手法时，采用侧卧位。

④头、颈、肩、上背部等施以手法时，采用端坐位。

⑤在背部运用擦法、拍法、肘压法、㨰法等手法时，采用俯坐位（屈肘前俯坐式）。

（4）穴位贴敷

1）止泻散（寒泄）

【取穴】神阙穴。

【组成及制法】白胡椒6粒，炮干姜、炒雄黄粉、肉桂、吴茱萸各1g，研成细末，装瓶备用。

【操作手法及时间】将药粉涂于脱脂药棉上，敷于神阙穴，外以纱布覆盖，胶布固定。每日换药1次，至愈即止。

2）车前滑石散（热泄）

【取穴】神阙穴、天枢穴。

【组成及制法】车前草60g、甘草3g、滑石6g，研成细末，装瓶备用。

【操作手法及时间】取药粉20g，以茶水调匀成糊状，敷于神阙穴、天枢穴，外以纱布覆盖，胶布固定。每日换药1次。

3）参术膏（湿热泄泻）

【取穴】涌泉穴。

【组成及制法】苦参、苍术各适量（热重者以3∶1配比，湿重者以1∶3配比，湿热并重者两药等份），研成细末，装瓶备用。

【操作手法及时间】取药粉20g，以米醋调制两饼，贴敷于双足涌泉穴，外以纱布覆盖，4～12小时换药一次，泻缓则换药时间适当延长。

4）湿敷贴（食滞肠胃型）

【取穴】气海、足三里、神阙、天枢、肾俞穴。

【组成及制法】藿香、苏叶、白芷、桔梗、升麻、柴胡各50g，姜半夏、厚朴、苍术、白术、山楂、莱菔子、山药、大腹皮各60g，猪苓、茯苓、泽泻、陈皮、枳实各40g，桂枝、砂仁、干姜各30g。研成细末，加入75%乙醇（酒精与药粉比例为1∶15）浸泡1周，去渣取汁，再用蒸馏法提取精制药液，装瓶备用。

【操作手法及时间】用消毒棉球蘸药液分别贴于气海、足三里、神阙、天枢、肾俞穴，每次贴20分钟，轻者每日贴3次，重者每日贴8次。

5）注意事项：①一般一日换药1次，用药厚度要适中，不可太厚或太薄；②同一部位（每个或每组穴位）不宜连续贴敷过久，要交替部位使用，以免药物刺激太久，造成皮肤溃疡；③头面部、关节、心脏及大血管附近，不宜用刺激性太强的药物；④孕妇的腹部、腰骶部以及某些过敏穴位，如合谷、三阴交等处不宜采用穴位贴敷治疗；⑤孕妇禁用麝香。

（5）拔罐治疗

1）配穴方一

【取穴】神阙穴。

【操作手法及时间】采用拔罐贴脐法，适用于寒性或虚寒性腹泻。先用单纯拔罐法，留罐15～20分钟。起罐后用少量胡椒粉（1.5～2g）撒入脐内，外以胶布固定，同时取食盐250g放入锅中炒热，用布包好，扎进袋口，趁热放置在肚脐胶布上热熨之（熨10分钟左右）。热度以能耐受为度，每日1次。

2）配穴方二

【取穴】中脘、神阙。

【操作手法及时间】采用单纯拔罐法。先在中脘穴拔罐，如未愈，加拔神阙穴，均留罐15～20分钟，每日1次。

3）配穴方三

【取穴】三焦俞、气海俞、大肠俞、中脘、天枢、气海、水道、足三里。

【操作手法及时间】采用灸罐法。一般每次取4穴，交替使用，重者取全穴。先拔罐，留罐15～20分钟，起罐后用艾条灸之，每日1次，至愈为止。

4）注意事项

①注意患者的反应，如出现发热、发紧、发酸、凉气外出、温暖、舒适、思眠入睡等，为正常得气现象。

②晕罐：拔罐过程中出现头晕、心慌、恶心、呕吐、冷汗、面色苍白、呼吸急促、脉细数，甚至晕厥等反应时，应立即起罐，去枕平卧卧床休息，注意保暖。仍加重者，可取头低脚高位，用指甲切按人中或十宣穴，或用指腹按揉合谷、内关、足三里等。仍昏厥、低血压不能纠正者，遵医嘱进行抢救。

③禁忌证：中重度心脏病、心力衰竭，全身水肿，出血倾向者，失血证，白血病，恶性肿瘤，高热，活动性肺结核，广泛性皮肤病，施术部位溃疡。

④禁用部位：大血管处、乳头、心搏处、鼻部、耳部、前后阴、静脉曲张处、浅显动脉分布处、孕妇腹部及腰骶部。

⑤极度衰弱、醉酒、过度疲劳、过饥、过饱、过渴、皮肤失去弹性及皮肤高度过敏者，应慎用。

⑥起罐原则为先拔先起、后拔后起，注意上下顺序，如在背部有多个罐时，应按先上后下起罐，可防止发生头晕脑胀、恶心呕吐等不良反应。

⑦起罐后，用消毒纱布轻轻拭去罐斑处的小水珠、润滑剂、血迹等。若患者感到局部紧绷或不适，可适当按揉一下；若皮肤干皱，可涂些植物油或凡士林；若局部有痒感，不可搔抓，可于几天后自行消失；若出现脓血，应在罐口周围填以脱脂棉或纱布，

以免污染衣服被褥，起罐后擦净脓血，并对伤口进行适当处理。

（6）中药熏蒸

1）配方一

【药物组成】野艾或艾叶。

【方法及时间】将鲜野艾或艾叶250～300g，洗净后切碎，加水1500～2000ml，煎煮后过滤，去渣取汁，趁热将双脚置于盆沿上进行熏蒸。待药汁温后洗两足，每次10～15分钟。水冷可再加热重复熏洗，每日3～5次。

2）配方二

【药物组成】鲜车前草150g、鲜葎草250g。

【方法及时间】将鲜车前草150g、鲜葎草250g切碎放入药罐，加水1500ml，武火煮沸。将药液倒入备好的盆内，趁热将双足放于盆沿上进行熏蒸，让药液的蒸汽熏其双足足底、内外踝，待药液温度在30～40℃时，将双足放入盆内，边洗边揉内外踝，每次20～30分钟。每天早、中、晚各熏洗1次。3日为一疗程。

3）配方三

【药物组成】胡椒20g、绿豆1把、黄连120g、干姜120g。

【方法及时间】胡椒20g、绿豆1把、黄连120g、干姜120g加水煎煮20分钟，煎取药液3L，趁热熏蒸双足，每日30～60分钟，每日1～2次。

4）注意事项：①熏蒸时注意保暖，需待汗干，穿好衣服再外出；②熏蒸时，要与药液保持一定距离，避免被蒸汽烫伤；③饭前、饭后半小时内不宜进行全身熏蒸；④熏蒸时间不宜过长，若出现头晕、皮肤过敏、病情较前加重者，立即停止；⑤老年人、儿童、病情较重较急者，熏蒸时要有专人陪同，以免出现意外；⑥禁忌证：癫痫、精神病、急性炎症、急性传染病、恶性肿瘤、心肺功能不全、严重高血压、重度贫血、有开放性伤口；妊娠、月经期间；过度饥饿、过度疲劳、年龄过大或体质特别虚弱者。

（7）中药热熨敷（热奄包）

1）配方一

【取穴】天枢穴。

【药物组成】吴茱萸60g、食盐60g。

【制法及用法】将吴茱萸研成粉末，与食盐搅拌均匀，敷于天枢穴处，用热水袋反复熨之，每次30分钟，每天1次。

2）配方二

【取穴】神阙穴。

【药物组成】肉桂6g、石榴皮9g，食醋适量，麝香虎骨膏1张。

【制法及用法】将肉桂、石榴皮研末，用醋调成糊状，取适量放于麝香虎骨膏中间，贴于神阙穴处，使用壶熨法热熨1小时，再留药1小时后揭去，每日2次。

3）配方三

【取穴】神阙穴。

【药物组成】苍术、陈皮、甘草各20g，厚朴15g。

【制法及用法】将上药研成细末，制作成2个中药包。取一包放于神阙穴，使用热熨斗反复熨之，将另一包放在枕边，嗅其气。

4）体位：以患者感舒适为宜。①头面、胸腹取仰卧位；②腰背、颈项取俯卧位；③肩胁部取侧卧位；④四肢取坐位。

5）注意事项：①治疗过程中，注意保暖及保护患者隐私；②注意熨包的温度，避免烫伤；③禁用部位：皮肤破损处、孕妇的腹部及腰骶部、急性炎症部位；④禁忌证：高血压、严重心血管疾病、一些热性病症应慎用；⑤治疗过程中，出现头晕、心慌等不适，立即停止治疗，遵医嘱给予处理。

20 糖尿病患者出现便秘时如何进行中医护理？

（1）耳穴贴压

1）耳穴压迫法

【取穴】

主穴：脾、肾、直肠、大肠、便秘点。

配穴：（热秘）耳尖、肾上腺、热点。（气秘）肝、交感。（虚秘）肾、脾。（冷秘）肾、肾上腺。

【操作手法及时间】①采用点压法或轻柔按摩法，每次取主穴2个，配穴2个，余穴交替使用；②实证按压手法要重，虚证按压手法要轻；③一般每日5次，隔日换贴1次，每次用一侧耳穴，两耳交替运用。7次为一疗程。

【手法要求】

①点压法：用指尖一压一松间断地按压耳穴，每次间隔0.5秒，不宜用力过重，以感到胀而略沉重刺痛为度。每穴每次按压27下（用九阳之数，3×9=27）。本法属于补法，是一种弱刺激手法，适用于各种虚证、慢性病、体弱久病患者，如心悸、失眠、神经衰弱、头晕等。

②轻柔按摩法：用指腹（指肚）轻轻将压贴的穴丸压实贴紧，轻压并顺时针方向旋转，以有酸胀、胀痛、轻微刺痛为度。每穴每次轻柔按摩27转。本法若用力轻微属补法，具有补虚的作用，适用于久病体衰、年老体弱及耳穴敏感者；若用力适中，属平补平泻法，是最常用的手法。

2）耳穴针刺法（埋针疗法）

【取穴】同上。

【操作手法及时间】无须按压或按揉，一般留置24小时，隔日埋针1次，每次用一侧耳穴，两耳交替运用。

【操作要求】①使用含碘消毒剂进行消毒；②耳部水肿、破溃、皮疹等情况，暂不进行埋针；③埋针过程中，注意观察局部皮肤，如红肿、疼痛剧烈，立即停止治疗。

3）耳穴按揉法

【取穴】同上。

【操作手法及时间】使用拇指与示指对上述穴位进行点压或轻柔按摩，一般每日2～3次，每次一侧耳穴，两耳交替运用。

【手法要求】

①点压法：用指尖一压一松间断地按压耳穴，每次间隔0.5秒，不宜用力过重，以感到胀而略沉重刺痛为度。每穴每次按压27下（用九阳之数，3×9=27）。本法属于补法，是一种弱刺激手法，适用于各种虚证、慢性病、体弱久病患者，如心悸、失眠、神经衰弱、头晕等。

②轻柔按摩法：用指腹（指肚）对穴位进行轻压并顺时针方向旋转，以有酸胀、胀痛、轻微刺痛为度。每穴每次轻柔按摩27转。本法若用力轻微属补法，具有补虚的作用，适用于久病体衰、年老体弱及耳穴敏感者；若用力适中，属平补平泻法，是最常用的手法。

（2）艾灸

【取穴】（虚秘者）大肠俞、天枢、支沟。

【操作手法及时间】

温和灸：距离皮肤2～3cm熏烤，每穴灸5～10分钟，每日1次。

【注意事项】

①施灸顺序：先上后下，先头顶、胸背，后腹部、四肢。

②施灸后局部皮肤微红灼热，属正常现象。如出现小水疱，无须处理，可自行吸收。如水疱变大，可用无菌注射器抽吸后用无菌纱布覆盖。

③神阙穴灸治时间不宜过长，艾炷不宜过大，艾火不宜过旺，谨防烫伤。

④灸治过程中应饮食清淡、易消化，忌生冷、辛辣、油赋食物。

（3）穴位按摩

【取穴】中脘、天枢、大横、大肠俞、足三里、长强穴。

【操作手法及时间】实秘者：推按法中脘、天枢、大横、大肠俞、足三里；指压法，顺时针按摩下腹部，每日1～3次，每次10～20分钟。

（4）穴位贴敷

1）大戟红枣膏

【取穴】神阙穴。

【组成及制法】将大戟1.5g、红枣肉5～10枚，捣如泥状备用。

【操作手法及时间】取药膏贴敷于神阙穴，外用纱布包扎、固定。每日换药1次，一般2次即可见效。

2）五味芒硝散（热秘）

【取穴】神阙穴。

【组成及制法】芒硝、栀子、桃仁、杏仁各15g，冰片1g。研成细末，装瓶备用。

【操作手法及时间】取药膏5g，用蛋清调成稀糊状，敷于神阙穴，外用纱布包扎、固定。每日换药1次。

3）温通散（虚秘）

【取穴】神阙穴。

【组成及制法】附子、公丁香各15g，炮川乌、香白芷、猪牙皂各9g，胡椒3g，研成细末，装瓶备用。

【操作手法及时间】取药粉5g，用大蒜头（去皮）1个捣烂，入药末，加清水调为稀糊状，敷于神阙穴，纱布覆盖，胶布固定或用麝香止痛膏固定。无效者次日再敷。

4）贴敷方（冷秘）

【取穴】神阙穴。

【组成及制法】巴豆数粒，捣烂备用。

【操作手法及时间】将巴豆数粒捣烂，敷于神阙穴，外用纱布包扎、固定。

5）贴敷方（气秘）

【取穴】神阙穴。

【组成及制法】连须葱3根、生姜10g、豆豉10粒、食盐3g，均捣烂备用。

【操作手法及时间】将药膏敷于神阙穴，外用纱布包扎、固定。

6）注意事项：①一般一日换药1次，用药厚度要适中，不可太厚或太薄；②同一部位（每个或每组穴位）不宜连续贴敷过久，要交替使用，以免药物刺激太久，造成皮肤溃疡；③头面部、关节、心脏及大血管附近，不宜用刺激性太强的药物；④孕妇的腹部、腰骶部以及某些过敏穴位，如合谷、三阴交等处，不宜采用穴位贴敷发泡治疗；⑤孕妇禁用麝香。

（5）拔罐治疗

1）配穴方一

【取穴】天枢、大横、气海、关元、梁丘、照海、脾俞、胃俞、大肠俞。

【操作手法及时间】采用按摩拔罐法。每次选4～5个穴位，先按摩10分钟，再拔罐

15～20分钟。每日1次，5次为一疗程。

2）配穴方二

【取穴】脊椎两侧、下腹部、脐周围、腰骶椎两侧。

【操作手法及时间】采用梅花针叩刺后拔罐法。先在施术部位和罐口涂以液状石蜡或凡士林油膏，再用梅花针依次（先背部，后腹部，从上而下）反复叩刺2～3遍后（重点叩刺腰骶部两侧），然后用走罐法推罐2～3遍，再将火罐扣拔在神阙、大肠俞上，留罐15～20分钟，每日1次。

3）配穴方三

【取穴】天枢、支沟、上巨虚、大肠俞、脾俞。

【操作手法及时间】采用单纯拔罐法。留罐10～15分钟，每日1次。

4）注意事项

①注意患者的反应，如出现发热、发紧、发酸、凉气外出、温暖、舒适、思眠入睡等，为正常得气现象。

②晕罐：拔罐过程中出现头晕、心慌、恶心、取吐、冷汗、面色苍白、呼吸急促、脉细数，甚至晕厥等反应时，应立即起罐，去枕平卧卧床休息，注意保暖。仍加重者，可取头低脚高位，用指甲切按人中或十宣穴，或用指腹按揉合谷、内关、足三里等。仍昏厥、低血压不能纠正者，遵医嘱进行抢救。

③禁忌证：中重度心脏病、心力衰竭，全身水肿，出血倾向者，失血证，白血病，恶性肿瘤，高热，活动性肺结核，广泛性皮肤病，施术部位溃疡。

④禁用部位：大血管处、乳头、心搏处、鼻部、耳部、前后阴、静脉曲张处、浅显动脉分布处、孕妇腹部及腰骶部。

⑤极度衰弱、醉酒、过度疲劳、过饥、过饱、过渴、皮肤失去弹性及皮肤高度过敏者，应慎用。

⑥起罐原则为先拔先起、后拔后起，注意上下顺序，如在背部有多个罐时，应按先上后下起罐，可防止发生头晕脑胀、恶心呕吐等不良反应。

⑦起罐后，用消毒纱布轻轻拭去罐斑处的小水珠、润滑剂、血迹等。若患者感到局部紧绷或不适，可适当按揉一下；若皮肤干皱，可涂些植物油或凡士林；若局部有痒感，不可搔抓，可于几天后自行消失；若出现脓血，应在罐口周围填以脱脂棉或纱布，以免污染衣服被褥，起罐后擦净脓血，并对伤口进行适当处理。

（6）刮痧

1）配穴方一

【取穴】

主穴：大椎、大横、膏肓俞、神堂。

配穴：足三里、中极、气海、大肠俞、承山、天枢、上巨虚、关元。

【操作手法及时间】用刮痧法。先用泻法刮主穴至出现痧痕为止，然后刮配穴。每日1次。

【手法要求】泻法：操作时间较长，力量渗透较深厚，作用范围比较广泛，对皮肤、肌肉组织有抑制作用，操作的方向为逆经脉运行。

2）配穴方二

【取穴】三焦俞、气海俞、大肠俞、小肠俞、次髎、天枢、大横、腹结、中极、足三里。

【操作手法及时间】用刮痧加灸法。每次选用4～5个穴位，交替使用，亦可全用。均用补法刮至出现痧痕为止，刮后用艾条悬灸3～5分钟，每日1次。

【手法要求】补法：操作时间较短，力量渗透表浅，作用范围比较局限，对皮肤、肌肉、细胞有兴奋作用，操作的方向为顺经脉运行。

3）注意事项

①刮痧时注意保暖，勿在过饥、过饱、紧张状态下实施。

②刮治时，刮具的钝缘与皮肤之间角度以45°为宜，不可呈推、削之势。用力要均匀适中，由轻到重，以能忍受为度。刮时要顺一个方向，不可来回刮。一般每个部位或穴位刮20次，时间以20～25分钟为宜，不应过分要求出痧。

③刮治数分钟后，病源处出现红紫色瘀点或密集的红紫黑色瘀点，重则青黑色瘀血斑块，有痛感，如无反应则无病灶。痧痕一般3～7天消失，无痛感时才能行下次刮拭。

④刮痧后卧床休息，饮适量温开水、姜汤或清凉茶，禁食生冷、酸辣、油腻之物，1～3小时内不能用冷水洗脸及手足，当天不宜做重体力劳动。

⑤禁用穴位：妊娠、月经期妇女禁刮三阴交、合谷、足三里等。

⑥禁忌部位：传染性皮肤病、疖肿、痈疽、瘢痕、溃烂、新骨折处，不明原因肿块处；妊娠、月经期妇女的腹部、双侧乳房处，均不宜刮拭。

⑦禁忌证：破伤风，狂犬病，精神病发作期，血小板减少症，活动性出血性疾病，白血病，凝血功能障碍者，恶性肿瘤中晚期，危重病症，心、肺、肾衰竭者，对刮痧恐惧或过敏者，身体极度消耗或恶液质者。

（7）中药熏蒸

1）配方一

【药物组成】皂荚粉。

【方法及时间】将皂荚粉（每包10g）1包放入中药熏蒸机中进行熏蒸。温度为30～35℃，时间为30分钟，每天1次，6次为一疗程。

2）配方二

【药物组成】竹叶、绿矾。

【方法及时间】用武火煮竹叶一锅，乘热倾入桶内，撒绿矾一把，坐熏之。

3）配方三

【药物组成】芒硝、大黄、甘遂、牵牛子。

【方法及时间】将芒硝、大黄、甘遂、牵牛子各等份，上药加水适量煎煮，将煎出的药液倒入盆内，趁热进行熏蒸，待药液40℃时洗浴全身。

4）注意事项：①熏蒸时注意保暖，需待汗干，穿好衣服再外出；②熏蒸时，要与药液保持一定距离，避免被蒸汽烫伤；③饭前、饭后半小时内不宜进行全身熏蒸；④熏蒸时间不宜过长，若出现头晕、皮肤过敏、病情较前加重者，立即停止；⑤老年人、儿童、病情较重较急者，熏蒸时要有专人陪同，以免出现意外；⑥禁忌证：癫痫、精神病、急性炎症、急性传染病、恶性肿瘤、心肺功能不全、严重高血压、重度贫血、有开放性伤口，妊娠、月经期间，过度饥饿、过度疲劳、年龄过大或体质特别虚弱者。

（8）中药热熨敷（热奄包）

1）配方一（气秘）

【取穴】神阙穴。

【药物组成】枳实30g、麸皮250g、盐30g。

【制法及用法】将上述药物放入砂锅内炒热，装入制作好的药包（布）中，趁热将药包放于神阙穴处，反复熨之，每天1次，通便为止。

2）配方二（冷秘、虚秘）

【药物组成】苦丁香、附子各25g，川乌、白芷、皂角各15g，胡椒5g，细辛3g，独头蒜10g。

【制法及用法】将上述药物研为粗末，蒜拍碎，放入砂锅内炒热，装入制作好的药包（布）中，趁热将药包放于小腹处，以熨斗或热水袋反复熨之，每次30分钟，每天1～2次。

3）体位：以患者感舒适为宜。①头面、胸腹取仰卧位；②腰背、颈项取俯卧位。③肩胁部取侧卧位；④四肢取坐位。

4）注意事项：①治疗过程中，注意保暖及保护患者隐私；②注意熨包的温度，避免烫伤；③禁用部位：皮肤破损处、孕妇的腹部及腰骶部、急性炎症部位；④禁忌证：高血压、严重心血管疾病、一些热性病症应慎用；⑤治疗过程中，出现头晕、心慌等不适，立即停止治疗，遵医嘱给予处理。

21 糖尿病患者的出院指导包括哪些?

（1）指导患者及家属定时监测血糖，向患者说明测定的意义及其结果评价。

（2）讲解胰岛素的注射方法及操作要点。

（3）向患者介绍口服降糖药的相关知识及注意事项，指导患者定时定量服药，勿随意增减药量。

（4）坚持辨证饮食原则；规律的生活、运动对控制血糖非常重要；保持情绪稳定，避免不良情绪刺激，培养有益的兴趣爱好。

（5）讲解如何预防和识别低血糖反应、高渗性昏迷和酮症酸中毒的常识。

（6）嘱其定期门诊随访，有异常，立即就诊。

（7）帮助患者建立糖尿病患者卡片，注明姓名、年龄、糖尿病类型、治疗用药及剂量，要求患者随身携带。

22 糖尿病肾病的常见证候要点是什么?

气虚证：神疲乏力，少气懒言，自汗易感。舌胖有印。

血虚证：面色无华，唇甲色淡，经少色淡。舌胖质淡。

阴虚证：怕热汗出，或有盗汗，咽干口渴，大便干，手足心热或五心烦热。舌瘦红而裂。

阳虚证：畏寒肢冷，腰膝怕冷，面足水肿，夜尿频多。舌胖苔白。

血瘀证：定位刺痛，夜间加重，肢体麻痛，肌肤甲错，口唇舌紫，或紫黯、瘀斑。舌下络脉色紫怒张。

痰湿证：胸闷脘痞，纳呆呕恶，形体肥胖，全身困倦，头胀肢沉。舌苔白腻。

湿浊证：食少纳呆，恶心呕吐，口中黏腻，口有尿味，神识呆钝，或烦闷不宁，皮肤瘙痒。舌苔白腻。

23 糖尿病肾病的一般护理包括哪些?

（1）入院护理

①病室环境整洁、安静、安全，避免一切不良刺激。

②做好个人卫生处置。

③做好安全宣教，对于年老体弱者、视力减弱者，应加床挡保护，外出检查时有人

陪同；改变体位时动作缓慢，避免深低头、旋转等动作；座椅及床位应避免晃动；发生眩晕时，应闭目就地坐下或即刻卧床，以免跌伤。

④入院评估：包括生活能力评估、跌倒/坠床危险因子评估、疼痛评估、Braden压疮危险因子评估。责任护士除了入院时进行四项评估外，出现病情变化、护理级别改变、出院时都要进行四项评估。

（2）体征监测

①入院时，测量身高、体重、体温、脉搏、呼吸、血压及入院即刻血糖。

②新入患者，当日测体温、脉搏、呼吸3次；若体温37.5～39℃者，每日测体温、脉搏、呼吸4次；若体温≥39℃，每4小时测体温、脉搏、呼吸1次；体温正常3日后，每日测体温、脉搏、呼吸1次。

③遵医嘱监测血压及血糖。

④每日记录大便次数1次，每周测量身高、体重1次；若有水肿患者，应遵医嘱每日测量体重。

⑤根据病情，遵医嘱正确记录24小时出入量；如有腹水，每周测腹围1次，并做好记录。

（3）相关检查护理

①入院当日，指导患者留取即刻血、尿标本，完成胸片、心电图检查。

②告知患者晚22:00以后禁食、水，翌日晨抽取血标本及做空腹B超。

③联系相关科室，预约科内外检查，检查前一日发放检查单，讲解检查的相关注意事项及时间、地点；检查当日，依据患者病情，联系外勤接送患者完成相关检查。

（4）病情观察：注意观察尿糖、尿酮、尿蛋白变化，及时正确留取检验标本。

①对水肿者，准确记录出入量，为临床补液提供可靠的依据。

②密切观察药物的作用及不良反应，如有心慌、出冷汗、面色苍白、脉速、饥饿感等提示低血糖反应，应立即口服糖水或静脉注射50%葡萄糖。

③对静脉滴注降糖或降压等特殊药物者，要根据病情调节滴速，及时监测血糖及血压的变化。

④对高血压患者，要严密观察血压变化，每2小时测血压一次并记录，注意观察有无意识障碍、呼吸异常、抽搐等高血压脑病的表现。

⑤对危重患者，注意有无出血倾向及急性左心衰竭、肺水肿的表现，如突然出现心慌、气短、吐粉红色泡沫样痰，应立即通知医师，严格控制输液速度，并备好抢救药品及物品，协助医师抢救。

（5）饮食护理

①遵循糖尿病的饮食原则。

②糖尿病肾病饮食应以低盐、低脂、优质蛋白为宜，一般蛋白摄入量0.8～1.2g/（kg·d），以肉、鱼、禽、奶为主，尤以鱼类蛋白质最佳。

③主食以淀粉、土豆、芋头、南瓜为好，同时限制植物蛋白的比例，如豆制品、硬果类。少进动物油脂，多吃植物油、鱼油。

④有明显水肿、尿少及高血压者，要严格控制钠盐的摄入，每日食盐以1～2g为宜。

（6）运动护理：糖尿病肾病患者严重水肿时应卧床休息，可进行简单的床边及床上四肢锻炼；水肿减轻后可适当活动。

（7）心理护理：糖尿病肾病患者随着病情的发展，出现的心理问题主要有焦虑、恐惧、悲观、失望、内疚等。在糖尿病肾病早期，患者由于缺乏相关知识，认为此病为不治之症，故容易出现焦虑恐惧的心理，此时护理人员应向患者积极讲解糖尿病肾病的相关知识，使患者正确认识疾病的发生、发展和转归，消除不安情绪；随着病情的进一步发展，尤其是不同程度水肿的出现，体型的改变使得患者容易产生悲观失望的心理，此时护理人员应动员家属及朋友帮助患者共同树立战胜疾病的信心，适当地引导患者发泄不满的情绪；糖尿病肾病中透析患者由于需要承受巨大的生理和医疗费用的负担，极容易出现内疚及抑郁的情绪，此期患者更需要医护人员、家属及朋友的关心和鼓励，应向患者讲解一些成功事例来缓解患者内疚的情绪。

（8）皮肤护理

①保持皮肤清洁，勤换衣服，皮肤干燥者涂油保护，并及时治疗毛囊炎。

②宜穿纯棉宽松的内衣裤，内衣裤应保持平整、柔软、干燥、无褶皱。

③经常用温水擦浴，避免使用碱性过强的肥皂或浴液，皮肤瘙痒时不宜用手搔抓皮肤，以免破溃感染。

（9）体位护理

①重症患者应卧床休息，经常更换体位。

②眼睑、面部水肿者，枕头应稍抬高些。

③高度水肿而致胸闷气憋者，应取半卧位。

④下肢水肿者，适当抬高下肢。

⑤阴囊水肿者，应用托带将阴囊托起。

（10）药物护理

①降糖药物遵循糖尿病患者的用药原则。

②服用降压药物时，警惕低血压发生，少食含钾高的食物，避免出现高钾血症；服用利尿剂时，应在早晨口服或肌注给药，避免夜尿过多而影响睡眠。

24 糖尿病肾病的专科护理包括哪些?

（1）饮食调护

①本病患者饮食宜清淡、易消化，忌食辛辣、刺激之品。

②水肿严重者遵医嘱予无盐饮食，肿势消退后改低盐饮食。

③糖尿病肾病患者可食鸡翅烧猴头菇（鸡翅、猴头菇、黄芪、油菜），以补气养血，补脑强身；也可食海带排骨（海带、猪排骨），以益肾滋阴。

④辨证饮食

气虚证：宜食补气的食品，如瘦肉、白扁豆、鹌鹑等。

血虚证：宜食补血的食品，如动物血制品、红皮花生、黑豆等。

阴虚证：宜食清凉类的食品，如银耳、莲子、玉竹等。

阳虚证：宜食性质温热、具有补益肾阳、温暖脾胃作用的食品，如鸡肉、韭菜、生姜、干姜、花椒等。

血瘀证：宜食活血化瘀的食品，如玫瑰花、油菜等。

痰湿证：宜食化痰利湿的食品，如木瓜、紫菜、扁豆、红小豆、包菜、薏苡仁、鲫鱼、鲤鱼等。不宜多吃酸涩食品，如柚子、枇杷等。

混浊证：宜食祛湿化浊的食品，如花生等。减少粥和汤的摄入，饮水量应根据患者每日尿量而定，一般以前一日总出量加500ml水量为宜，增加动物蛋白的摄入。

（2）运动养生

①遵循糖尿病患者的运动原则。

②病变早期可采用太极拳、五禽戏、强壮功等传统的锻炼功法适当运动，不宜剧烈运动。

③肾衰竭者以卧床休息为主，不可过劳，可选用气功之内养功等静功法。

（3）情志护理

①详细讲解所患疾病的发生、发展规律及有效治疗方法，鼓励患者消除恐惧、忧虑、急躁、悲观等情绪，积极配合治疗。

②另外，鼓励患者培养有益的兴趣爱好，如种花、下棋、养鱼等，以转移患者的注意力，愉悦身心，帮助疾病的恢复。

（4）辨证施护：心悸、乏力者，可针刺肾俞、脾俞、足三里、三阴交等穴，平日以黄芪及枸杞子等煎水代茶饮。夜寐差者，可予耳穴压豆，取穴神门、交感、心、脑、肾等。两目干涩者，可针刺肝俞、肾俞、期门、委中等穴，平日可以枸杞子、菊花等煎水代茶饮。尿路感染者，可用白茅根、浮萍草、车前草、玉米须等煎水代茶饮。水肿、尿少者，可针刺脾俞、肾俞、命门等穴，平日以白茅根、小叶石韦、浮萍草煎水代茶。

（5）中药护理

1）中药汤剂：①气虚证、阴虚证、阳虚证、血瘀证者，中药汤药以益气养阴，补肾化瘀为主，宜温服，服药期间忌食行气、破气、燥热、伤阴之品，如萝卜、陈皮、金橘、浓茶、烈酒及辛辣食物；②痰湿证、湿浊证者，中药汤药以化痰除湿为主，宜温服，服药期间应避免受寒，保持心情愉悦。

2）中药灌肠：糖尿病肾病后期脾肾衰败，易出现严重的胃肠道症状，可用中药灌肠。药液宜水煎浓缩至100～200ml，高位保留灌肠，每日1～2次。灌肠时应注意调节适宜的温度，灌肠液温度不宜超过41℃。

3）专方专药金水宝胶囊：饭后半小时口服。

4）中药注射剂：中药注射剂应单独使用，与西药注射剂合用时须用生理盐水做间隔液。①丹参注射液：不宜与维生素C、维生素B_6、氯化钾、碳酸氢钠、喹诺酮类、卡那霉素、山梗菜碱、肌苷、甲氧氯普胺、川芎嗪、痰热清、双黄连、黄芪等配伍。②肾康注射液：不宜与藜芦、盐酸左氧氟沙星注射液等配伍；出血倾向者、孕妇及哺乳期妇女禁用；急性心肾衰竭、高血钾危象者慎用。

25 糖尿病肾病的护理效果如何评价？

根据国家中医管理局《22专业95个病种中医诊疗方案》中消渴病肾病诊疗方案之中医证候疗效判定方法。

（1）采用证型半定量量表对单项症状疗效评价消失：

诊疗前患有的症状消失，积分为零，好转。

诊疗前患有的症状减轻，积分降低，但不为零，无效。

诊疗前患有的症状未减轻或加重，积分未降低。

（2）中医证候疗效判定

显效：临床症状、体征明显改善，积分减少≥70%

有效：临床症状、体征均有好转，积分减少≥30%。

无效：临床症状、体征均无明显改善，甚至加重，积分减少不足30%。

（3）计算方法（表6-4）：按照尼莫地平法计算：疗效指数（n）=[（疗前积分－疗后积分）/疗前积分]×100%。

表 6-4　糖尿病肾病的中医临床症状积分表

症状	0分	轻度（1分）	中度（2分）	重度（3分）
□头晕	□无此症状	□头晕轻微，偶尔发作，不影响活动及工作	□头晕较重，活动时出现，休息可安	□头晕重，行走欲仆，终日不缓解，影响活动及工作
□倦怠无力	□无此症状	□偶感乏力，程度轻微，不耐劳累、可坚持轻微体力劳动	□一般活动即感乏力，间歇出现，勉强支持日常活动	□休息亦感疲乏无力，持续出现，不能坚持日常活动
□腰膝酸软	□无此症状	□晨起腰酸膝软，捶打可止	□腰酸持续，膝软，下肢沉重	□腰酸难忍，膝软不欲行走
□畏寒肢冷	□无此症状	□手足有时怕冷，不影响衣着，遇风出现	□经常四肢怕冷，比一般人明显，夜晚出现	□全身明显怕冷，着衣较常人差一季节
□纳呆	□无此症状	□食欲欠佳，口味不香，食量减少不超过 1/4	□食欲下降，口味不香，食量减少 1/4 ～ 1/2	□食欲甚差，无饥饿感，食量减少 1/2 以上
□口干	□无此症状	□夜间口干	□口干少津	□口干欲饮
□口苦	□无此症状	□晨起口苦	□口苦，食不知味	□口苦而涩
□恶心	□无此症状	□每日泛恶 1 ～ 2 次	□每日泛恶 3 ～ 4 次	□频频泛恶，每日 4 次以上
□呕吐	□无此症状	□每日呕吐 1 ～ 2 次	□每日呕吐 3 ～ 4 次	□频频呕吐，每日 4 次以上
□脘腹胀满	□无此症状	□脘腹稍胀，可以忍受，不影响饮食	□脘腹胀满，空腹缓解，饮食减少	□脘腹胀满，终日不解，难以忍受
□夜尿清长	□无此症状	□夜尿量多色白，每日 2 次	□夜尿量多色白，每日 3 ～ 4 次	□夜尿量多色白，每日 5 次以上
□大便不实	□无此症状	□大便不成形，每日 1 次	□大便不成形，每日 2 次	□大便不成形，每日 3 次
□大便干结	□无此症状	□大便干结，每日 1 次	□大便秘结，两日 1 次	□大便秘结，数日 1 次
□水肿	□无此症状	□晨起眼睑水肿	□眼睑及双下肢水肿	□全身水肿

26 糖尿病肾病患者出现水肿时，中医护理措施有哪些？

（1）耳穴贴压

1）耳穴压迫法

【取穴】脾、肾、内分泌。

【操作手法及时间】采用点压法或轻柔按摩法，一般每日2～3次，每次1～2分钟，每周换贴1～2次，每次用一侧耳穴，两耳交替运用。

【手法要求】

①点压法：用指尖一压一松间断地按压耳穴，每次间隔0.5秒，不宜用力过重，以感到胀而略沉重刺痛为度。每穴每次按压27下（用九阳之数，3×9=27）。本法属于补法，是一种弱刺激手法，适用于各种虚证、慢性病、体弱久病患者，如心悸、失眠、神经衰弱、头晕等。

②轻柔按摩法：用指腹（指肚）轻轻将压贴的穴丸压实贴紧，轻压并顺时针方向旋转，以有酸胀、胀痛、轻微刺痛为度。每穴每次轻柔按摩27转，本法若用力轻微属补法，具有补虚的作用，适用于久病体衰、年老体弱及耳穴敏感者；若用力适中，属平补平泻法，是最常用的手法。

2）耳穴针刺法（埋针疗法）

【取穴】脾、肾、内分泌。

【操作手法及时间】无须按压或按揉，一般留置24小时，隔日埋针1次，每次用一侧耳穴，两耳交替运用。

【操作要求】①使用含碘消毒剂进行消毒；②耳部水肿、破溃、皮疹等情况，暂不进行埋针；③埋针过程中，注意观察局部皮肤，如红肿、疼痛剧烈，立即停止治疗。

3）耳穴按揉法

【取穴】脾、肾、内分泌。

【操作手法及时间】采用点压法或轻柔按摩法，一般每日2～3次，每周换贴3次，每次用一侧耳穴，两耳交替运用。10次为一疗程，休息10天，继续第2疗程。

【手法要求】

①点压法：用指尖一压一松间断地按压耳穴，每次间隔0.5秒，不宜用力过重，以感到胀而略沉重刺痛为度。每穴每次按压27下（用九阳之数，3×9=27）。本法属于补法，是一种弱刺激手法，适用于各种虚证、慢性病、体弱久病患者，如心悸、失眠、神经衰弱、头晕等。

②轻柔按摩法：用指腹（指肚）轻轻将压贴的穴丸压实贴紧，轻压并顺时针方向旋转，以有酸胀、胀痛、轻微刺痛为度。每穴每次轻柔按摩27转，本法若用力轻微属补法，具有补虚的作用，适用于久病体衰、年老体弱及耳穴敏感者；若用力适中，属平补平泻法，是最常用的手法。

（2）穴位按摩

【取穴】脾俞、胃俞、三焦俞、肾俞、小肠俞、关元、气海、三阴交、水道、中极、足三阳经、足三里。

【操作手法及时间】

①点按脾俞、胃俞、三焦俞、肾俞、小肠俞；推脾运胃，点按关元、气海、三阴交、水道、中极；提拿足三阳经；点按足三里。

②操作时间一般以10～15分钟为宜，每日1～2次。

【手法要求】

①按法：以手指指腹或手掌掌心，或以双手拇指重叠或双手手掌心重叠置于受术部位，静止不动而后逐渐用力，以受术者能耐受为限，再慢慢放松。过程中需紧贴受术部位，不可移动。

②点法：手指伸直，将力贯注于指端，着力于受术部位，持续或间断进行点按，或以关节骨突处（如指间关节、肘尖）着力于受术部位进行重力点按。过程中应逐渐施力，再逐渐减力。

③提法：用一手或双手握定受术部位，骤然用力提起受术部位，使受术部位在生理范围内达到某一高度。

④拿法：拇指与其余四指相对呈钳状，在施术部位进行节律性的提捏动作，以受术者有酸胀舒适感为度。操作时力量要由轻到重，动作要缓和而有连贯性。

【体位要求】 在为患者施以手法治疗过程中，要根据病变部位及运用的手法的需要，为患者调整一个舒适体位。

①在颜面、胸腹、四肢前侧方等施以手法时，采用仰卧位。

②肩背、腰臀、下肢后侧方等施以手法时，采用俯卧位。

③臀部、下肢外侧等施以手法时，采用侧卧位。

④头、颈、肩、上背部等施以手法时，采用端坐位。

⑤在背部运用擦法、拍法、肘压法、搓法等手法时，采用俯坐位（屈肘前俯坐式）。

（3）穴位贴敷

1）涂脐膏

【取穴】 神阙穴。

【组成及制法】 将地龙、猪苓（去皮）、朱砂各50g，共研细末，装瓶备用。

【操作手法及时间】 用葱汁调成膏状，敷于神阙穴，外用纱布包裹固定，每日1～2次。

2）牵牛散

【取穴】 气海穴。

【组成及制法】 将黑丑、白丑、猪牙皂各8g，木香、沉香、乳香、没药各10g，琥珀3g共研细末，加砂糖、滑石粉少许。

【操作手法及时间】用酒调成膏状，敷于气海穴，每日换药1次。

3）地龙饼

【取穴】神阙穴。

【组成及制法】将地龙、甘遂、猪苓、硼砂各10g，共研细末。

【操作手法及时间】用姜汁、食醋调成药饼，敷于神阙穴，每日换药1次。

4）注意事项：①一般一日换药1次，用药厚度要适中，不可太厚或太薄；②同一部位（每个或每组穴位）不宜连续贴敷过久，要交替使用，以免药物刺激太久，造成皮肤溃疡；③头面部、关节、心脏及大血管附近，不宜用刺激性太强的药物；④孕妇的腹部、腰骶部以及某些过敏穴位，如合谷、三阴交等处，不宜采用穴位贴敷发泡；⑤麝香等，孕妇禁用。

（4）拔罐治疗

【取穴】

一组：三焦俞、气海俞、大肠俞、足三里。

二组：肾俞、关元俞、天枢、关元。

【操作手法及时间】采用梅花针叩刺后拔罐法，每次选用一组穴位，先用梅花针在相应部位反复轻轻叩刺，然后拔罐，留罐15～20分钟，脾肾阳虚者，拔罐后温和灸5～10分钟，每日或隔日1次，10次为一疗程。

【注意事项】

①注意患者的反应，如出现发热、发紧、发酸、凉气外出、温暖、舒适、思眠入睡等，为正常得气现象。

②晕罐：拔罐过程中出现头晕、心慌、恶心、呕吐、冷汗、面色苍白、呼吸急促、脉细数，甚至晕厥等反应时，应立即起罐，去枕平卧卧床休息，注意保暖。仍加重者，可取头低脚高位，用指甲切按人中或十宣穴，或用指腹按探合谷、内关、足三里等。仍昏厥、低血压不能纠正者，遵医嘱进行抢救。

③禁忌证：中重度心脏病、心力衰竭，全身水肿，出血倾向者，失血证，白血病，恶性肿瘤，高热，活动性肺结核，广泛性皮肤病，施术部位溃疡。

④禁用部位：大血管处、乳头、心搏处、鼻部、耳部、前后阴、静脉曲张处、浅显动脉分布处、孕妇腹部及腰骶部。

⑤极度衰弱、醉酒、过度疲劳、过饥、过饱、过渴、皮肤失去弹性及皮肤高度过敏者，应慎用。

⑥起罐原则为先拔先起、后拔后起，注意上下顺序，如在背部有多个罐时，应按先上后下起罐，可防止发生头晕脑胀、恶心呕吐等不良反应。

⑦起罐后，用消毒纱布轻轻拭去罐斑处的小水珠、润滑剂、血迹等。若患者感到

局部紧绷或不适，可适当按揉一下；若皮肤干皱，可涂些植物油或凡士林；若局部有痒感，不可搔抓，可于几天后自行消失；若出现脓血，应在罐口周围填以脱脂棉或纱布，以免污染衣服被褥，起罐后擦净脓血，并对伤口进行适当处理。

（5）刮痧

1）配穴方一

【取穴】腰背部肝俞、脾俞、命门、三焦俞、盲门、肾俞、中脘、水分、中极、阴陵泉、三阴交、复溜、太溪。

【操作手法及时间】用刮痧法、点揉法。先刮腰背部肝俞、脾俞、命门、三焦俞、盲门、肾俞，再点揉腹部中脘、水分、中极穴，然后刮下肢阴陵泉、三阴交、复溜、太溪穴。每日1次，采用补法。

【手法要求】补法：操作时间较短，力量渗透表浅，作用范围比较局限，对皮肤、肌肉、细胞有兴奋作用，操作的方向为顺经脉运行。

2）配穴方二

【取穴】脾俞、肾俞、肺俞、三焦俞、三阴交、复溜、水分、足三里。

【操作手法及时间】用刮痧法。先刮脾俞、肾俞、肺俞、三焦俞，至出现痧痕为止，再刮三阴交、复溜、水分、足三里，每日1次，手法宜轻。

【手法要求】

①补法：操作时间较短，力量渗透表浅，作用范围比较局限，对皮肤、肌肉、细胞有兴奋作用，操作的方向为顺经脉运行。

②泻法：操作时间较长，力量渗透较深厚，作用范围比较广泛，对皮肤肌肉组织有抑制作用，操作的方向为逆经脉运行。

③平补平泻法：介于补法与泻法之间的手法。

3）注意事项

①刮痧时注意保暖，勿在过饥、过饱、紧张状态下实施。

②刮治时，刮具的钝缘与皮肤之间角度以45°为宜，不可呈推、削之势。用力要均匀适中，由轻到重，以能忍受为度。刮时要顺一个方向，不可来回刮。一般每个部位或穴位刮20次，时间以20～25分钟为宜，不应过分要求出痧。

③刮治数分钟后，病源处出现红紫色痧点或密集的红紫色痧点，重则青黑色瘀血斑块，有痛感，如无反应，则无病灶。痧痕一般3～7天消失，无痛感时才能行下次刮拭。

④刮痧后卧床休息，饮适量温开水、姜汤或清凉茶，禁食生冷、酸辣、油腻之物，1～3小时内不能用冷水洗脸及手足，当天不宜做重体力劳动。

⑤禁用穴位：妊娠、月经期妇女禁刮三阴交、合谷、足三里等。

⑥禁忌部位：传染性皮肤病、疖肿、痈疽、瘢痕、溃烂、新骨折处、不明原因肿块

处；妊娠、月经期妇女的腹部、双侧乳房处，均不宜刮拭。

⑦禁忌证：破伤风，狂犬病，精神病发作期，血小板减少症，活动性出血性疾病，白血病，凝血功能障碍者，恶性肿瘤中晚期，危重病症，心肺肾衰竭者，对刮痧恐惧或过敏者，身体极度消耗或恶液质者。

（6）中药泡洗 / 中药熏蒸

【药物组成】麻黄、桂枝、细辛、杏仁、荆芥、防风、红花、桃仁、当归。

【操作方法及时间】将上述药物加水煎成400ml药液，放入气疗仪药物雾化器内进行治疗，或用药液进行浸泡、熏蒸。温度控制在40℃，每次治疗30分钟，10～15次为一疗程。

【注意事项】

①严重心肺功能障碍、出血性疾病者禁用。

②皮肤、药物过敏者慎用。

③泡洗前，评估患者对温度的感知觉。

④空腹及饭后1小时内不宜泡洗。

⑤泡洗时间不宜过长、温度不宜过高，以防烫伤。

⑥泡洗过程中，观察患者全身及局部症状，如出现心悸、汗出、头晕或局部皮肤瘙痒、红疹等情况，立即停止泡洗，遵医嘱进行处理。

⑦泡洗后适当休息，饮少量温开水。

（7）相关穴位穴图：详见附录1、附录2。

27 糖尿病肾病患者出现皮肤瘙痒时如何进行中医护理？

（1）耳穴贴压

1）耳穴压迫法

【取穴】

主穴：胰腺点、胰胆、肝、内分泌、丘脑、神门、三焦、皮质下。

配穴：风溪、肾上腺。

【操作手法及时间】年轻体壮者，采用对压法或直压法，属泻法。久病体衰、年老体弱者，采用轻柔按摩法，属平补平泻法。手法由轻到重，每次用一侧耳穴，两耳交替运用。一般每日2～3次，每次10分钟，隔日换贴1次，10次为一疗程。

【手法要求】

①对压法：用拇指和示指的指腹置于耳郭的正反面，相对按压，直至出现沉、重、胀、痛、热、酸等感觉，可边压边移动，一旦找到敏感点，持续对压20～30秒。适用于

实证、热证及年轻体壮者。

②直压法：以指尖垂直按压穴丸，至患者产生胀痛感，持续按压20～30秒，间隔少许，重复按压，每穴按压4～6次，每日按压3～5次。适用于难以采用对压法的耳穴。

③轻柔按摩法：用指腹（指肚）轻轻将压贴的穴丸压实贴紧，轻压并顺时针方向旋转，以有酸胀、胀痛、轻微刺痛为度。每穴每次轻柔按摩27转。本法若用力轻微属补法，具有补虚的作用，适用于久病体衰、年老体弱及耳穴敏感者；若用力适中，属平补平泻法，是最常用的手法。

2）耳穴针刺法（埋针疗法）

【取穴】

主穴：胰腺点、胰胆、肝、内分泌、丘脑、神门、三焦、皮质下。

配穴：风溪、肾上腺。

【穴位位置】详见附录1。

【操作手法及时间】无须按压或按揉，一般留置24小时，隔日埋针1次，每次用一侧耳穴，两耳交替运用。

【操作要求】①使用含碘消毒剂进行消毒；②耳部水肿、破溃、皮疹等情况，暂不进行埋针；③埋针过程中，注意观察局部皮肤，如红肿、疼痛剧烈，立即停止治疗。

3）耳穴按揉法

【取穴】主穴：胰腺点、胰胆、肝、内分泌、丘脑、神门、三焦、皮质下。配穴：风溪、肾上腺。

【操作手法及时间】使用拇指与示指对上述穴位进行点压或轻柔按摩，一般每日2～3次，每次一侧耳穴，两耳交替运用。

【手法要求】

①点压法：用指尖一压一松间断地按压耳穴，每次间隔0.5秒，不宜用力过重，以感到胀而略沉重刺痛为度。每穴每次按压27下（用九阳之数，3×9=27）。本法属于补法，是一种弱刺激手法，适用于各种虚证、慢性病、体弱久病患者，如心悸、失眠、神经衰弱、头晕等。

②轻柔按摩法：用指腹（指肚）对穴位进行轻压并顺时针方向旋转，以有酸胀、胀痛、轻微刺痛为度。每穴每次轻柔按摩27转，本法若用力轻微属补法，具有补虚的作用，适用于久病体衰、年老体弱及耳穴敏感者；若用力适中，属平补平泻法，是最常用的手法。

（2）穴位贴敷

1）红紫黄栀膏

【取穴】神阙穴。

【组成及制法】将红花、紫草、山栀子、大黄各等份，共研细末，加冰片少许，混合均匀，装瓶备用。

【操作手法及时间】取药适量，用凡士林调成软膏状，敷于神阙处，纱布覆盖，胶布固定。每日1次，7次为一疗程。

2）皮痒灵贴脐膏

【取穴】神阙穴。

【组成及制法】将当归、白芍、生地黄各30g，麦冬、远志、夜交藤各20g，苦参、地肤子、白鲜皮、川椒各15g，全蝎、蜈蚣各10g，共研细末，混合均匀，装瓶备用。

【操作手法及时间】取药适量（约10g），用陈醋调成稀糊状，敷于神阙处，纱布覆盖，胶布固定。每日1次，可用热水袋热熨30分钟，7次为一疗程。

3）注意事项：①一般一日换药1次，用药厚度要适中，不可太厚或太薄；②同一部位（每个或每组穴位）不宜连续贴敷过久，交替使用，以免药物刺激太久，造成皮肤溃疡；③头面部、关节、心脏及大血管附近，不宜用刺激性太强的药物；④孕妇的腹部、腰骶部以及某些过敏穴位，如合谷、三阴交等处，不宜采用穴位贴敷发泡治疗；⑤麝香等，孕妇禁用。

（3）刮痧

1）配穴方一

【取穴】脊柱两侧，异常反应区，瘙痒明显处，肘弯区或膝弯区。

【操作手法及时间】用刮痧法、叩刺法。先在脊柱两侧轻刮3行，至出现潮红为度，重点刮异常反应区，至出现痧痕为止，再刮肘弯区及膝弯区，再用梅花针叩刺病变局部。每日1次，5次为一疗程。

2）配穴方二

【取穴】肾俞、关元、曲池、合谷、阴廉、阴包、血海、足三里、委中、承山。

【操作手法及时间】用刮痧法：先刮背部肾俞、腹部关元，再刮上肢曲池、合谷，然后刮下肢阴廉、阴包、血海、足三里、委中、承山。用泻法刮至出现痧痕为度，每日1次。

【手法要求】

①补法：操作时间较短，力量渗透表浅，作用范围比较局限，对皮肤、肌肉、细胞有兴奋作用，操作的方向为顺经脉运行。

②泻法：操作时间较长，力量渗透较深厚，作用范围比较广泛，对皮肤、肌肉组织有抑制作用，操作的方向为逆经脉运行。

③平补平泻法：介于补法与泻法之间的手法。

3）注意事项

①刮痧时注意保暖，勿在过饥、过饱、紧张状态下实施。

②刮治时，刮具的钝缘与皮肤之间角度以45°为宜，不可呈推、削之势。用力要均匀适中，由轻到重，以能忍受为度。刮时要顺一个方向，不可来回刮。一般每个部位或穴位刮20次，时间以20～25分钟为宜，不应过分要求出痧。

③刮治数分钟后，病源处出现红紫色瘀点或密集的红紫黑色瘀点，重则青黑色瘀血斑块，有痛感，如无反应，则无病灶。痧痕一般3～7天消失，无痛感时才能行下次刮拭。

④刮痧后卧床休息，饮适量温开水、姜汤或清凉茶，禁食生冷、酸辣、油腻之物，1～3小时内不能用冷水洗脸及手足，当天不宜做重体力劳动。

⑤禁用穴位：妊娠、月经期妇女禁刮三阴交、合谷、足三里等。

⑥禁忌部位：传染性皮肤病、疖肿、痈疽、瘢痕、溃烂、新骨折处，不明原因肿块处；妊娠、月经期妇女的腹部、双侧乳房处，均不宜刮拭。

⑦禁忌证：破伤风，狂犬病，精神病发作期，血小板减少症，活动性出血性疾病，白血病，凝血功能障碍者，恶性肿瘤中晚期，危重病症，心肺肾衰竭者，对刮痧恐惧或过敏者，身体极度消耗或恶液质者。

（4）中药熏蒸

1）配方一

【药物组成】地肤子、白鲜皮、土茯苓、当归、蝉蜕、皂角刺、丹参各100g。

【方法及时间】取上述药物各100g，加水1000ml浸泡1小时，用小火煎熬30分钟，去渣取汁备用。先预热熏蒸机，温度控制在39～43℃，协助患者平卧于机内，头部放于机外，将药汁放于机内开始治疗。每次恒温熏蒸20～50分钟，7～10天为一疗程。治疗后1小时内不宜洗澡，以延长药物吸收。

2）配方二

【药物组成】当归30g，蝉蜕10g，赤芍、苦参、白鲜皮、荆芥、麦冬、白蒺藜各15g。

【方法及时间】将上述药物研碎为5mm大小颗粒，用无菌纱布包裹，每袋约130g，浸泡半小时后放入汽疗仪专用药锅内，煎煮产生中药蒸汽送入治疗舱，当治疗舱内温度到达37℃时，患者脱衣进入治疗舱内进行熏蒸。温度控制在42℃左右，每次30分钟，每天1次。

3）配方三

【药物组成】苦参、黄芩、菊花、丹参、当归、熟地黄、黄芪各30g，冰片1g。

【方法及时间】取上述药物加水浸泡1小时，煎煮30分钟，去渣取汁备用。开机预热15分钟后，加入过滤后的中药200～300ml，每次熏蒸15～20分钟，温度37～40℃，待产生大量水蒸汽，并且治疗舱内温度达到37℃时，患者进入治疗舱进行熏蒸治疗。

4）注意事项：①熏蒸时注意保暖，需待汗干，穿好衣服再外出；②熏蒸时要与药液保持一定距离，避免被蒸汽烫伤；③饭前、饭后半小时内不宜进行全身熏蒸；④熏蒸时间不宜过长，若出现头晕、皮肤过敏、病情较前加重者，立即停止；⑤老年人、儿童、病情较重较急者，熏蒸时要有专人陪同，以免出现意外；⑥禁忌证：癫痫、精神病、急性炎症、急性传染病、恶性肿瘤、心肺功能不全、严重高血压、重度贫血、有开放性伤口；妊娠、月经期间；过度饥饿、过度疲劳、年龄过大或体质特别虚弱者。

（5）相关穴位：详见附录1和附录2。

28 糖尿病肾病患者出现泡沫尿（蛋白尿）如何进行艾灸治疗？

【取穴】足三里、肾俞、脾俞、气海、三阴交。

【操作手法及时间】温和灸：温和灸属于艾卷灸之悬起灸的一种，距离皮肤3～5cm熏烤，使局部有温热感而无灼痛为宜，一般每穴灸10～15分钟，至皮肤红晕为度，每日1次，15日为一疗程。先灸大椎后灸神阙，在寅卯和申酉时取穴疗效最佳。

【注意事项】

①施灸顺序：先上后下，先头顶、胸背，后腹部、四肢。

②施灸后局部皮肤微红灼热，属正常现象。如出现小水疱，无须处理，可自行吸收。如水疱较大，可用无菌注射器抽吸后用无菌纱布覆盖。

③神阙穴灸治时间不宜过长，艾炷不宜过大，艾火不宜过旺，谨防烫伤。

④灸治过程中应饮食清淡、易消化，忌生冷、辛辣、油腻食物。

相关穴位：详见附录1和附录2。

29 糖尿病肾病患者出现恶心呕吐时如何进行中医护理？

（1）耳穴贴压

1）耳穴压迫法

【取穴】

主穴：胃、神门、交感、皮质下、耳中。

配穴：枕、颈椎、肝、脾。

【操作手法及时间】采用点压法或轻柔按摩法，一般选择主穴加1～2个配穴，每日2～3次，每周换贴3次，每次用一侧耳穴，两耳交替运用。恶心呕吐时，立即按压耳穴止此。

【手法要求】

①点压法：用指尖一压一松间断地按压耳穴，每次间隔0.5秒，不宜用力过重，以感到胀而略沉重刺痛为度。每穴每次按压27下（用九阳之数，3×9=27）。本法属于补法，是一种弱刺激手法，适用于各种虚证、慢性病、体弱久病患者，如心悸、失眠、神经衰弱、头晕等。

②轻柔按摩法：用指腹（指肚）轻轻将压贴的穴丸压实贴紧，轻压并顺时针方向旋转，以有酸胀、胀痛、轻微刺痛为度。每穴每次轻揉按摩27转，本法若用力轻微属补法，具有补虚的作用，适用于久病体衰、年老体弱及耳穴敏感者；若用力适中，属平补平泻法，是最常用的手法。

2）耳穴针刺法（埋针疗法）

【取穴】

主穴：胃、神门、交感、皮质下、耳中。

配穴：枕、颈椎、肝、脾。

【操作手法及时间】无须按压或按揉，一般留置24小时，隔日埋针1次，每次用一侧耳穴，两耳交替运用。

【操作要求】①使用含碘消毒剂进行消毒；②耳部水肿、破溃、皮疹等情况，暂不进行埋针；③埋针过程中，注意观察局部皮肤，如红肿、疼痛剧烈，立即停止治疗。

3）耳穴按揉法

【取穴】交感、胃、皮质下、神门、十二指肠、小肠、大肠、脾、肝。

【操作手法及时间】先对全耳背进行按摩，对全耳再按摩3～5分钟，使用拇指与示指对上述穴位进行点压或轻柔按摩，一般每日1～2次，每次一侧耳穴，两耳交替运用。

【手法要求】

①点压法：用指尖一压一松间断地按压耳穴，每次间隔0.5秒，不宜用力过重，以感到胀而略沉重刺痛为度。每穴每次按压27下（用九阳之数，3×9=27）。本法属于补法，是一种弱刺激手法，适用于各种虚证、慢性病、体弱久病患者，如心悸、失眠、神经衰弱、头晕等。

②轻柔按摩法：用指腹（指肚）对穴位进行轻压并顺时针方向旋转，以有酸胀、胀痛、轻微刺痛为度。每穴每次轻柔按摩27转，本法若用力轻微属补法，具有补虚的作用，适用于久病体衰、年老体弱及耳穴敏感者；若用力适中，属平补平泻法，是最常用的手法。

（2）艾灸

【取穴】膈俞、胃俞、神阙。

【操作手法及时间】温和灸：温和灸属于艾卷灸之悬起灸的一种，距离皮肤

3～5cm熏烤，使局部有温热感而无灼痛为宜，一般每穴灸10～15分钟，至皮肤红晕为度，每日1次，15日为一疗程。先灸大椎后灸神阙，在寅卯和申酉时取穴疗效最佳。

【注意事项】

①施灸顺序：先上后下，先头顶、胸背，后腹部、四肢。

②施灸后局部皮肤微红灼热，属正常现象。如出现小水疱，无须处理，可自行吸收。如水疱较大，可用无菌注射器抽吸后用无菌纱布覆盖。

③神阙穴灸治时间不宜过长，艾炷不宜过大，艾火不宜过旺，谨防烫伤。

④灸治过程中应饮食清淡、易消化，忌生冷、辛辣、油腻食物。

（3）穴位按摩

【取穴】脾俞、胃俞、三焦俞、足三阴、丰隆、三阴交。

【操作手法及时间】

①点按脾俞、胃俞、三焦俞；提拿足三阴；点按丰隆、三阴交。

②操作时间一般以10～15分钟为宜，每日1～2次。

【手法要求】

①按法：以手指指腹或手掌掌心，或以双手拇指重叠或双手手掌心重叠置于受术部位，静止不动而后逐渐用力，以受术者能耐受为限，再慢慢放松。过程中需紧贴受术部位，不可移动。

②点法：手指伸直，将力贯注于指端，着力于受术部位，持续或间断进行点按，或以关节骨突处（如指间关节、肘尖）着力于受术部位进行重力点按。过程中应逐渐施力，再逐渐减力。

③提法：用一手或双手握定受术部位，骤然用力提起受术部位，使受术部位在生理范围内达到某一高度。

④拿法：拇指与其余四指相对呈钳状，在施术部位进行节律性的提捏动作，以受术者有酸胀舒适感为度。操作时力量要由轻到重，动作要缓和而有连贯性。

【体位要求】在为患者施以手法治疗过程中，要根据病变部位及运用的手法的需要，为患者调整一个舒适体位。

①在颜面、胸腹、四肢前侧方等施以手法时，采用仰卧位。

②肩背、腰臀、下肢后侧方等施以手法时，采用俯卧位。

③臀部、下肢外侧等施以手法时，采用侧卧位。

④头、颈、肩、上背部等施以手法时，采用端坐位。

⑤在背部运用擦法、拍法、肘压法、揉法等手法时，采用俯坐位（屈肘前俯坐式）。

（4）穴位贴敷

1）吴茱萸膏

【取穴】中脘、足三里、神阙、劳宫。

【组成及制法】将吴茱萸适量研细末，装瓶备用。

【操作手法及时间】取药末3～6g，以生姜汁调成软膏状，选取1～2个穴位，交替使用，外以纱布覆盖，用胶布固定，每日换药1次。可配以隔药艾灸，效果更佳。

2）止呕贴

【取穴】中脘、胃俞。

【组成及制法】将金沸草、代赭石各等份，共研细末，装瓶备用。

【操作手法及时间】用米醋调和成软膏状，分别敷于中脘、胃俞（双），每日换药3～5次。

3）注意事项：①一般一日换药1次，用药温度要适中，不可太厚或太薄；②同一部位（每个或每组穴位）不宜连续贴敷过久，交替部位使用，以免药物刺激太久，造成皮肤溃疡；③头面部、关节、心脏及大血管附近，不宜用刺激性太强的药物；④孕妇的腹部、腰骶部以及某些过敏穴位，如合谷、三阴交等处，不宜采用穴位贴敷发泡治疗；⑤孕妇禁用麝香。

（5）拔罐治疗

1）配穴方一

【取穴】膻中至神阙穴。

【操作手法及时间】采用梅花针即刺后拔罐法，先用梅花针从上至下轻轻叩刺3～5遍，然后走罐至皮肤潮红为度，再取中脘、神阙留罐10～15分钟，每日或隔日1次。

2）配穴方二

【取穴】脾俞、胃俞、中脘。

【操作手法及时间】采用单纯拔罐法，留罐10～20分钟；或用闪罐法治疗10～20分钟；每日或隔日1次。

3）注意事项

①注意患者的反应，如出现发热、发紧、发酸、凉气外出、温暖、舒适、思眠入睡等，为正常得气现象。

②晕罐：拔罐过程中出现头晕、心慌、恶心、呕吐、冷汗、面色苍白、呼吸急促、脉细数，甚至晕厥等反应时，应立即起罐，去枕平卧卧床休息，注意保暖。仍加重者，可取头低脚高位，用指甲切按人中或十宣穴，或用指腹按揉合谷、内关、足三里等。仍昏厥、低血压不能纠正者，遵医嘱进行抢救。

③禁忌证：中重度心脏病、心力衰竭，全身水肿，出血倾向者，失血证，白血病，恶性肿瘤，高热，活动性肺结核，广泛性皮肤病，施术部位溃疡。

④禁用部位：大血管处、乳头、心搏处、鼻部、耳部、前后阴、静脉曲张处、浅显

动脉分布处、孕妇腹部及腰骶部。

⑤极度衰弱、醉酒、过度疲劳、过饥、过饱、过渴、皮肤失去弹性及皮肤高度过敏者，应慎用。

⑥起罐原则为先拔先起、后拔后起，注意上下顺序，如在背部有多个罐时，应按先上后下起罐，可防止发生头晕脑胀、恶心呕吐等不良反应。

⑦起罐后，用消毒纱布轻轻拭去罐斑处的小水珠、润滑剂、血迹等。若患者感到局部紧绷或不适，可适当按揉一下；若皮肤干皱，可涂些植物油或凡士林；若局部有痒感，不可搔抓，可于几天后自行消失；若出现脓血，应在罐口周围填以脱脂棉或纱布，以免污染衣服被褥，起罐后擦净脓血，并对伤口进行适当处理。

（6）刮痧

1）配穴方一

【取穴】天突、华盖、膻中、鸠尾。

【操作手法及时间】用挑痧法。先在上述穴位处消毒，用三棱针在每个穴位上反复挑刺，以不出血或微出血为度，再用无菌纱布覆盖、包扎。

2）配穴方二

【取穴】一组：肝俞、脾俞、胃俞、足三里。二组：天突、中脘、内关、公孙。

【操作手法及时间】用刮痧法和点揉法。第一组穴位用刮痧法，刮至皮肤出现痧痕为止；第二组穴位用点揉法，每个穴位3～5分钟，已有得气感为止，每日1次。手法宜轻，采用平补平泻法。

【手法要求】

①补法：操作时间较短，力量渗透表浅，作用范围比较局限，对皮肤、肌肉、细胞有兴奋作用，操作的方向为顺经脉运行。

②泻法：操作时间较长，力量渗透较深厚，作用范围比较广泛，对皮肤、肌肉组织有抑制作用，操作的方向为逆经脉运行。

③平补平泻法：介于补法与泻法之间的手法。

3）注意事项

①刮痧时注意保暖，勿在过饥、过饱、紧张状态下实施。

②刮治时，刮具的钝缘与皮肤之间角度以45°为宜，不可呈推、削之势。用力要均匀适中，由轻到重，以能忍受为度。刮时要顺一个方向，可来回刮。一般每个部位或穴位刮20次，时间以20～25分钟为宜，不应过分要求出痧。

③刮治数分钟后，病源处出现红紫色瘀点或密集的红紫黑色瘀点，重则青黑色瘀血斑块，有痛感，如无反应，则无病灶。痧痕一般3～7天消失，无痛感时才能行下次刮拭。

④刮痧后卧床休息，饮适量温开水、姜汤或清凉茶，禁食生冷、酸辣、油腻之物，

1～3小时内不能用冷水洗脸及手足，当天不宜做重体力劳动。

⑤禁用穴位：妊娠、月经期妇女禁刮三阴交、合谷、足三里等。

⑥禁忌部位：传染性皮肤病、疖肿、痈疽、瘢痕、溃烂、新骨折处，不明原因肿块处；妊娠、月经期妇女的腹部、双侧乳房处，均不宜刮拭。

⑦禁忌证：破伤风，狂犬病，精神病发作期，血小板减少症，活动性出血性疾病，白血病，凝血功能障碍者，恶性肿瘤中晚期，危重病症，心肺肾衰竭者，对刮痧恐惧或过敏者，身体极度消耗或恶液质者。

（7）中药热熨敷（热奄包）

1）配方一

【取穴】涌泉穴、内关穴。

【药物组成】生姜。

【制法及用法】将生姜捣烂，放于布包内，敷于双足涌泉穴、两侧内关穴，再外用热水袋或热奄包热熨1～2小时，每日1次。

2）配方二

【取穴】神阙穴。

【药物组成】黄连6g、吴茱萸6g。

【制法及用法】将上述药物研成细末，用姜汁调成软膏状，敷于腹部神阙穴，再进行热熨。

3）体位：以患者感舒适为宜。①头面、胸腹取仰卧位；②腰背、颈项取俯卧位；③肩胁部取侧卧位；④四肢取坐位。

4）注意事项：①治疗过程中注意保暖及保护患者隐私；②注意熨包的温度，避免烫伤；③禁用部位：皮肤破损处、孕妇的腹部及腰骶部、急性炎症部位；④禁忌证：高血压、严重心血管疾病、一些热性病症应慎用；⑤治疗过程中，出现头晕、心慌等不适，立即停止治疗，遵医嘱给予处理。

30 糖尿病肾病患者头胀肢乏如何进行中医护理？

（1）耳穴贴压

1）耳穴压迫法

【取穴】心、脑干、神门。

【穴位位置】详见附录1。

【操作手法及时间】采用点压法或轻柔按摩法，一般每日2～3次，每周换贴3次，每次用一侧耳穴，两耳交替运用。10次为一疗程，休息10天，继续第2疗程。

【手法要求】

①点压法：用指尖一压一松间断地按压耳穴，每次间隔0.5秒，不宜用力过重，以感到胀而略沉重刺痛为度。每穴每次按压27下（用九阳之数，3×9=27）。本法属于补法，是一种弱刺激手法，适用于各种虚证、慢性病、体弱久病患者，如心悸、失眠、神经衰弱、头晕等。

②轻柔按摩法：用指腹（指肚）轻轻将压贴的穴丸压实贴紧，轻压并顺时针方向旋转，以有酸胀、胀痛、轻微刺痛为度。每穴每次轻柔按摩27转，本法若用力轻微属补法，具有补虚的作用，适用于久病体衰、年老体弱及耳穴敏感者；若用力适中，属平补平泻法，是最常用的手法。

2）耳穴针刺法（埋针疗法）

【取穴】心、脑干、神门。

【操作手法及时间】无须按压或按揉，一般留置24小时，隔日埋针1次，每次用一侧耳穴，两耳交替运用。

【操作要求】①使用含碘消毒剂进行消毒；②耳部水肿、破溃、皮疹等情况，暂不进行埋针；③埋针过程中，注意观察局部皮肤，如红肿、疼痛剧烈，立即停止治疗。

3）耳穴按揉法

【取穴】心、脑干、神门。

【操作手法及时间】使用拇指与示指对上述穴位进行点压或轻柔按摩，一般每日2～3次，每次一侧耳穴，两耳交替运用。

【手法要求】

①点压法：用指尖一压一松间断地按压耳穴，每次间隔0.5秒，不宜用力过重，以感到胀而略沉重刺痛为度。每穴每次按压27下（用九阳之数，3×9=27）。本法属于补法，是一种弱刺激手法，适用于各种虚证、慢性病、体弱久病患者，如心悸、失眠、神经衰弱、头晕等。

②轻柔按摩法：用指腹（指肚）对穴位进行轻压并顺时针方向旋转，以有酸胀、胀痛、轻微刺痛为度。每穴每次轻柔按摩27转，本法若用力轻微属补法，具有补虚的作用，适用于久病体衰、年老体弱及耳穴敏感者；若用力适中，属平补平泻法，是最常用的手法。

（2）穴位按摩

【取穴】三阴交、足三里、风池、百会、太阳。

【操作手法及时间】

①点按三阴交、足三里、风池、百会、太阳。

②操作时间一般以10～15分钟为宜，每日1～2次。

【手法要求】

①按法：以手指指腹或手掌掌心，或以双手拇指重叠或双手手掌心重叠置于受术部位，静止不动而后逐渐用力，以受术者能耐受为限，再慢慢放松。过程中需紧贴受术部位，不可移动。

②点法：手指伸直，将力贯注于指端，着力于受术部位，持续或间断进行点按，或以关节骨突处（如指间关节、肘尖）着力于受术部位进行重力点按。过程中应逐渐施力，再逐渐减力。

【体位要求】 在为患者施以手法治疗过程中，要根据病变部位及运用的手法的需要，为患者调整一个舒适体位。

①在颜面、胸腹、四肢前侧方等施以手法时，采用仰卧位。

②肩背、腰臀、下肢后侧方等施以手法时，采用俯卧位。

③臀部、下肢外侧等施以手法时，采用侧卧位。

④头、颈、肩、上背部等施以手法时，采用端坐位。

⑤在背部运用擦法、拍法、肘压法、搓法等手法时，采用俯坐位（屈肘前俯坐式）。

31 糖尿病肾病患者出现腰膝酸软时如何进行中医护理？

（1）耳穴贴压

1）耳穴压迫法

【取穴】 皮质下、内分泌、肾、胰。

【操作手法及时间】 采用点压法或轻柔按摩法，一般每日2～3次，每周换贴3次，每次用一侧耳穴，两耳交替运用。10次为一疗程，休息10天，继续第2疗程。

【手法要求】

①点压法：用指尖一压一松间断地按压耳穴，每次间隔0.5秒，不宜用力过重，以感到胀而略沉重刺痛为度。每穴每次按压27下（用九阳之数，3×9=27）。本法属于补法，是一种弱刺激手法，适用于各种虚证、慢性病、体弱久病患者，如心悸、失眠、神经衰弱、头晕等。

②轻柔按摩法：用指腹（指肚）轻轻将压贴的穴丸压实贴紧，轻压并顺时针方向旋转，以有酸胀、胀痛、轻微刺痛为度。每穴每次轻柔按摩27转。本法若用力轻微属补法，具有补虚的作用，适用于久病体衰、年老体弱及耳穴敏感者；若用力适中，属平补平泻法，是最常用手法。

2）耳穴针刺法（埋针疗法）

【取穴】 皮质下、内分泌、肾、胰。

【操作手法及时间】无须按压或按揉，一般留置24小时，隔日埋针1次，每次用一侧耳穴，两耳交替运用。

【操作要求】①使用含碘消毒剂进行消毒；②耳部水肿、破溃、皮疹等情况，暂不进行埋针；③埋针过程中，注意观察局部皮肤，如红肿、疼痛剧烈，立即停止治疗。

3）耳穴按揉法

【取穴】皮质下、内分泌、肾、胰。

【操作手法及时间】使用拇指与示指对上述穴位进行点压或轻柔按摩，一般每日2～3次，每次一侧耳穴，两耳交替运用。

【手法要求】

①点压法：用指尖一压一松间断地按压耳穴，每次间隔0.5秒，不宜用力过重，以感到胀而略沉重刺痛为度。每穴每次按压27下（用九阳之数，3×9=27）。本法属于补法，是一种弱刺激手法，适用于各种虚证、慢性病、体弱久病患者，如心悸、失眠、神经衰弱、头晕等。

②轻柔按摩法：用指腹（指肚）对穴位进行轻压并顺时针方向旋转，以有酸胀、胀痛、轻微刺痛为度。每穴每次轻柔按摩27转。本法若用力轻微属补法，具有补虚的作用，适用于久病体衰、年老体弱及耳穴敏感者；若用力适中，属平补平泻法，是最常用的手法。

（2）艾灸

【取穴】肾俞、关元、气海、三阴交。

【操作手法及时间】温和灸：温和灸属于艾卷灸之悬起灸的一种，距离皮肤3～5cm熏烤，使局部有温热感而无灼痛为宜。一般每穴灸10～15分钟，至皮肤红晕为度，每日1次，15日为一疗程。先灸大椎后灸神阙，在寅卯和申酉时取穴疗效最佳。

【注意事项】

①施灸顺序：先上后下，先头顶、胸背，后腹部、四肢。

②施灸后局部皮肤微红灼热，属正常现象。如出现小水疱，无须处理，可自行吸收。如水疱较大，可用无菌注射器抽吸后用无菌纱布覆盖。

③神阙穴灸治时间不宜过长，艾炷不宜过大，艾火不宜过旺，谨防烫伤。

④灸治过程中应饮食清淡、易消化，忌生冷、辛辣、油腻食物。

（3）穴位按摩

【取穴】肾俞、大肠俞、膀胱俞、委中、足三阳经、足三阴经。

【操作手法及时间】

①揉拿腰背肌，点按肾俞、大肠俞、膀胱俞、委中；提拿足三阳经、足三阴经。

②操作时间一般以10～15分钟为宜，每日1～2次。

【手法要求】

①按法：以手指指腹或手掌掌心，或以双手拇指重叠或双手手掌心重叠置于受术部位，静止不动而后逐渐用力，以受术者能耐受为限，再慢慢放松。过程中需紧贴受术部位，不可移动。

②点法：手指伸直，将力贯注于指端，着力于受术部位，持续或间断进行点按，或以关节骨突处（如指间关节、肘尖）着力于受术部位进行重力点按。过程中应逐渐施力，再逐渐减力。

③揉法：以单手或双手掌根、鱼际及掌心等定在受术部位或穴位上，以前臂带动腕部做灵活自如的旋转（掌揉法：以单指定于某一穴位施以旋转回环的连续动作；指揉法：施以揉法时不应仅在表皮抚摸，而要同时带动皮下组织进行旋动，用力要达到深部，动作连续，着力由小到大，均匀持续，宜轻宜缓。施术频率每分钟80～120次）。

④拿法：拇指与其余四指相对呈钳状，在施术部位进行节律性的提捏动作，以受术者有酸胀舒适感为度。操作时力量要由轻到重，动作要缓和而有连贯性。

⑤提法：用一手或双手握定受术部位，骤然用力提起受术部位，使受术部位在生理范围内达到某一高度。

【体位要求】在为患者施以手法治疗过程中，要根据病变部位及运用的手法的需要，为患者调整一个舒适体位。

①在颜面、胸腹、四肢前侧方等施以手法时，采用仰卧位。

②肩背、腰臀、下肢后侧方等施以手法时，采用俯卧位。

③臀部、下肢外侧等施以手法时，采用侧卧位。

④头、颈、肩、上背部等施以手法时，采用端坐位。

⑤在背部运用擦法、拍法、肘压法、滚法等手法时，采用俯坐位（屈肘前俯坐式）。

（4）拔罐治疗

1）配穴方一

【取穴】肾俞、关元俞、命门、腰眼、上髎。

【操作手法及时间】采用针灸拔罐法，先用毫针针刺（补法），留针10～15分钟，再拔罐10～15分钟，每日或隔日1次。

2）配穴方二

【取穴】一组：阿是穴、腰阳关、次髎、志室。二组：背部膀胱经腧穴。

【操作手法及时间】采用闪罐法、走罐法或排罐法，两组穴位交替使用，每日1次。第一组可用拔罐法，留罐10～15分钟，或用闪罐法，反复闪拔3～5下，至皮肤潮红为度；第二组用走罐法或排罐法，留罐10～15分钟。

3）注意事项

①注意患者的反应，如出现发热、发紧、发酸、凉气外出、温暖、舒适、思眠入睡等，为正常得气现象。

②晕罐：拔罐过程中出现头晕、心慌、恶心、呕吐、冷汗、面色苍白、呼吸急促、脉细数，甚至晕厥等反应时，应立即起罐，去枕平卧卧床休息，注意保暖。仍加重者，可取头低脚高位，用指甲切按人中或十宣穴，或用指腹按揉合谷、内关、足三里等。仍昏厥、低血压不能纠正者，遵医嘱进行抢救。

③禁忌证：中重度心脏病、心力衰竭，全身水肿，出血倾向者，失血证，白血病，恶性肿瘤，高热，活动性肺结核，广泛性皮肤病，施术部位溃疡。

④禁用部位：大血管处、乳头、心搏处、鼻部、耳部、前后阴、静脉曲张处、浅显动脉分布处、孕妇腹部及腰骶部。

⑤极度衰弱、醉酒、过度疲劳、过饥、过饱、过渴、皮肤失去弹性及皮肤高度过敏者，应慎用。

⑥起罐原则为先拔先起、后拔后起，注意上下顺序，如在背部有多个罐时，应按先上后下起罐，可防止发生头晕脑胀、恶心呕吐等不良反应。

⑦起罐后，用消毒纱布轻轻拭去罐斑处的小水珠、润滑剂、血迹等。若患者感到局部紧绷或不适，可适当按揉一下；若皮肤干皱，可涂些植物油或凡士林；若局部有痒感，不可搔抓，可于几天后自行消失；若出现脓血，应在罐口周围填以脱脂棉或纱布，以免污染衣服被褥，起罐后擦净脓血，并对伤口进行适当处理。

（5）刮痧

1）配穴方一

【取穴】肾俞、志室、太溪、委中。

【操作手法及时间】用刮痧法。先刮腰背部的肾俞、志室，再刮腘窝部的委中，最后刮足部太溪穴。用补法，刮至微现痧痕，隔日1次。

【手法要求】补法：操作时间较短，力量渗透表浅，作用范围比较局限，对皮肤、肌肉、细胞有兴奋作用，操作的方向为顺经脉运行方向者。

2）配穴方二

【取穴】

主穴：大椎、大杼、膏肓俞、神堂。

配穴：委中、养老、人中、肾俞、命门、腰阳关、太溪、飞扬。

【操作手法及时间】用刮痧法。先用泻法刮主穴和委中，至出现痕为止，再用补法刮配穴。每日1次。

【手法要求】

①补法：操作时间较短，力量渗透表浅，作用范围比较局限，对皮肤、肌肉、细胞有兴奋作用，操作的方向为顺经脉运行。

②泻法：操作时间较长，力量渗透较深厚，作用范围比较广泛，对皮肤肌肉组织有抑制作用，操作的方向为逆经脉运行。

3）注意事项

①刮痧时注意保暖，勿在过饥、过饱、紧张状态下实施。

②刮治时，刮具的钝缘与皮肤之间角度以45°为宜，不可呈推、削之势。用力要均匀适中，由轻到重，以能忍受为度。刮时要顺一个方向，不可来回刮。一般每个部位或穴位刮20次，时间以20～25分钟为宜，不应过分要求出痧。

③刮治数分钟后，病源处出现红紫色瘀点或密集的红紫黑色瘀点，重则青黑色瘀血斑块，有痛感，如无反应，则无病灶。痧痕一般3～7天消失，无痛感时才能行下次刮拭。

④刮痧后卧床休息，饮适量温开水、姜汤或清凉茶，禁食生冷、酸辣、油腻之物，1～3小时内不能用冷水洗脸及手足，当天不宜做重体力劳动。

⑤禁用穴位：妊娠、月经期妇女禁刮三阴交、合谷、足三里等。

⑥禁忌部位：传染性皮肤病、疖肿、痈疽、瘢痕、溃烂、新骨折处，不明原因肿块处；妊娠、月经期妇女的腹部、双侧乳房处，均不宜刮拭。

⑦禁忌证：破伤风，狂犬病，精神病发作期，血小板减少症，活动性出血性疾病，白血病，凝血功能障碍者，恶性肿瘤中晚期，危重病症，心肺肾衰竭者，对刮痧恐惧或过敏者，身体极度消耗或恶液质者。

（6）中药泡洗/中药熏蒸

【药物组成】川芎、独活、红花、艾叶、生姜各10g，白芷、杜仲、秦艽各15g，海桐皮、伸筋草、没药、乳香、当归各20g。

【操作方法及时间】将上述药物浸泡后加热煮沸，温度控制在38～43℃后，患者仰卧于熏蒸床上，暴露腰部进行熏蒸，每次20～30分钟，每天1次。

【注意事项】①严重心肺功能障碍、出血性疾病者禁用；②皮肤、药物过敏者慎用；③泡洗前评估患者对温度的感知觉；④空腹及饭后1小时内不宜泡洗；⑤泡洗时间不宜过长、温度不宜过高，以防烫伤；⑥泡洗过程中，观察患者全身及局部症状，如出现心悸、汗出、头晕或局部皮肤瘙痒、红疹等情况，立即停止泡洗，遵医嘱进行处理；⑦泡洗后适当休息，饮少量温开水。

（7）中药热熨敷（热奄包）

【取穴】肾俞。

【药物组成】粗盐、艾叶。

【制法及用法】将艾叶捣碎与粗盐一起制成大小合适的药包，加热后敷于腰背部、肾俞穴处，每次5～10分钟，可每日多次。

【体位】以患者感舒适为宜。

①头面、胸腹取仰卧位。

②腰背、颈项取俯卧位。

③肩胁部取侧卧位。

④四肢取坐位。

【注意事项】

①治疗过程中，注意保暖及保护患者隐私。

②注意熨包的温度，避免烫伤。

③禁用部位：皮肤破损处、孕妇的腹部及腰骶部、急性炎症部位。

④禁忌证：高血压、严重心血管疾病、一些热性病症应慎用。

⑤治疗过程中，出现头晕、心慌等不适，立即停止治疗，遵医嘱给予处理。

32 糖尿病肾病的出院指导包括哪些?

（1）注意调摄，起居有常，随天气增减衣物，勿感冒。

（2）适当参加活动，增强体质。

（3）坚持饮食调理，配合食疗。

（4）保持心情舒畅、情绪稳定，劳逸适度，戒怒戒嗔。

（5）节制房事，保护元气。

（6）坚持服药，未经医师允许不可自行停药。

（7）如出现水肿或水肿加重、尿异常、体重迅速增加等，应及时就诊。

33 糖尿病周围神经病变的常见证候是什么?

气虚血瘀证：肢体麻木，如有蚁行感，肢末时痛，多呈刺痛，下肢为主，入夜痛甚；气短乏力，神疲倦怠，自汗畏风，易于感冒，舌质淡黯，或有瘀点，苔薄白。

阴虚血瘀证：肢体麻木，腿足挛急，酸胀疼痛，或小腿抽搐，夜间为甚，或灼热疼痛，五心烦热，失眠多梦，皮肤干燥，腰膝酸软，头晕耳鸣；口干不欲饮，便秘，舌质嫩红或淡红，苔花剥少津。

寒凝血瘀证：肢体麻木不仁，四末冷痛，得温痛减，遇寒痛增，下肢为著，入夜更甚；神疲乏力，畏寒怕冷，尿清便溏，或尿少水肿，舌质淡暗或有瘀点，苔白滑。

痰瘀阻络证：肢体麻木不止，常有定处，足如踩棉，肢体困倦，头重如裹，昏蒙不清，体多肥胖，口黏乏味，胸闷纳呆，腹胀不适，大便黏滞。舌质紫暗，舌体胖大有齿痕，苔白厚腻。

肝肾亏虚证：肢体痿软无力，肌肉萎缩，甚者痿废不用，腰膝酸软，阳痿不举，骨松齿摇，头晕耳鸣，舌质淡，少苔或无苔。

34　糖尿病周围神经病变的一般护理包括哪些？

（1）入院护理

①入院介绍：热情接待患者，详细介绍病区病房设施、呼叫器的使用、科室作息时间及相关规章制度；安排合适病房，介绍管床医师及责任护士；急症入院者应立即通知医师，做好输液、给药等急救措施。病室清洁、温湿度适宜、空气流通，避免直吹风。

②个人卫生处置：协助患者更换病号服，修剪指甲、进行沐浴，对于生活不能自理者由护士给予床上擦浴，指导患者注意个人卫生，保持口腔、皮肤、足的卫生，勤刷牙、勤洗澡，勤更衣，饭前便后洗手，每日清洗会阴。

③安全宣教：注意安全，勿自行打开水，勿自行使用热水袋，防止烫伤；活动宜缓慢，穿防滑鞋，避免滑倒；病情较重、躁动不安者，加固床挡保护，避免摔伤。

④低血糖宣教：讲解低血糖症状及自救措施，告知患者若出现头晕、心慌、手抖、汗出等情况时，及时通知医务人员，外出检查时穿病号服，随身携带糖果；注射胰岛素后勿剧烈活动，15～20分钟后及时进食，避免发生低血糖。

⑤入院评估：包括生活能力评估、跌倒坠床危险因子评估、疼痛评估、Braden压疮危险因子评估。五项简单筛查方法：踝反射、振动觉、压力觉、针刺痛觉、温度觉。责任护士除了入院时进行四项评估外，出现病情变化、护理级别改变、出院时都要进行四项评估。

（2）体征监测

①入院时，测量身高、体重、体温、脉搏、呼吸、血压及入院即刻血糖。

②新入患者当日测体温、脉搏、呼吸3次；若体温37.5～39℃者，每日测体温、脉搏、呼吸4次；若体温≥39℃，每4小时测体温、脉搏、呼吸1次；体温正常3日后，每日测体温、脉搏、呼吸1次。

③遵医嘱监测血压及血糖。

④每日记录大便次数1次，每周测量身高、体重1次；若有水肿患者，应遵医嘱每日测量体重。

（3）相关检查护理

①入院当日，指导患者留取即刻血、尿标本，完成胸片、心电图检查。

②告知患者晚22:00以后禁食、水，翌日晨抽取血标本及做空腹B超。

③协助并督促患者及时完成交感皮肤反应测定、肌电图、神经传导速度检测等专科检查。

④联系相关科室，预约相关的科内外检查，检查前一日发放检查单，讲解检查的相关注意事项及时间、地点，检查当日，依据患者病情，联系外勤接送患者完成相关检查。

（4）病情观察

①遵医嘱执行级别护理，定时巡视病房，观察患者"三多一少"症状。

②注意观察患者呼吸、皮肤、意识的变化；伴肢体麻木患者，注意观察患者麻木的时间、部位、性质；若出现呼吸变浅、皮肤发绀、意识模糊或者出现面部麻木、舌麻等感觉异常时，立即通知医师，并协助处理。

（5）饮食护理

①遵循糖尿病周围神经病变的饮食原则。

②多食粗纤维食物，每日食物纤维摄入量应不低于35g，多食富含B族维生素（可营养神经）及微量元素的食物（可影响人体的神经传导），如瘦猪肉、鱼、奶、蘑菇、姜、白菜等。

（6）运动护理

①遵循糖尿病周围神经病变的运动原则。

②初期运动时，须在专家指导下进行，严格控制练习的量与强度，注意循序渐进，持之以恒。

③运动时注意选择舒适透气的鞋子，选择平坦的路面。

（7）心理护理

①加强同患者之间的交流，建立良好的护患关系。

②做好患者家属的心理疏导，提高家庭支持力。

③详细讲解本病的发生机制、转归；相关药物的疗效等知识。

④鼓励患者多与患者交流，多参加相关的知识讲座，增强抵抗疾病的信心。

（8）药物护理

1）降糖药物：遵循糖尿病用药原则：①指导患者严格按医嘱定时、正确服用降糖药；②确保餐前15~30分钟准确注射胰岛素；③正确存放胰岛素，未开启的胰岛素应储存于2~8℃的冰箱内保存。

2）专科用药：甲钴胺片（甲钴胺分散片）：饭后半小时服用。

35 糖尿病周围神经病变的专科护理包括哪些?

（1）饮食调护：本病患者饮食宜清淡；忌辛辣、肥腻、生冷之品，避免干硬和粗糙食物。

（2）辨证施膳

气虚血瘀证：宜食益气活血的食品，如山药等。

阴虚血瘀证：宜食滋阴化瘀的食品，如百合、银耳、黑木耳、黑芝麻等。

寒凝血瘀证：宜食温经通络的食品，如肉桂、茴香、花椒等。

痰瘀阻络证：宜食化痰活血的食品，如山楂、陈皮、金橘等。

肝肾亏虚证：宜食滋补肝肾的食品，如枸杞子、甲鱼、老鸭、银耳等。

（3）运动养生

①传统的运动疗法：如太极拳、五禽戏，动静结合，动作柔和舒缓，很适合本病患者习练。

②应避免踢足球、快节奏的健身操等剧烈运动。

③可以练习盘腿打坐，循序渐进，争取每天练半小时，这种方法主要是改善末梢循环，缓解麻木疼痛。

（4）情志护理

①舒畅情志，指导患者保持乐观情绪。

②指导患者培养积极的兴趣爱好，转移对疾病的注意力。

③劝导家属重视患者，经常探视，增强其治病的信心。

（5）中药护理

1）中药汤剂：气虚血瘀者，中药汤剂以补气活血、化瘀痛痹为主，宜温服，服药后注意休息，四肢保暖，以助药力，透达四肢，忌食寒、凉、生冷之品，服药后不宜立即洗热水澡，避免当风受凉。阴虚血瘀者，中药汤剂以滋阴活血、柔肝缓急为主，宜温服，服药时间以饭前或空腹为佳。痰瘀阻络型，中药汤剂以祛痰化瘀、宣痹通络为主，宜温服，忌辛辣、油腻之品。肝肾亏虚者，中药汤剂以滋补肝肾、填髓充肉为主，宜温服，忌食酸、冷食物。

2）中药注射剂：中药注射剂应单独使用，与西药注射剂合用时须用生理盐水做间隔液。①丹红注射液：不宜与喹诺酮类药物合用，同时与其他活血药或抗凝药使用时，应谨慎；有出血倾向者禁用。②苦碟子注射液：不宜与抗生素合用，与硫酸依替米星配伍出现紫褐色不溶颗粒；与阿莫西林/克拉维酸钾配伍出现黄色改变；不宜与抗心律失常药合用，与盐酸普罗帕酮配伍出现棕色沉淀物；不宜与氯化钾、复方氯化钠注射液、20%甘露醇注射液等药物合用。③血栓通注射液：不宜与含藜芦类的药物同用。

3）外用中药：①中药外用时，要观察局部皮肤有无不良反应；②中药泡洗：糖痛方，该药功效为益气活血、通络止痛。泡洗温度＜40℃，每次15～30分钟，每日1～2次，泡洗过程中注意观察局部皮肤情况，如有过敏、破溃等，应及时停药，立即通知医师。

36 糖尿病周围神经病变的护理效果如何评价?

根据国家中医药管理局《22专业95个病种中医诊疗方案》中消渴病（2型糖尿病）诊疗方案之中医证候疗效判定方法。

（1）中医证候疗效判定

痊愈：临床症状、体征消失或基本消失，积分减少≥90%。

显效：临床症状、体征明显改善，积分减少≥70%。

有效：临床症状、体征均有好转，积分减少≥30%。

无效：临床症状、体征无明显改善，甚至加重，积分减少不足30%。

（2）计算方法（见表6-5）：尼莫地平计算法：疗效指数（n）=［（疗前积分－疗后积分）/疗前积分］×100%。

表6-5 消渴痹病的临床症状积分表

	症状	0分	轻度（2分）	中度（4分）	重度（6分）
主要症状	□四肢疼痛	□无此症状	□稍有，不影响活动	□介于两者之间	□症状明显，不欲活动
	□四肢发凉	□无此症状	□稍有，不影响活动	□介于两者之间	□需加衣覆盖，比常人穿衣多
	□肢体无力	□无此症状	□稍有，不影响活动	□较明显，活动减少	□稍微活动就有
	□感觉减退	□无此症状	□偶有感觉	□经常	□反复（每天都有发作）
	□肢软麻木	□无此症状	□日常活动中偶有	□介于两者之间	□稍微活动就有
	□肌肉萎缩	□无此症状	□稍有，不影响活动	□介于两者之间	□症状明显，不欲活动

续表

	症状	0分	轻度（2分）	中度（4分）	重度（6分）
次要症状	症状	0分	轻度（1分）	中度（2分）	重度（3分）
	□气短乏力	□无此症状	□日常活动中偶有	□介于两者之间	□稍微活动就感气短乏力
	□神疲懒言	□无此症状	□日常活动中偶有	□介于两者之间	□稍微活动就有
	□五心烦热	□无此症状	□偶有（每周1～2次）	□经常（每周2次以上）	□反复（每天都有发作）
	□肢体困重	□无此症状	□稍有，不影响活动	□较明显，活动减少	□症状明显，不欲活动
	□畏寒肢冷	□无此症状	□偶有感觉	□介于两者之间	□需加衣覆盖，比常人穿衣多
	□腰酸膝软	□无此症状	□稍有，不影响活动	□较明显，活动减少	□症状明显，不欲活动
	□头晕耳鸣	□无此症状	□偶有（每周1～2次）	□经常（每周2次以上）	□反复（每天都有发作）

37 糖尿病患者出现肢体麻木、挛急、疼痛时，如何进行中医护理？

（1）耳穴贴压

1）耳穴压迫法

【取穴】内分泌、脾、腰骶椎、趾。

【操作手法及时间】采用点压法或轻柔按摩法，一般每日2～3次，每周换贴3次，每次用一侧耳穴，两耳交替运用。10次为一疗程，休息10天，继续第2疗程。

【手法要求】

①点压法：用指尖一压一松间断地按压耳穴，每次间隔0.5秒，不宜用力过重，以感到胀而略沉重刺痛为度。每穴每次按压27下（用九阳之数，3×9=27）。本法属于补法，是一种弱刺激手法，适用于各种虚证、慢性病、体弱久病患者，如心悸、失眠、神经衰弱、头晕等。

②轻柔按摩法：用指腹（指肚）轻轻将压贴的穴丸压实贴紧，轻压并顺时针方向旋转，以有酸胀、胀痛、轻微刺痛为度。每穴每次轻柔按摩27转。本法若用力轻微属补法，具有补虚的作用，适用于久病体衰、年老体弱及耳穴敏感者；若用力适中，属平补平泻法，是最常用的手法。

2）耳穴针刺法（埋针疗法）

【取穴】同上。

【操作手法及时间】无须按压或按揉，一般留置24小时，隔日埋针1次，每次用一侧耳穴，两耳交替运用。

【操作要求】①使用含碘消毒剂进行消毒；②耳部水肿、破溃、皮疹等情况，暂不进行埋针；③埋针过程中，注意观察局部皮肤，如红肿、疼痛剧烈，立即停止治疗。

3）耳穴按揉法

【取穴】同上。

【操作手法及时间】使用拇指与示指对上述穴位进行点压或轻柔按摩，一般每日2～3次，每次一侧耳穴，两耳交替运用。

【手法要求】

①点压法：用指尖一压一松间断地按压耳穴，每次间隔0.5秒，不宜用力过重，以感到胀而略沉重刺痛为度。每穴每次按压27下（用九阳之数，3×9=27）。本法属于补法，是一种弱刺激手法，适用于各种虚证、慢性病、体弱久病患者，如心悸、失眠、神经衰弱、头晕等。

②轻柔按摩法：用指腹（指肚）对穴位进行轻压并顺时针方向旋转，以有酸胀、胀痛、轻微刺痛为度。每穴每次轻柔按摩27转，本法若用力轻微属补法，具有补虚的作用，适用于久病体衰、年老体弱及耳穴敏感者；若用力适中，属平补平泻法，是最常用的手法。

（2）艾灸

【取穴】地机、委中穴。

【操作手法及时间】

①温和灸：温和灸属于艾卷灸之悬起灸的一种，距离皮肤3～5cm熏烤，使局部有温热感而无灼痛为宜，一般每穴灸10～15分钟，至皮肤红晕为度，每日1次，15日为1个疗程。先灸大椎后灸神阙，在寅卯和申酉时取穴疗效最佳。

②隔姜灸：在穴位上放置2.5cm×3cm大小、厚0.2cm的衬隔物，事先用针在上面扎数个小孔，药饼上放置1cm艾炷，连续施灸3～5壮，以感到热气向体内渗透，局部皮肤潮红为度。每日1次，15次为一疗程。隔姜灸每穴灸10～30壮，每次一组主穴，轮换使用，隔日1次，50日为一疗程。

【注意事项】

①施灸顺序：先上后下，先头顶、胸背，后腹部、四肢。

②施灸后局部皮肤微红灼热，属正常现象。如出现小水疱，无须处理，可自行吸收。如水疱较大，可用无菌注射器抽吸后用无菌纱布覆盖。

③神阙穴灸治时间不宜过长，艾炷不宜过大，艾火不宜过旺，谨防烫伤。

④灸治过程中应饮食清淡、易消化，忌生冷、辛辣、油腻食物。

（3）穴位按摩

【取穴】足三里、地机、太溪、涌泉。

【操作手法及时间】

①轻压搓揉肾俞、命门穴，可补肾阳、强腰膝，益气固肾。

②点按肺俞、三焦俞；揉拿三阴经，点按合谷、鱼际、手三里、曲池、廉泉；最后提拿足三阴经，点按照海、三阴交。

③操作时间一般以10～15分钟为宜，每日1～2次。

【手法要求】

①按法：以手指指腹或手掌掌心，或以双手拇指重叠或双手手掌心重叠置于受术部位，静止不动而后逐渐用力，以受术者能耐受为限，再慢慢放松。过程中需紧贴受术部位，不可移动。

②压法：以拇指指腹前半部或手掌掌根或肘尖置于受术部位，逐渐让自身体重移到着力处，使力量垂直透入，以受术者能耐受为限，然后放松。

③点法：手指伸直，将力贯注于指端，着力于受术部位，持续或间断进行点按，或以关节骨突处（如指间关节、肘尖）着力于受术都位进行重力点按。过程中应逐渐施力，再逐渐减力。

④拿法：拇指与其余四指相对呈钳状，在施术部位进行节律性的提捏动作，以受术者有酸胀舒适感为度。操作时力量要由轻到重，动作要缓和而有连贯性。

⑤揉法：以单手或双手掌根、鱼际及擎心等定在受术部位或穴位上，以前臂带动腕部做灵活自如的旋动（掌揉法：以单指定于某一穴位施以旋转回环的连续动作；指揉法：施以揉法时不应仅在表皮抚摸，而要同时带动皮下组织进行旋动，用力要达到深部，动作连续，着力由小到大，均匀持续，宜轻宜缓。施术频率每分钟80～120次）。

⑥搓法：双手手掌五指并拢，两手相对，以手指或掌或掌根着力于受术部位，相对用力，选行迅速的一前一后的交替搓动。搓动要快，移动要慢，以皮肤发热为度。

⑦提法：用一手或双手握定受术部位，骤然用力提起受术部位，使受术部位在生理范围内达到某一高度。

【体位要求】在为患者施以手法治疗过程中，要根据病变部位及运用的手法的需要，为患者调整一个舒适体位。

①在颜面、胸腹、四肢前侧方等施以手法时，采用仰卧位。

②肩背、腰臀、下肢后侧方等施以手法时，采用俯卧位。

③臀部、下肢外侧等施以手法时，采用侧卧位。

④头、颈、肩、上背部等施以手法时，采用端坐位。

⑤在背部运用擦法、拍法、肘压法、㨰法等手法时，采用俯坐位（屈肘前俯坐式）。

（4）穴位贴敷

【取穴】

上肢痛：取曲池、臂臑、外关，酌情使用阿是穴。

下肢痛：取阳陵泉、环跳、承山，酌情使用阿是穴。

【组成及制法】

组成：白芥子、延胡索各30g，甘遂、细辛各15g。

制法：上药共研细末，入麝香1g和匀，姜汁调匀成膏备用。

【操作手法及时间】取药膏3g，摊于4cm×4cm塑料薄膜上，贴于被选的穴位上，外用橡皮膏四周固定。每次贴4～6小时，5天后再贴，3次为1个疗程。

【注意事项】①一般一日换药1次，用药厚度要适中，不可太厚或太薄；②同一部位（每个或每组穴位）不宜连续贴敷过久，交替部位使用，以免药物刺激太久，造成皮肤溃疡；③热痹及孕妇者忌用。

（5）中药泡洗

【操作方法及时间】遵医嘱选用祛风通络，活血通脉药物，药液温度38～40℃，时间10～15分钟。

【注意事项】

①严重心肺功能障碍、出血性疾病者禁用。

②皮肤、药物过敏者慎用。

③泡洗前，评估患者对温度的感知觉。

④空腹及饭后1小时内不宜泡洗。

⑤泡洗时间不宜过长、温度不宜过高，以防烫伤。

⑥泡洗过程中，观察患者全身及局部症状，如出现心悸、汗出、头晕或局部皮肤瘙痒、红疹等情况，立即停止泡洗，遵医嘱进行处理。

⑦泡洗后适当休息，饮少量温开水。

（6）中药离子导入

【取穴】足三里、地机、太溪、涌泉穴。

【注意事项】

①评估离子导入部位的皮肤。

②孕妇、婴儿慎用。

③药物、皮肤过敏者慎用。

④中药离子导入的过程如有不适，报告医师并做相应处理。

⑤暴露治疗部位，保护患者隐私，注意为患者保暖。

⑥遵医嘱选择处方并调节电流强度，治疗过程中询问患者的感受，如有不适，及时调整电流强度。

⑦观察患者局部及全身的情况，若出现红疹、瘙痒、水疱等情况，立即报告医师，遵医嘱予以处置。

（8）操作完毕后，记录中药离子导入的皮肤情况及患者感受等。

（7）中药熏蒸疗法

1）方法一

【组成及制法】

黄芪30g，当归30g，白芍15g，红花20g，牛膝30g，鸡血藤30g，桂枝30g，木瓜20g，威灵仙20g，独活15g，伸筋草30g，桑寄生20g。将药物放于蒸罐内，打开开关，使蒸汽温度控制在40～60℃。

【操作手法及时间】根据患者的耐受程度调节，30分钟/次，2次/天，10天为一疗程。

2）方法二

【组成及制法】生川乌10g，生草乌10g，全当归15g，透骨草30g，川芎12g，花椒10g，赤芍15g，白芥子6g，土鳖虫30g，鸡血藤30g。将上药纳入布袋中，煎沸后文火煎煮30分钟，将煎出的药液倒入盆内。

【操作手法及时间】趁热将患处置于盆沿上进行熏蒸。待药汁温后浸泡患处，一天1～3次，每次30分钟。

3）方法三

【组成及制法】川乌10g，熟附子12g，麻黄10g，木瓜20g，桂枝15g，牛膝15g，海桐皮12g，防风12g，黄芪30g，独活15g，威灵仙30g。先将准备好的药物倒入蒸锅内，加1500～2000ml水煮沸。

【操作手法及时间】扶患者躺在熏蒸机上熏蒸，四周密封，面部暴露，1次/天，40分钟/次，7天为一疗程，连续熏蒸1～2疗程。

（8）中药热熨敷

1）方法一

【组成及制法】

药物：针砂、川乌头各适量。

制法：上药共研末和匀，炒热，用绢布包好。

【操作手法及时间】

用法：趁热熨患处，反复熨之，每日1次。

2）方法二

【组成及制法】

药物：川乌、草乌、荜茇、甘松、山柰各15g。

制法：上药共研细末，入锅内炒热，用布包之。

【操作手法及时间】

用法：趁热熨患处，反复熨之，每日1次。

38 糖尿病周围神经病变出现肢体痿软无力时，如何进行中医护理?

（1）艾灸

【取穴】气海、关元、足三里、三阴交。

【操作手法及时间】

①温和灸：温和灸属于艾卷灸之悬起灸的一种，距离皮肤3～5cm熏烤，使局部有温热感而无灼痛为宜，一般每穴灸10～15分钟，至皮肤红晕为度，每日1次，15日为一疗程。先灸大椎后灸神阙，在寅卯和申酉时取穴疗效最佳。

②隔姜灸：在穴位上放置2.5cm×3cm 大小、厚0.2cm的衬隔物，事先用针在上面扎数个小孔，药饼上放置1cm艾炷，连续施灸3～5壮，以感到热气向体内渗透、局部皮肤潮红为度。每日1次，15次为一疗程。隔姜灸每穴灸10～30壮，每次一组主穴，轮换使用，隔日1次，50日为一疗程。

【注意事项】

①施灸顺序：先上后下，先头顶、胸背，后腹部、四肢。

②施灸后局部皮肤微红灼热，属正常现象。如出现小水疱，无须处理，可自行吸收。如水疱较大，可用无菌注射器抽吸后用无菌纱布覆盖。

③神阙穴灸治时间不宜过长，艾炷不宜过大，艾火不宜过旺，谨防烫伤。灸治过程中应饮食清淡、易消化，忌生冷、辛辣、油腻食物。

（2）穴位贴敷

【取穴】肾俞、脾俞、足三里。

【组成及制法】

组成：苍术、熟地黄各500g，五味子、茯苓各250g，干姜32g，川椒15g。

制法：麻油熬，黄丹收，摊膏备用。

39 糖尿病周围神经病变出现腰膝酸软时，如何进行中医护理？

（1）耳穴贴压

1）耳穴压迫法

【取穴】皮质下、内分泌、脾、胰。

【操作手法及时间】采用点压法或轻柔按摩法，一般每日2～3次，每周换贴3次，每次用一侧耳穴，两耳交替运用。10次为一疗程，休息10天，继续第2疗程。

【手法要求】

①点压法：用指尖一压一松间断地按压耳穴，每次间隔0.5秒，不宜用力过重，以感到胀而略沉重刺痛为度。每穴每次按压27下（用九阳之数，3×9=27）。本法属于补法，是一种弱刺激手法，适用于各种虚证、慢性病、体弱久病患者，如心悸、失眠、神经衰弱、头晕等。

②轻柔按摩法：用指腹（指肚）轻轻将压贴的穴丸压实贴紧，轻压并顺时针方向旋转，以有酸胀、胀痛、轻微刺痛为度。每穴每次轻柔按摩27转，本法若用力轻微属补法，具有补虚的作用，适用于久病体衰、年老体弱及耳穴敏感者；若用力适中，属平补平泻法，是最常用的手法。

2）耳穴针刺法（埋针疗法）

【取穴】同上。

【操作手法及时间】无须按压或按揉，一般留置24小时，隔日埋针1次，每次用一侧耳穴，两耳交替运用。

【操作要求】①使用含碘消毒剂进行消毒；②耳部水肿、破溃、皮疹等情况，暂不进行埋针；③埋针过程中，注意观察局部皮肤，如红肿、疼痛剧烈，仍立即停止治疗。

3）耳穴按揉法

【取穴】同上。

【操作手法及时间】使用拇指与示指对上述穴位进行点压或轻柔按摩，一般每日2～3次，每次一侧耳穴，两耳交替运用。

【手法要求】

①点压法：用指尖一压一松间断地按压耳穴，每次间隔0.5秒，不宜用力过重，以感到胀而略沉重刺痛为度。每穴每次按压27下（用九阳之数，3×9=27）。本法属于补法，是一种弱刺激手法，适用于各种虚证、慢性病、体弱久病患者，如心悸、失眠、神经衰弱、头晕等。

②轻柔按摩法：用指腹（指肚）对穴位进行轻压并顺时针方向旋转，以有酸胀、

胀痛、轻微刺痛为度。每穴每次轻柔按摩27转，本法若用力轻微属补法，具有补虚的作用，适用于久病体衰、年老体弱及耳穴敏感者；若用力适中，属平补平泻法，是最常用的手法。

（2）艾灸

【取穴】肾俞、神阙、气海、关元、三阴交。

【操作手法及时间】

①温和灸：温和灸属于艾卷灸之悬起灸的一种，距离皮肤3～5cm熏烤，使局部有温热感而无灼痛为宜，一般每穴灸10～15分钟，至皮肤红晕为度，每日1次，15日为一疗程。先灸大椎后灸神阙，在寅卯和申酉时取穴疗效最佳。

②隔姜灸：在穴位上放置2.5cm×3cm大小、厚0.2cm的衬隔物，事先用针在上面扎数个小孔，药饼上放置1cm艾炷，连续施灸3～5壮，以感到热气向体内渗透、局部皮肤潮红为度。每日1次，15次为一疗程。隔姜灸每穴灸10～30壮，每次一组主穴，轮换使用，隔日1次，50日为一疗程。

【注意事项】

①施灸顺序：先上后下，先头顶、胸背，后腹部、四肢。

②施灸后局部皮肤微红灼热，属正常现象。如出现小水疱，无须处理，可自行吸收。如水疱较大，可用无菌注射器抽吸后用无菌纱布覆盖。

③神阙穴灸治时间不宜过长，艾炷不宜过大，艾火不宜过旺，谨防烫伤。

④灸治过程中应饮食清淡、易消化，忌生冷、辛辣、油腻食物。

（3）穴位按摩

【取穴】气海、关元、委中、涌泉。

【操作手法及时间】

①轻压搓揉肾俞、命门穴，可补肾阳、强腰膝，益气固肾。

②点按肺俞、三焦俞；揉拿三阴经，点按合谷、鱼际、手三里、曲池、廉泉；最后提拿足三阴经，点按照海、三阴交。

③操作时间一般以10～15分钟为宜，每日1～2次。

【手法要求】

①按法：以手指指腹或手掌掌心，或以双手拇指重叠或双手手掌心重叠置于受术部位，静止不动而后逐渐用力，以受术者能耐受为限，再慢慢放松。过程中需紧贴受术部位，不可移动。

②压法：以拇指指腹前半部或手掌掌根或肘尖置于受术部位，逐渐让自身体重移到着力处，使力量垂直透入，以受术者能耐受为限，然后放松。

③点法：手指伸直，将力贯注于指端，着力于受术部位，持续或间断进行点按，

或以关节骨突处（如指间关节、肘尖）着力于受术部位进行重力点按。过程中应逐渐施力，再逐渐减力。

④揉法：以单手或双手掌根、鱼际及掌心等定在受术部位或穴位上，以前臂带动腕部做灵活自如的旋动。

⑤搓法：双手手掌五指并拢，两手相对，以手指或掌或掌根着力于受术部位，相对用力，进行迅速的一前一后的交替搓动。搓动要快，移动要慢，以皮肤发热为度。

【体位要求】

在为患者施以手法治疗过程中，要根据病变部位及运用的手法的需要，为患者调整一个舒适体位。

①在颜面、胸腹、四肢前侧方等施以手法时，采用仰卧位。

②肩背、腰臀、下肢后侧方等施以手法时，采用俯卧位。

③臀部、下肢外侧等施以手法时，采用侧卧位。

④头、颈、肩、上背部等施以手法时，采用端坐位。

⑤在背部运用擦法、拍法、肘压法、搋法等手法时，采用俯坐位（屈肘前俯坐式）。

40 糖尿病周围神经病变的出院指导包括哪些？

（1）注意饮食有节，不可过食肥甘厚味，戒烟酒。

（3）阴天注意保暖防潮，减少外出活动。

（4）按时服用降糖药物，勿自行停药或减量。

（5）指导家属在患者锻炼时要加以保护，以防跌伤及意外。

（6）嘱其定期门诊随访，有异常，立即就诊。

41 糖尿病视网膜病变的常见证候要点是什么？

气阴两虚、络脉瘀阻证：口干咽燥，视力减退，目睛干涩，神疲乏力，便干或稀溏；舌胖，紫黯或有瘀斑。

肝肾阴虚、目络失养证：视物模糊或变形，目睛干涩，腰膝酸软，头晕耳鸣，大便干结；舌暗红，少苔。

阴阳两虚、血瘀痰凝证：五心烦热，视物模糊或不见，神疲乏力，失眠健忘，腰酸肢冷，大便溏结交替；舌胖少津或有瘀点。

42 糖尿病视网膜病变的一般护理包括哪些?

（1）入院护理

①入院介绍：同糖尿病章节，应注意光线柔和、偏暗，避免强光直射及烟尘的刺激。

②个人卫生处置：同糖尿病章节。

③做好安全宣教：同糖尿病章节，对于年老体弱者或视力减弱者，应加床挡保护，外出检查时有人陪同；改变体位时动作缓慢，避免深低头、旋转等动作；座椅及床位应避免晃动；发生眩晕时应闭目就地坐下或即刻卧床，以免跌伤。

④入院评估：包括生活能力评估、跌倒/坠床危险因子评估、疼痛评估、Braden压疮危险因子评估。责任护士除了入院时进行四项评估外，出现病情变化、护理级别改变、出院时都要进行四项评估。

（2）体征监测

①入院时，测量身高、体重、体温、脉搏呼吸、血压及入院即刻血糖。

②新入患者，当日测体温、脉搏、呼吸3次；若体温37.5～39℃者，每日测体温、脉搏、呼吸4次；若体温≥39℃，每4小时测体温、脉搏、呼吸1次；体温正常3日后，每日测体温、脉搏、呼吸1次。

③遵医嘱监测血压及血糖。

④若患者突然发生眼红、眼涩、眼痛时，可采用指压巩膜法观察眼压，发现眼压可疑增高时，应立即报告医师及时处理。

（3）相关检查护理

①入院当日，指导患者留取即刻血、尿标本，完成胸片、心电图检查。

②告知患者晚22:00以后禁食、水，翌日晨抽取血标本及做空腹B超。

③联系相关科室，预约相关的科内外检查，检查前一日发放检查单，讲解检查的相关注意事项及时间、地点，检查当日依据患者病情，联系外勤接送患者完成相关检查。

（4）病情观察

①遵医嘱执行级别护理，定时巡视病房，密切观察患者生命体征、神志、舌脉等变化。

②重点观察患者眼部有无畏光、流泪、干涩、疼痛、分泌物、视力下降等情况，发现异常，及时报告医师，配合治疗。

（5）饮食护理

①遵循糖尿病饮食。

②眼压高的患者，每天食盐限制在6g以内。

（6）运动护理：糖尿病性视网膜病变患者遵循糖尿病患者运动原则，如无明显的增殖性视网膜病变者，可参加适当的体育运动，如步行、慢跑等，步行是最常用的方法。

（7）心理护理：糖尿病视网膜病变患者担心视力下降、失明，易情绪低落、易躁易怒、行为反常。护士应详细讲解糖尿病及糖尿病视网膜病变的相关知识，以及预后情况，告知患者此病并非一定致盲，加强患者间交流，请治疗效果较好的患者讲亲身体会或经验介绍，提高治疗信心；对于病情严重者，协助患者将常用物品放置于便于取放之处，使患者尽快适应角色改变，同家属进行交流，使其尽快适应患者疾病所带来的生活改变，帮助患者建立便利的生活条件，共同帮助患者完成心理过渡。

（8）眼部护理：向患者讲解用眼卫生知识，避免久视及熬夜；避免强光刺激，必要时戴墨镜。出现眼底出血的患者，应减少头部活动，勿揉碰患眼，注意卧床休息，保证充足睡眠。

（9）药物护理

①降糖药物遵循糖尿病患者的用药原则。

②指导患者正确使用滴眼药，用前洗净双手，将药液摇匀，取平卧位，遵医嘱滴注药液，嘱患者闭目10分钟，避免头部运动。

43 糖尿病视网膜病变的专科护理包括哪些?

（1）饮食调护

①患者多因素体脾虚或过食肥甘厚腻，导致脾胃运化失司，酿成痰湿内热，上犯目窍而致病。故患者要忌食肥甘厚味及辛辣刺激之品，戒烟酒，严格控制糖类食物及碳水化合物的摄入量。

②饮食宜清肝明目、健脾利湿，如金银花、菊花茶、鱼腥草等，可多食洋葱炒胡萝卜以健脾护肝、调脂、降压；禁食辣椒、肥肉、鸭子等燥热助火之品。

③辨证饮食

气阴两虚、络脉瘀阻证：宜食益气养阴，活血通络的食品，如莲子、百合、山药等。食疗方：山药排骨汤。

肝肾阴虚、目络失养证：宜食补益肝肾，养血通络的食品，如黑芝麻、枸杞等。食疗方：枸杞蒸鸡。

阴阳两虚、血瘀痰凝证：宜食阴阳双补，化痰祛瘀的食品，如牛肉、羊肉、枸杞等。食疗方：清炖枸杞鸽。

（2）运动养生

①遵循糖尿病患者的运动原则。

②可选练太极拳、八段锦、保健操，参加一些非比赛性的球类运动，如乒乓球、羽毛球等。

③避免吹气球等使眼压增高的运动。

④对于糖尿病增殖期视网膜病变者，禁忌运动，可参加一些可行的业余活动，如下棋、种花等。

（3）情志护理

①护士可详细讲解所患疾病的发生发展规律及有效治疗方法，以调畅患者情志，增强战胜疾病的信心。

②鼓励患者培养有益的兴趣爱好，如种花、下棋、养鱼等，以转移患者注意力，愉悦身心，帮助疾病的恢复。

（4）辨证施护

1）气阴两虚型：①视物模糊、目睛干涩者：可给予穴位按摩，取肝俞、肾俞、光明、睛明穴；也可予杭菊花、草决明、夜明砂泡水代茶饮，或枸杞子、密蒙花、青葙子泡水代茶饮，以养肝明目；或木贼草、谷精草、白蒺藜泡水代茶饮，以平肝去风明目；②口干咽燥者：可予菊花、麦冬泡水代茶饮，以缓解口干渴症状。③便干者：可遵医嘱用大黄、玄参泡水服，或指压长强穴或予耳穴压豆，取穴大肠、小肠、便秘点。

2）肝肾亏虚型：①头晕耳鸣者：改变体位时动作要缓慢，避免深低头、旋转等动作，症状严重时绝对卧床休息；②腰膝酸软、肢体麻木者：嘱患者注意腰部及肢体保暖，但应避免使用暖水袋、电热毯等加热工具。

3）阴阳两虚型：血瘀痰凝失眠者可取神门、交感、心、脑、内分泌、肾点进行耳穴压豆。

（5）眼部保健：指导患者每日可按摩睛明、四白、攒竹等穴，10～15分钟/次，1～2次/日，15日为一疗程；示范眼保健操；注意保护视力，少阅读书报，多闭目养神；注意用眼卫生，告诉患者不要用手揉眼睛，使用流动的水清洗眼部，毛巾专用，用后用开水洗后晾干，做到一人一巾。

（6）中药护理

①中药汤剂：肝肾亏虚者的中药汤剂以滋补肝肾、润燥通络为主，宜温服，服药期间注意休息，避免劳累，慎避风寒，防止感冒，忌食辛辣刺激之品，如烟、酒、辣椒、葱等；阴阳两虚者以滋阴补阳、化痰祛瘀为主，宜温服；偏阴虚者，饮食以滋补之品为宜，营养丰富，宜食海参、银耳等，忌肥甘、油炸、过咸或过硬，服药后应注意休息，

保证睡眠，不过劳；偏阳虚者，饮食宜细软，易消化，不宜过咸，适当选用一些温补及血肉有情之品，如肉类、乳类，服药后注意休息保暖，节制房事，避免重体力劳动，防止感冒；气阴两虚者以益气养阴、活血通络为主，宜温服，忌食生冷、油腻、辛辣、刺激之品。

②专方专药：羟苯磺酸钙，进餐时吞服。

44 糖尿病视网膜病变的护理效果如何评价？

参照《中药新药治疗糖尿病视网膜病变的临床研究指导原则》进行疗效评价。

（1）采用证型半定量量表对单项症状进行疗效评价：

消失：疗前患有的症状消失，积分为零。

好转：疗前患有的症状减轻，积分降低，但不为零。

无效：疗前患有的症状未减轻或加重，积分未降低。

（2）中医证候疗效判定

显效：临床症状、体征明显改善，积分减少≥70%。

有效：临床症状、体征均有好转，积分减少≥30%。

无效：临床症状、体征均无明显改善，甚或加重，积分减少不足30%。

（3）计算方法（见表6-6）：按照尼莫地平法计算：疗效指数（n）=[（疗前积分－疗后积分）/疗前积分]×100%。

表6-6　糖尿病视网膜病变的中医临床症状积分表

症状	0分	轻度（2分）	中度（4分）	重度（6分）
视物模糊	□无此症状	眼前有小黑影，无视物模糊或变形	眼前有多个小黑影或轻度视物模糊或变形	眼前有大块黑影或严重视物模糊或变形
目睛干涩	□无此症状	偶见目睛干涩	明显目睛干涩，时常发作	目睛干涩难忍，不停发作
倦怠乏力	□无此症状	精神不振，可坚持体力劳动	精神疲乏，勉强坚持日常活动	精神极度疲乏，不能坚持日常活动
气短懒言	□无此症状	活动后气短懒言	安静时时有气短懒言	安静时持续气短懒言
腰酸膝软	□无此症状	晨起腰酸膝软，捶打可止	腰酸持续，膝软不任重物	腰酸难忍，膝软不欲行走
口干咽燥	□无此症状	口咽微干	口咽干燥少津	口咽干燥欲饮
五心烦热	□无此症状	夜间手足心微热	手足心灼热，心烦	五心烦热，不欲衣被

续表

症状	0分	轻度（2分）	中度（4分）	重度（6分）
头晕头痛	□无此症状	轻微头部晕痛，时作时止	头痛持续，视物旋转，不能行走	头痛难忍，眩晕欲仆，不能站立
面色晦暗	□无此症状	面色暗黄而少光泽	面色暗黄而无光泽	面色暗黑而无光泽

45 糖尿病患者出现视物模糊时，中医护理措施有哪些?

（1）耳穴贴压

1）耳穴压迫法

【取穴】肝、眼、肾、神门、交感。

【操作手法及时间】采用点压法或轻柔按摩法，一般每日2～3次，每周换贴3次，每次用一侧耳穴，两耳交替运用。10次为一疗程，休息10天，继续第二疗程。

【手法要求】

①点压法：用指尖一压一松间断地按压耳穴，每次间隔0.5秒，不宜用力过重，以感到胀而略沉重刺痛为度。每穴每次按压27下（用九阳之数，3×9=27）。本法属于补法，是一种弱刺激手法，适用于各种虚证、慢性病、体弱久病患者，如心悸、失眠、神经衰弱、头晕等。

②轻柔按摩法：用指腹（指肚）轻轻将压贴的穴丸压实贴紧，轻压并顺时针方向旋转，以有酸胀、胀痛、轻微刺痛为度。每穴每次轻柔按摩27转，本法若用力轻微属补法，具有补虚的作用，适用于久病体衰、年老体弱及耳穴敏感者；若用力适中，属平补平泻法，是最常用的手法。

2）耳穴针刺法（埋针疗法）

【取穴】肝、眼、肾、神门、交感。

【操作手法及时间】无须按压或按揉，一般留置24小时，隔日埋针1次，每次用一侧耳穴，两耳交替运用。

【操作要求】①使用含碘消毒剂进行消毒；②耳部水肿、破溃、皮疹等情况，暂不进行埋针；③埋针过程中，注意观察局部皮肤，如红肿、疼痛剧烈，仍立即停止治疗。

3）耳穴按揉法

【取穴】肝、眼、肾、神门、交感。

【操作手法及时间】使用拇指与示指对上述穴位进行点压或轻柔按摩，一般每日2～3次，每次一侧耳穴，两耳交替运用。

【手法要求】

①点压法：用指尖一压一松间断地按压耳穴，每次间隔0.5秒，不宜用力过重，以感到胀而略沉重刺痛为度。每穴每次按压27下（用九阳之数，3×9=27）。本法属于补法，是一种弱刺激手法，适用于各种虚证、慢性病、体弱久病患者，如心悸、失眠、神经衰弱、头晕等。

②轻柔按摩法：用指腹（指肚）对穴位进行轻柔按摩并顺时针方向旋转，以有酸胀、胀痛、轻微刺痛为度。每穴每次轻柔按摩27转，本法若用力轻微属补法，具有补虚的作用，适用于久病体衰、年老体弱及耳穴敏感者；若用力适中，属平补平泻法，是最常用的手法。

（2）穴位按摩

【取穴】攒竹、睛明、鱼腰、丝竹空、承泣、风池、合谷。

【操作手法及时间】

①坐位，轻闭双眼，用拇指点揉攒竹、睛明、鱼腰、丝竹空、承泣，已感到酸胀为度，再以中指指腹轻压眼球，以有热感为宜。

②用拇指指腹由攒竹沿眉弓向外推至太阳穴，按摩太阳穴。

③拿风池、合谷，以酸胀为度。

④操作时间一般以10～15分钟为宜，每日1～2次。

【手法要求】

①按法：以手指指腹或手掌掌心，或以双手拇指重叠或双手手掌心重叠置于受术部位，静止不动而后逐渐用力，以受术者能耐受为限，再慢慢放松。过程中需紧贴受术部位，不可移动。

②压法：以拇指指腹前半部或手掌掌根或肘尖置于受压部位，逐渐让自身体重移到着力处，使力量垂直透入，以受术者能耐受为限，然后放松。

③点法：手指伸直，将力贯注于指端，着力于受术部位，持续或间断进行点按，或以关节骨突处（如指间关节、肘尖）着力于受术部位进行重力点按。过程中应逐渐施力，再逐渐减力。

④拿法：拇指与其余四指相对呈钳状，在施术部位进行节律性的提握动作，以受术者有酸胀舒适感为度。操作时力量要由轻到重，动作要缓和而有连贯性。

⑤揉法：以单手或双手掌根、鱼际及掌心等放在受术部位或穴位上，以前臂带动腕部做灵活自如的旋动。

【体位要求】在为患者施以手法治疗过程中，要根据病变部位及运用手法的需要，为患者调整一个舒适体位。

①在颜面、胸腹、四肢前侧方等施以手法时，采用仰卧位。

②肩背、腰臀、下肢后侧方等施以手法时，采用俯卧位。

③臀部、下肢外侧等施以手法时，采用侧卧位。

④头、颈、肩、上背部等施以手法时，采用端坐位。

⑤在背部运用擦法、拍法、肘压法、搓法等手法时，采用俯坐位（屈肘前俯坐式）。

（3）相关穴位穴图：详见附录1和附录2。

46 糖尿病视网膜病变患者出现目睛干涩时，如何进行中医护理？

（1）耳穴贴压

1）耳穴压迫法

【取穴】肝、眼、肾、神门、皮质下。

【穴位位置】详见附录1。

【操作手法及时间】采用点压法或轻柔按摩法，一般每日2～3次，每周换贴3次，每次用一侧耳穴，两耳交替运用。10次为一疗程，休息10天，继续第二疗程。

【手法要求】

①点压法：用指尖一压一松间断地按压耳穴，每次间隔0.5秒，不宜用力过重，以感到胀而略沉重刺痛为度。每穴每次按压27下（用九阳之数，3×9=27）。本法属于补法，是一种弱刺激手法，适用于各种虚证、慢性病、体弱久病患者，如心悸、失眠、神经衰弱、头晕等。

②轻柔按摩法：用指腹（指肚）轻轻将压贴的穴丸压实贴紧，轻压并顺时针方向旋转，以有酸胀、胀痛、轻微刺痛为度。每穴每次轻柔按摩27转，本法若用力轻微属补法，具有补虚的作用，适用于久病体衰、年老体弱及耳穴敏感者；若用力适中，属平补平泻法，是最常用的手法。

2）耳穴针刺法（埋针疗法）

【取穴】肝、眼、肾、神门、皮质下。

【操作手法及时间】无须按压或按揉，一般留置24小时，隔日埋针1次，每次用一侧耳穴，两耳交替运用。

【操作要求】①使用含碘消毒剂进行消毒；②耳部水肿、破溃、皮疹等情况，暂不进行埋针；③埋针过程中，注意观察局部皮肤，如红肿、疼痛剧烈，仍立即停止治疗。

3）耳穴按揉法

【取穴】肝、眼、肾、神门、皮质下。

【操作手法及时间】用拇指与示指对上述穴位进行点压或轻柔按摩，一般每日2～3次，每次一侧耳穴，两耳交替运用。

【手法要求】

①点压法：用指尖一压一松间断地按压耳穴，每次间隔0.5秒，不宜用力过重，以感到胀而略沉重刺痛为度。每穴每次按压27下（用九阳之数，3×9=27）。本法属于补法，是一种弱刺激手法，适用于各种虚证、慢性病、体弱久病患者，如心悸、失眠、神经衰弱、头晕等。

②轻柔按摩法：用指腹（指肚）对穴位进行轻压并顺时针方向旋转，以有酸胀、胀痛、轻微刺痛为度。每穴每次轻柔按摩27转，本法若用力轻微属补法，具有补虚的作用，适用于久病体衰、年老体弱及耳穴敏感者；若用力适中，属平补平泻法，是最常用的手法。

（2）穴位按摩

【取穴】太阳、上睛明、四白、丝竹空。

【操作手法及时间】

①坐位，轻闭双眼，用拇指点揉太阳、上睛明、四白、丝竹空，以感到酸胀为度。

②操作时间一般以10~15分钟为宜，每日1~2次。

【手法要求】

①点法：手指伸直，将力贯注于指端，着力于受术部位，持续或间断进行点按，或以关节骨突处（如指间关节、肘尖）着力于受术部位进行重力点按。过程中应逐渐施力，再逐渐减力。

②揉法：以单手或双手掌根、鱼际及掌心等定在受术部位或穴位上，以前臂带动腕部做灵活自如的旋动。

【体位要求】在为患者施以手法治疗过程中，要根据病变部位及运用手法的需要，为患者调整一个舒适体位。

①在颜面、胸腹、四肢前侧方等施以手法时，采用仰卧位。

②肩背、腰臀、下肢后侧方等施以手法时，采用俯卧位。

③臀部、下肢外侧等施以手法时，采用侧卧位。

④头、颈、肩、上背部等施以手法时，采用端坐位。

⑤在背部运用擦法、拍法、肘压法、搓法等手法时，采用俯坐位（屈肘前俯坐式）。

47 糖尿病视网膜病变患者出现头晕耳鸣时，如何进行中医护理？

（1）耳穴贴压

1）耳穴压迫法

【取穴】内耳、外耳、肾、肝、皮质下。

【操作手法及时间】采用点压法或轻柔按摩法，一般每日2～3次，每周换贴3次，每次用一侧耳穴，两耳交替运用。10次为一疗程，休息10天，继续第2疗程。

【手法要求】

①点压法：用指尖一压一松间断地按压耳穴，每次间隔0.5秒，不宜用力过重，以感到胀而略沉重刺痛为度。每穴每次按压27下（用九阳之数，3×9=27）。本法属于补法，是一种弱刺激手法，适用于各种虚证、慢性病、体弱久病患者，如心悸、失眠、神经衰弱、头晕等。

②轻柔按摩法：用指腹（指肚）轻轻将压贴的穴丸压实贴紧，轻压并顺时针方向旋转，以有酸胀、胀痛、轻微刺痛为度。每穴每次轻柔按摩27转，本法若用力轻微属补法，具有补虚的作用，适用于久病体衰、年老体弱及耳穴敏感者；若用力适中，属平补平泻法，是最常用的手法。

2）耳穴针刺法（埋针疗法）：内耳、外耳、肾、肝、皮质下。

【操作手法及时间】无须按压或按揉，一般留置24小时，隔日埋针1次，每次用一侧耳穴，两耳交替运用。

【操作要求】①使用含碘消毒剂进行消毒；②耳部水肿、破溃、皮疹等情况，暂不进行埋针；③埋针过程中，注意观察局部皮肤，如红肿、疼痛剧烈，应立即停止治疗。

3）耳穴按揉法

【取穴】内耳、外耳、肾、肝、皮质下。

【穴位位置】详见附录1。

【操作手法及时间】用拇指与示指对上述穴位进行点压或轻柔按摩，一般每日2～3次，每次一侧耳穴，两耳交替运用。

【手法要求】

①点压法：用指尖一压一松间断地按压耳穴，每次间隔0.5秒，不宜用力过重，以感到展而略沉重刺痛为度。每穴每次按压27下（用九阳之数，3×9=27）。本法属于补法，是一种弱刺激手法，适用于各种虚证、慢性病、体弱久病患者，如心悸、失眠、神经衰弱、头晕等。

②轻柔按摩法：用指腹（指肚）对穴位进行轻压并顺时针方向旋转，以有酸胀、胀痛、轻微刺痛为度。每穴每次轻柔按摩27转，本法若用力轻微属补法，具有补虚的作用，适用于久病体衰、年老体弱及耳穴敏感者；若用力适中，属平补平泻法，是最常用的手法。

（2）艾灸

【取穴】

主穴：耳门、听宫、翳风、中渚。

配穴：外关、肾俞、三阴交、足临泣、侠溪、太溪、太冲。

【操作手法及时间】

①隔苍术灸：用小刀将苍术削成圆锥形，事先用针在上面扎数个小孔，塞入外耳道，将艾炷放在苍术上进行施灸，每次施灸5～7壮，每日或隔日1次，10次为一疗程。孕妇不宜用此法。

②隔姜灸：在穴位上放置0.3cm的姜片，事先用针在上面扎数个小孔，点染艾炷施灸，每状选用2～4个穴位，每穴灸连续施灸5～7壮，以感到热气向体内渗透、局部皮肤潮红为度。每日或隔日1次，7～10次为一疗程。

【注意事项】

①施灸顺序：先上后下，先头顶、胸背、后腹部、四肢。

②施灸后局部皮肤微红灼热，属正常服象。如出现小水疱，无须处理，可自行吸收。如水疱较大，可用无菌注射器抽吸后用无菌纱布覆盖。

③神阙穴灸治时间不宜过长，艾炷不宜过大，艾火不宜过旺，谨防烫伤。

④灸治过程中应饮食清淡、易消化，忌生冷、辛辣、油腻食物。

（3）穴位按摩

【取穴】 翳风、听会、耳门、中渚。

【操作手法及时间】 用拇指点按翳风、听会、耳门、中渚，每穴1分钟。患者坐位，用中指点揉患者耳后脉（耳后窍骨前下方）5分钟，再用中指点揉耳前脉（耳屏前方）5分钟。用双手手掌反压住耳郭，从耳后向前，使双耳卷向前方，盖住耳道，以掌压紧，用示指与中指互弹，用力弹打耳后脑部，能听到明显的弹响，弹打30～40次。然后双手继续向前拉，拉至中指压住耳背，再弹打一次。用双手中指按压外耳道，时松时紧十余次，令患者鼓膜振动。

【手法要求】

①按法：以手指指腹或手掌掌心，或以双手拇指重叠或双手手掌心重叠置于受术部位，静止不动而后逐渐用力，以受术者能耐受为限，再慢慢放松。过程中需紧贴受术部位，不可移动。

②压法：以拇指指腹前半部或手掌掌根或肘尖置于受术部位，逐渐让自身体重移到着力处，使力量垂直透入，以受术者能耐受为限，然后放松。

③点法：手指伸直，将力贯注于指端，着力于受术部位，持续或间断进行点按，或以关节骨突处（如指间关节、肘尖）着力于受术部位进行重力点按。过程中应逐渐施力，再逐渐减力。

【体位要求】 在为患者施以手法治疗过程中，要根据病变部位及运用手法的需要，为患者调整一个舒适体位。

①在颜面、胸腹、四肢前侧方等施以手法时，采用仰卧位。

②肩背、腰臀、下肢后侧方等施以手法时，采用俯卧位。

③臀部、下肢外侧等施以手法时，采用侧卧位。

④头、颈、肩、上背部等施以手法时，采用端坐位。

⑤在背部运用擦法、拍法、肘压法、搓法等手法时，采用俯坐位（屈肘前俯坐式）。

（4）穴位贴敷——二仁锭

【施术部位】耳道内。

【组成及制法】取毛桃仁、巴豆仁各2粒，大生地黄3g、细辛1g备用，先将毛桃仁用开水浸泡，剥去外壳与巴豆一同捣烂，用纸包裹数层，用微火烘热数次，将油吸去；再与生地黄、细辛一起捣烂如泥，做成两个小锭。

【操作手法及时间】将做好的药锭用脱脂棉包裹，塞入两侧耳道内，每日换药1次，以不耳鸣为止。

【注意事项】①一般一日换药1次，用药厚度要适中，不可太厚或太薄；②同一部位（每个或每组穴位）不宜连续贴敷过久，要交替部位使用，以免药物刺激太久，造成皮肤溃疡；③头面部、关节、心脏及大血管附近，不宜用刺激性太强的药物；④孕妇的腹部、腰骶部以及某些过敏穴位，如合谷、三阴交等处，不宜采用穴位贴敷发泡治疗；⑤麝香等，孕妇禁用。

（5）拔罐治疗

【取穴】

主穴：肝俞、肾俞、关元、太阳、听会。

配穴：侠溪、中渚、关冲。

【操作手法及时间】采用针刺+拔罐法，先用毫针刺主穴及配穴，主穴拔罐15分钟，起针后再拔罐15分钟；配穴针刺后不拔罐。隔日1次，5次为一疗程。

【注意事项】

①注意观察患者的反应，如出现发热、发紧、发酸、凉气外出、温暖、舒适、思眠入睡等，为正常得气现象。

②晕罐：拔罐过程中出现头晕、心慌、恶心、呕吐、冷汗、面色苍白、呼吸急促、脉细数，甚至晕厥等反应时，应立即起罐，去枕平卧卧床休息，注意保暖。仍加重者，可取头低脚高位，用指甲切按人中或十宣穴，或用指腹按揉合谷、内关、足三里等。仍昏厥、低血压不能纠正者，遵医嘱进行抢救。

③禁忌证：中重度心脏病、心力衰竭、全身水肿，出血倾向者，失血证，白血病，恶性肿瘤，高热，活动性肺结核，广泛性皮肤病，施术部位溃疡。

④禁用部位：大血管处、乳头、心搏处、鼻部、耳部、前后阴、静脉曲张处、浅显

动脉分布处、孕妇腹部及腰骶部。

⑤极度衰弱、醉酒、过度疲劳、过饥、过饱、过渴、皮肤失去弹性及皮肤高度过敏者，应慎用。

⑥起罐原则为先拔先起、后拔后起，注意上下顺序，如在背部有多个罐时，应按先上后下起罐，可防止发生头晕脑胀、恶心呕吐等不良反应。

⑦起罐后，用消毒纱布轻轻拭去罐斑处的小水珠、润滑剂、血迹等。若患者感到局部紧绷或不适，可适当按揉一下；若皮肤干皱，可涂些植物油或凡士林；若局部有痒感，不可搔抓，可于几天后自行消失；若出现脓血，应在罐口周围填以脱脂棉或纱布，以免污染衣服被褥，起罐后擦净脓血，并对伤口进行适当处理。

（6）刮痧

1）配穴方一

【取穴】听宫、听会、翳风、角孙、肾俞、命门、中渚、少泽、足三里、太冲。

【操作手法及时间】用刮痧法。先刮头面部听宫、听会、翳风、角孙，再刮背部肾俞、命门，再刮上肢中渚、少泽，最后刮足三里、太冲穴。用平补平泻法，刮至出现痧痕为度。隔日1次。

【手法要求】①补法：操作时间较短，力量渗透表浅，作用范围比较局限，对皮肤、肌肉、细胞有兴奋作用，操作的方向为顺经脉运行。

②泻法：操作时间较长，力量渗透较厚，作用范围比较广泛，对皮肤、肌肉组织有抑制作用，操作的方向为逆经脉运行。

③平补平泻法：介于补法与泻法之间的手法。

2）配穴方二

【取穴】肝俞、肾俞、听宫、听会、耳门、太溪、三阴交。

【操作手法及时间】用刮痧法。先刮头面部听宫、听会、耳门，再刮背部肝俞至肾俞，然后刮下肢太溪、三阴交。用补法，刮至出现痧痕为度，隔日1次。

【手法要求】

补法：操作时间较短，力量渗透表浅，作用范围比较局限，对皮肤、肌肉、细胞有兴奋作用，操作的方向为顺经脉运行。

3）注意事项

①刮痧时注意保暖，勿在过饥、过饱、紧张状态下实施。

②刮治时，刮具的钝缘与皮肤之间角度以45°为宜，不可呈推、削之势。用力要均匀适中，由轻到重，以能忍受为度。刮时要顺一个方向，不可来回刮。一般每个部位或穴位刮20次，时间以20～25分钟为宜，不应过分要求出痧。

③刮治数分钟后，病源处出现红紫色瘀点或密集的红紫黑色瘀点，重则青黑色瘀

血斑块，有痛感，如无反应，则无病灶。痧痕一般3～7天消失，无痛感时才能行下次刮拭。

④刮痧后卧床休息，饮适量温开水、姜汤或清凉茶，禁食生冷、酸辣、油腻之物，1～3小时内不能用冷水洗脸及手足，当天不宜做重体力劳动。

⑤禁用穴位：妊娠、月经期妇女禁刮三阴交、合谷、足三里等。

⑥禁忌部位：传染性皮肤病、疖肿、痈疽、瘢痕、溃烂、新骨折处，不明原因肿块处；妊娠、月经期妇女的腹部、双侧乳房处，均不宜刮拭。

⑦禁忌证：破伤风，狂犬病，精神病发作期，血小板减少症，活动性出血性疾病，白血病，凝血功能障碍者，恶性肿瘤中晚期，危重病症，心肺肾衰竭者，对刮痧恐惧或过敏者，身体极度消耗或恶液质者。

（7）中药热熨敷（热奄包）

【施术部位】双侧耳道内。

【药物组成】生地黄。

【制法及用法】用纸包裹生地黄，用微火炜之，塞于耳道内，每日换药1次。

【体位】以患者感觉舒适为宜。①头面、胸腹取仰卧位；②腰背、颈项取俯卧位；③肩胁部取侧卧位；④四肢取坐位。

【注意事项】①治疗过程中，注意保暖及保护患者隐私；②注意熨包的温度，避免烫伤；③禁用部位：皮肤破损处、孕妇的腹部及腰骶部、急性炎症部位；④禁忌证：高血压、严重心血管疾病、一些热性病症应慎用；⑤治疗过程中，出现头晕、心慌等不适，立即停止治疗，遵医嘱给予处理。

48 糖尿病视网膜病变的出院指导包括哪些？

（1）指导患者注意生活起居有常，劳逸结合。注意保护视力，少阅读书报，勿长时间观看电视，多闭目养神，做好眼部保健，避免过劳及经常熬夜，保证充足睡眠。

（2）饮食有节，宜多食新鲜茎叶类蔬菜，禁辛辣肥甘厚味及烟酒。

（3）可适当活动，但应注意少低头，避免头部震动；避免剧烈活动及重体力劳动。

（4）注意观察视力变化，如有视力突然下降，应及时就诊。

49 糖尿病足的常见证候要点是什么？

根据国家中医药管理局《22专业95个病种中医诊疗方案》。

寒凝阻络证：肢体明显发凉、冰冷、呈苍白色，遇寒冷则症状加重，步履不利，间歇性跛行、多走疼痛加重，小腿酸胀，休息痛减；舌质淡，苔薄白，脉沉迟。

痰瘀阻络证：肢体发凉怕冷，疼痛，步履沉重乏力，活动艰难，严重者持续疼痛，夜间尤甚，彻夜不寐。肢端、小腿有瘀斑，或足紫红色、青紫色；舌有瘀斑或舌质绛，脉弦涩。

湿热阻络证：足局部红、肿、热、痛，烦躁易怒，口渴喜冷饮，舌质黯红或红绛，苔薄黄或灰黑，脉弦数或洪数。

气阴两虚证：患肢皮肤干燥、脱屑、皲裂，趾（指）甲增厚、变形、生长缓慢，汗毛脱落，肌肉萎缩；出现身体消瘦而虚弱，气短乏力，双目干涩，耳鸣耳聋，手足心热或五心烦热；舌质红或舌体大，苔少或光剥，脉沉细无力。

50 糖尿病足的一般护理包括哪些？

（1）入院护理

①入院介绍：热情接待患者，详细介绍病区病房设施、呼叫器的使用、科室作息时间及相关规章制度；安排合适病房，介绍管床医师及责任护士；急症入院者应立即通知医师，做好输液、给药等急救措施。病室清洁、温湿度适宜、空气流通，避免直吹风。

②个人卫生处置：协助患者更换病号服，修剪指甲，进行沐浴，对于生活不能自理者由护士给予床上擦浴，指导患者注意个人卫生，保持口腔、皮肤、足的卫生，勤刷牙，勤洗澡，勤更衣，饭前便后洗手，每日清洗会阴。

③安全宣教：注意安全，勿自行打开水，勿自行使用热水袋，防止烫伤；活动宜缓慢，穿防滑鞋，避免滑倒；病情较重、躁动不安者，加固床挡保护，避免摔伤。

④低血糖宣教：讲解低血糖症状及自救措施，告知患者若出现头晕、心慌、手抖、汗出等情况时，及时通知医务人员，外出检查时穿病号服，随身携带糖果；注射胰岛素后勿剧烈活动，15～20分钟后及时进食，避免发生低血糖。

⑤入院评估：包括生活能力评估、跌倒/坠床危险因子评估、疼痛评估、Braden压疮危险因子评估。责任护士除了入院时对患者进行四项评估外，出现病情变化、护理级别改变、出院时都要进行四项评估。

（2）体征监测

①入院时，测量身高、体重、体温、脉搏、呼吸、血压及入院即刻血糖。

②新入患者，当日测体温、脉搏、呼吸3次；若体温37.5～39℃者，每日测体温、脉搏、呼吸4次；若体温≥39℃，每4小时测体温、脉搏、呼吸1次；体温正常3日后，每日测体温、脉搏、呼吸1次。

③遵医嘱监测血压及血糖。

④每日记录大便次数1次，每周测量身高、体重1次；若有水肿患者，应遵医嘱每日测量体重。

（3）相关检查护理

①入院当日，指导患者留取即刻血、尿标本，完成胸片、心电图检查。

②告知患者晚22:00以后禁食、水，翌日晨抽取血标本及做空腹B超。

③协助并督促患者及时完成神经病变的检查（Monofilament检查、Biothesiometer检查、腱反射、压力测定、温度觉、肌电图等）、血管病变的检查（足背、胫后动脉搏动，下肢体位试验，腘动脉-肱动脉血压比值等）、感染的检查（细菌培养、X线等）。

④联系相关科室，预约科内外检查。检查前一日发放检查单，讲解检查的相关注意事项及时间、地点。检查当日依据患者病情，联系外勤接送患者完成相关检查。

（4）病情观察

①遵医嘱执行级别护理，定时巡视病房，注意观察有无低血糖急性并发症发生。

②注意观察患者生命体征及足部皮肤情况，如有破溃，应重点观察破溃的时间、部位、程度。

③注意观察患者有无间歇性跛行、肢体疼痛、苍白、麻木、运动障碍及足动脉搏动减弱或消失等病症。

（5）饮食护理

①遵循糖尿病足的饮食原则。

②补足蛋白质和维生素，多进食含钙高的食物。

（6）运动护理

①促进足部血液循环的运动：指导患者患肢做运动练习，方法为患者仰卧，先抬高下肢至45°，维持1～2分钟，然后坐起垂足于床边2～5分钟，并做踝足部旋转和伸屈活动10余次，再仰卧，床上休息2分钟，如此程序练习5～6次，3～5次/天，有利于促进其血液循环。另外，指导患者自我按摩，从趾部开始，向上至膝关节（足趾溃疡者可从踝部开始），早中晚各1次，每次10分钟。

②足部保健操：患者需在教学人员的指导下进行足部保健操的练习，不可勉强，以不引起疼痛为准。方法：患者挺直腰坐在椅子上，练习1（5个8拍）：双脚的脚趾抓地（第1～2拍），再伸展（第3～4拍）；练习2（10个8拍）：左脚抬高前脚掌，脚跟保持在地面上（第1拍），前脚掌着地（第2拍），脚跟提起（第3拍），脚跟放下（第4拍），右脚重复上述动作（第5～8拍），左右脚交替；练习3（5个8拍）：双前脚掌抬高（第1拍），双脚向脚踝外侧旋转（第2拍），双脚置于地（第3拍），并在中间靠拢（第4拍）；练习4（5个

8拍）：双脚跟抬高（第1拍），双脚跟向外旋转（第2拍），双脚跟放下（第3拍），并在中间靠拢（第4拍）；练习5（10个8拍）：抬高左腿膝盖（第1拍），左腿伸展（第2拍），左腿伸展（第3拍），左脚再放下（第4拍），右腿重复上述动作（第5～8拍），左右交替；练习6（10个8拍）：左腿在地板上伸展（第1拍），拉伸的腿抬高（第2拍），脚尖指向鼻子的方向（第3拍），脚跟放在地板上（第4拍），右腿重复上述动作（第5～8拍），左右腿或脚交替；练习7（5个8拍）：跟练习6一样，双腿同时进行；练习8（5个8拍）：双腿在空中伸展（预备），绷直左腿，向前勾右脚（第1～2拍），向前勾左腿，绷直右腿（第3～4拍）；练习9（10个8拍）：左腿拉伸抬高（预备），向右旋转脚踝，用脚在空中写"O"（第5～8拍），左右交替5个8拍，右腿重复上述动作；练习10：赤脚把一张报纸或A4纸揉成一个紧密的球，然后再展开平铺并撕裂；清理：用脚把碎片放到第二个报纸或A4纸上，用双脚把报纸包成一个球。

（7）心理护理：本病患者最大的心理问题是担心因足部坏疽导致的截肢。对于轻症患者，应详细讲解糖尿病足的相关知识，告知患者糖尿病足的不同分级及各种不同分级的治疗及转归情况，消除患者的焦虑情绪；对于病情较重的患者，尤其是需要截肢治疗的患者，应讲解截肢的必要性，鼓励患者正确面对自身病情，同时应做好对家庭和朋友的心理护理，使患者得到最大的家庭和社会支持。

（8）足部护理

①每天清洁足部并检查足部一次，检查足部脚趾间、足底部位有无脓疱、红肿、抓伤、青紫、鸡眼等现象，有任何问题，应立刻请医师处理。

②水温不可过冷或过热，应先用手或手肘测水温，预防烫伤，以温水为宜。

③用干净软毛巾擦干，特别注意脚趾之间。

④脚部皮肤干燥时，用乳液润滑皮肤。

⑤修剪脚趾甲时，要在光线明亮处修剪，以防外伤（不要用剪刀或小刀修剪趾甲）。

⑥假如患者视力不佳，以致检查足部有困难时，则可利用眼镜或请家人帮忙。

⑦趾甲不可修剪太短、边缘应直线修剪，勿在趾甲边挖肉，以防甲沟炎，并用钝头锉刀磨光两侧边缘。

（9）鞋袜选择的注意事项：①鞋子选择软皮、合脚、低跟的；②袜子要能吸汗，如棉袜；③袜子每天更换，保持清洁，不应有破洞；④新鞋不可穿太久，第1天只穿半小时，以后每天增加1小时；⑤外出时不可只穿拖鞋，以防外伤；⑥不要只穿鞋子而不穿袜子；⑦至少应备两双鞋子更换穿着，以维持其内部的干燥；⑧穿鞋前应详细检查鞋内有无异物；⑨冬天夜间较冷时，可以穿毛袜睡，切忌使用热水袋、电暖炉，以免烫伤；⑩下列情形会减少血液循环，应避免：抽烟；坐时双腿交叉；暴露于太热或太冷的温度下。

51 糖尿病足的专科护理包括哪些?

（1）饮食调护

①饮食宜清淡，忌食肥甘厚腻、辛辣之品。

②戒烟、戒酒。

③应限制用花生米、瓜子、核桃、杏仁、松子等硬果类食物充饥。

④限制主食量，一般每日主食量为4～6两，以淀粉为主要成分的蔬菜应算在主食的量中，这些蔬菜为土豆、白薯、藕、山药、菱角、芋头、百合、慈菇等。

⑤若并发皮肤瘙痒、溃疡、疮伤、痈疽等，忌食鱼、虾、蟹、牛肉、猪头肉等荤腥发性食物。

⑥辨证饮食

寒凝阻络证：宜食温阳散寒之品，如羊肉、狗肉、山药等，忌食寒冰生冷食物。食疗方：山鸡桂红汤。

痰瘀阻络证：宜食化痰祛瘀之品，百合、鸭、山楂等，忌生冷、涩味、收敛之品。食疗方：川芎黄芪粥。

湿热阻络证：宜食清热利湿之品，如白扁豆、青瓜、番茄、郁金等。食疗方：扁豆薏仁粥。

气阴两虚证：宜食益气养阴之品，如瘦肉海参、牛奶、鸡蛋等。食疗方：黄芪当归炖鸡。

（2）运动养生：根据病情及身体状况制订活动量及活动方式，指导患者循序渐进并长期坚持，不宜食后则卧、终日久坐。太极拳、五禽戏、八段锦等锻炼方式适宜大部分患者，可依据自身喜好选择。

（3）功能康复锻炼：适用于早期和恢复阶段的患者，但已有溃疡形成者禁用。患者仰卧位，先将患肢从水平位抬高45°以上，维持1～2分钟，然后下垂1～2分钟，再放置水平位2分钟，继而做患肢的旋内旋外以及屈曲伸展活动，如此反复约20分钟。可根据患者不同的情况，每日练习。

（4）情志护理

①关心、爱护、体贴患者，正确引导患者，鼓励患者保持乐观情绪，树立战胜疾病的信心。

②家属应理解、支持、劝导患者，并同医务人员一起帮助患者完成心理和社会生活转变的过渡阶段。

（5）辨证分级施护：以Wagner分级系统将糖尿病足进行分级。

0级：凡发现患者肢端供血不足、皮肤凉、颜色紫褐、麻木、刺痛、感觉迟钝或消失，或足的畸形等高危表现，均应引起高度重视，加强足部检查和局部护理，保持局部清洁、血行畅通。可推拿按摩双下肢，从大腿至足背与足趾，每日1～2次，每次20～30分钟，可舒经活络，改善微循环。遵医嘱运用活血化瘀、清热解毒的中药煎剂浴足，量以到脚踝上30～40cm为宜，水温38～40℃，每次10～15分钟，每天1～2次，注意水温不可超过40℃，以免引起烫伤。每次足浴后，用柔软吸水性好的毛巾擦干脚趾缝，涂上润肤霜。

1级：若肢端供血尚好，创面较小，应尽早逐渐清除溃烂组织，有利于溃疡愈合。若下肢供血不足，并发症较多，应遵医嘱选用胰岛素和抗生素积极控制糖尿病及感染，待肢端供血得到改善后再做清创处理，并遵医嘱给予活血化瘀、去腐生肌的药物外敷。若有水疱、血疱，应在严格消毒条件下，选用无菌注射器将水疱内容物抽出，使其干瘪，并涂以2%碘酒预防感染。若有鸡眼，应做部分或全部切除，涂以生肌散、生肌膏等，促进创面愈合。

2级：局部红肿者，可遵医嘱予中药黄连、黄柏、马齿苋、大黄湿敷，以消炎祛肿。已形成脓肿者，应切开引流，保持引流通畅，但避免挤压或过分冲洗，以免感染。若出现较多的坏死组织，采用蚕食的方法逐渐清除。可在坏疽创面贴活血化瘀、去腐生肌的中药，以改善创面微循环，促进肉芽组织生长。

3级：对局部脓肿应及早切开排脓。对口小腔大的坏疽应扩大切口，保持引流通畅。对局灶性或少数足趾干性坏疽，在与健康组织分界清楚后，手术清除，局部创面比较清洁、红润者，可遵医嘱用玉红膏涂擦，但局部仍需用抗生素预防感染。

4级：对疑有厌氧菌感染或窦道感染较深、脓性分泌物较多者，局部可敞开创面，高压氧舱或红外线照射。干性坏疽者，如坏死部分与健康组织分界清楚后，可自足趾基底切除；如足背底发生部分干性坏疽，可将坏死足趾连同骨部分截肢；多个足趾坏疽并波及骨坏死，可做骨部分截除；对骨质破坏感染者，除遵医嘱积极抗感染外，在清创时应对已失去生命力、脱离骨膜的死骨加以清除。

5级：应在严格控制血糖、感染的基础上考虑截肢手术。

（6）推拿手法：阴虚火盛血瘀型，脊柱上段夹脊穴，揉压曲池、肾俞、足三里，双下肢向心性推法，按压气冲穴。气虚血瘀型，脊柱中段夹脊穴，揉压百会、中脘、关元、气海、脾俞、肾俞、足三里，双下肢向心性推法，按压气冲穴。阳虚血瘀型，脊柱中、下段夹脊穴，脾俞、肾俞、命门、天枢、关元、足三里，双下肢向心性推法，按压气冲穴。

（7）针灸取穴：足三里、阳陵泉、委中、三阴交、昆仑、太溪、解溪、陷谷、八邪、血海、照海等穴。手法：足三里用补法，余穴均用平补平泻或泻法。委中可点刺放血。下肢厥冷者，足三里、阳陵泉可隔姜灸。每次取3～5穴，每日1次，留针15～30分钟，10次一疗程。

（8）中药护理

1）中药汤剂内服：中药以消热解毒、活血化瘀为主，宜饭后1小时温服，服药后要注意观察病情变化，及时向医师汇报。

2）中药注射剂：中药注射剂应单独使用，与西药注射剂合用时须用生理盐水做间隔液。①血塞通注射液：静脉滴注时应小心，防止渗漏血管外而引起刺激疼痛；冬季可用30℃温水预热，以免除物理性刺激；使用时应采用一次性输液器（带终端滤器）；用药期间宜进低盐、低脂、清淡易消化食品，不要食用辛辣、油腻食物；用药期间不要饮酒和吸烟。②红花注射液：应尽量避免与丹参注射液连用。③疏血通注射液：不宜与注射用磷酸川芎嗪粉针、头孢哌酮/舒巴坦钠等合用。④生脉注射液：不宜与庆大霉素、氯霉素、酸性药物（维生素C等）、磺胺类药物、苯巴比妥、水合氯醛、纳洛酮等合用。⑤脉络宁注射液：不宜与寒水石、巴豆、雷丸、盐酸莫西沙星、氨甲环酸、维生素K_1等合用。

3）外用中药：中药熏洗疗法适用于溃疡坏疽已清除、溃口久不愈合、周围结硬痂、局部营养不良者。坏疽及感染发展期慎用。外洗方以活血止痛药物为主，熏洗时药液温度以患者感到患部舒适为度，不宜超过40℃，应避免温度过高烫伤。每日泡脚外洗1~2次，每次10~15分钟。

①中药熏洗疗法（辨证选用）

寒凝阻络证：

治法：温经散寒通络。

推荐方药：桂枝、细辛、红花、苍术、土茯苓、百部、苦参、毛冬青、忍冬藤。

痰瘀阻络证：

治法：化痰祛瘀通络。

推荐方药：乳香、没药、苏木、元胡、路路通、豨莶草。

湿热阻络证：

治法：清热利湿通络。

推荐方药：土茯苓、马齿苋、苦参、明矾、黄连、蚤休。

②敷贴疗法：将药物研为细末，与各种不同的液体调制成糊状制剂，敷贴于患部或穴位。

温经散寒通络方：推荐方药：附子（制）、制川乌、肉桂、吴茱萸、元胡、白芷、干姜、细辛。

化痰祛瘀通络方：推荐方药：桃仁、红花、牛膝、丹参、水蛭、川芎、乳香、没药。

清热利湿通络方：推荐方药：蚤休、苦参、明矾、元明粉、芙蓉叶、商陆。

③膏药外敷：冲和膏、红灵丹油膏、金黄膏外敷。

52　糖尿病足的护理效果如何评价？

根据国家中医药管理局《22专业95个病种中医诊疗方案》中（糖尿病性足病-糖尿病肢体动脉闭塞症）未溃期诊疗方案之中医证候疗效判定方法。

（1）疗效评价标准

①皮肤温度：正常为4分；有时发凉为3分；持续性发凉或比正常穿得多才能缓解为2分；冰凉，局部保暖后仍有寒凉感为1分；在20℃以上的环境中，穿着比正常人多仍然感到肢体发冷。

②疼痛：正常为4分；运动后或劳累后出现疼痛，或灼热感者为3分；静息状态下，间断出现疼痛或灼热感者为2分；持续性静息痛或灼热感，尚能忍受为1分；持续性静息痛或灼热感，不能忍受，影响睡眠者为0分。注：伴有糖尿病末梢神经病变无痛足者例外。

③皮肤色泽：皮肤色泽正常为4分；皮肤间断性苍白或苍黄为3分；皮肤持续性苍白或苍黄为2分；皮肤呈发绀色为1分；皮肤呈紫黑色或紫褐色者为0分。

④间歇性跛行（跛行指数）：≥4分；≥3分；≥2分；≥1分；0分。注：设治疗前行走距离为A，A应大于≥1米；治疗后行走距离为B，每行走10米计0.1。B/A为跛行指数，3分以上为显效，2～3分为良好，1～2分为改善，0分为无效。

⑤踝/肱比测定（A/B。每增加0.1为1分，依此类推）：≥0.4分；≥0.3分；≥0.2分；≥0.1分；0分。

⑥PPG测定：设治疗前波峰值为A，治疗后波峰值为B。B/A为波峰指数，指数3分以上为显效，2～3分为良好，1～2分为改善，0分为无效。

⑦溃疡完全治愈为4分；溃疡面积缩小50%以上为3分；溃疡面积缩小20%～50%以上为2分；溃疡面积缩小20%以内为1分；溃疡面积不变为0分。

注：对溃疡项目的评价采用给药后溃疡面积与给药前的溃疡面积缩小率记分。整个肢体循环改善度由皮肤温度、疼痛程度、皮肤色泽、间歇性跛行（跛行指数）、踝/肱比测定、PPG测定、溃疡的记分进行评价。上述各项临床症状中任何一项的改善度为4时则为显效。上述各项临床症状中任一项目的改善度未达到4时，应将其分数累加后的总分数除以检测指标数所得的结果来评价。包括：皮肤温度、疼痛程度、皮肤色泽、间歇性跛行（跛行指数）、踝/肱比测定、PPG、溃疡测定。如受试者用药前有的检测指标数缺如，只能用其六项、五项、四项、三项，甚至两项来评估（表6-7）。

表 6-7　糖尿病足－糖尿病肢体动脉闭症未溃期诊疗方案的疗效评价标准

	七项	六项	五项	四项	三项	二项
得分	总分 /7	总分 /6	总分 /5	总分 /4	总分 /3	总分 /2
显效	≥3	≥3	≥3	≥3	≥3	≥3
良好	≥2	≥2	≥2	≥2	≥2	≥2
改善	≥1	≥1	≥1	≥1	≥1	≥1
无效	<1	<1	<1	<1	<1	<1

（2）评价方法：①症状评价指标（应用量化评分表评价治疗前后患肢症状改善情况）：间歇性跛行（跛行指数）；疼痛；皮肤色泽；皮肤温度；②客观性评价指标：治疗前后踝/肱比测定；PPG测定；③转归预后指标：截肢率、患肢存活率。

53 糖尿病足出现皲裂时，如何做好皮肤护理？

皲裂采用中药贴敷。

（1）蜂蜜猪油膏

【组成及制法】猪油30ml，蜂蜜70g，将猪板油熬化去渣，取净油30ml，待冷却后，入蜂蜜调匀，装瓶备用。

【操作手法及时间】先把患处用热水浸泡10～30分钟后，使角质软化，去掉污垢。然后敷上药膏，每日2次，临睡前必须治疗1次。如有感染，可外撒白及粉或抗菌消炎膏，同时用此膏外敷。

（2）矾白膏

【组成及制法】白矾10g，白及15g，马勃6g，共研细末，用凡士林调匀成膏（20%软膏）。

【操作手法及时间】贴敷患处，每日用药1次。功用：消炎、润燥、生肌、止痛。

54 糖尿病足出现红肿热痛的中医护理措施有哪些？

（1）耳穴贴压

1）耳穴压迫法

【取穴】

主穴：神门、交感、皮质下穴。

配穴：心、趾、阿是穴。

【操作手法及时间】采用点压法或轻柔按摩法，一般每日2～3次，每周换贴3次，每次用一侧耳穴，两耳交替运用。10次为一疗程，休息10天，继续第2疗程。

【手法要求】

①点压法：用指尖一压一松间断地按压耳穴，每次间隔0.5秒，不宜用力过重，以感到胀而略沉重刺痛为度。每穴每次按压27下（用九阳之数，3×9=27）。本法属于补法，是一种弱刺激手法，适用于各种虚证、慢性病、体弱久病患者，如心悸、失眠、神经衰弱、头晕等。

②轻柔按摩法：用指腹（指肚）轻轻将压贴的穴丸压实贴紧，轻压并顺时针方向旋转，以有酸胀、胀痛、轻微刺痛为度。每穴每次轻柔按摩27转。本法若用力轻微属补法，具有补虚的作用，适用于久病体衰、年老体弱及耳穴敏感者；若用力适中，属平补平泻法，是最常用的手法。

2）耳穴针刺法（埋针疗法）

【取穴】同上。

【操作手法及时间】每次取一侧耳穴，两耳交替使用。耳穴常规消毒后，用耳毫针对准所选穴位刺入，用轻刺激补法捻转，留针30分钟，每日1次，10次为一疗程。

【操作要求】①使用含碘消毒剂进行消毒；②耳部水肿、破溃、皮疹等情况，暂不进行埋针；②埋针过程中，注意观察局部皮肤，如红肿、疼痛剧烈，立即停止治疗。

3）耳穴按揉法

【取穴】同上。

【操作手法及时间】使用拇指与示指对上述六位进行点压或轻柔按摩，一般每日2～3次，每次一侧耳穴，两耳交替运用。

【手法要求】

①点压法：用指尖一压一松间断地按压耳穴，每次间隔0.5秒，不宜用力过重，以感到胀而略沉重刺痛为度。每穴每次按压27下（用九阳之数，3×9=27）。本法属于补法，是一种弱刺激手法，适用于各种虚证、慢性病、体弱久病患者，如心悸、失眠、神经衰弱、头晕等。

②轻柔按摩法：用指腹（指肚）对穴位进行轻压并顺时针方向旋转，以有酸胀、胀痛、轻微刺痛为度。每穴每次轻柔按摩27转。本法若用力轻微属补法，具有补虚的作用，适用于久病体衰、年老体弱及耳穴敏感者；若用力适中，属平补平泻法，是最常用的手法。

（2）艾灸

【取穴】

主穴：病变局部阿是穴。

配穴：血海、阳陵泉、三阴交、悬钟、委中、承筋、复溜、太溪、昆仑、申脉、八邪、曲池、外关等。

【操作手法及时间】

①按艾卷温和灸法操作。每日选用3～5个穴位，每穴每日施灸10～20分钟，每日灸治1～3次，10次为一疗程，疗程间隔3天。

②艾卷雀啄灸：选用穴位、灸治施灸及疗程同上法。

③艾炷隔姜灸：取新鲜生姜一片，切成约0.3cm的姜片，用细针于姜片中间穿刺数孔，放在患处或穴位上，上置艾炷点燃施灸。如患者在施灸过程中觉局部有热痛感，可将姜片连同艾向上略略提起，稍停放下再灸，亦可随即更换艾炷再灸。以局部皮肤潮红、湿润为度。每次选用3～4个穴位，每穴每次施灸3～5壮，艾炷如黄豆或枣核大，每日灸治1～2壮，10次为一疗程，疗程间隔3～5天。

④艾火针衬垫灸：按艾火针衬垫灸法操作。每次选用2～6个穴位，每穴每次施灸5～7壮，每日灸治1～2次，10次为一疗程，疗程间隔5天。多用于早期患者。

⑤针上加灸：医者在穴位上行针刺手法后，在留针时，取长约2cm艾卷1节，套在针柄上，艾卷距皮肤2～3cm，从艾卷下端点燃施灸。若艾火灼烧皮肤发烫，可在穴位上隔一纸片，可稍减火力。当艾卷燃烧完时，除去残灰，稍停片刻再将针拔出。每次选用2～4各穴位，每穴每次施灸10～15分钟，或2～3壮，每日或隔日重次，10次为一疗程，疗程间隔5天。

⑥艾炷隔蒜灸：按艾炷隔蒜灸法操作，每次选用2～4个穴位，每穴每次施灸3～5壮。病情较重者，可施灸10～20壮，艾炷如黄豆或麦粒大，如蒜片干枯，可更换新鲜蒜片继续灸治，多选用病变局部腧穴。每日或隔日灸治1次，10次为一疗程，疗程间隔3～5天。

（3）中药贴敷

①六黄散

【组成及制法】黄连、黄柏、黄芩、姜黄、大黄、蒲黄各等份。上药共研细末，装瓶备用。

【操作手法及时间】取上药粉适量，用60%乙醇调匀外敷患处，每日1次或2次，每次4～6小时，至红、肿、热、痛消失为止。

②百消膏

【组成及制法】芙蓉叶、蒲公英各50g，紫荆皮9g，生大黄15g，垂盆草30g，冰片1.5g。上药晒干共研细末，入冰片同研和匀，装瓶备用。

【操作手法及时间】用时取药粉适量，以凉茶叶水，或食醋调匀，外敷患处，外以纱布覆盖，绷带固定。1～2天换药1次。

（4）中药泡洗

【操作方法及时间】 遵医嘱选用活血化瘀、舒经通络的药物，水温不超过37℃，时间10～15分钟。

【注意事项】

①严重心肺功能障碍、出血性疾病者禁用。

②皮肤、药物过敏者慎用。

③泡洗前，评估患者对温度的感知觉。

④空腹及饭后1小时内不宜泡洗。

⑤泡洗时间不宜过长、温度不宜过高，以防烫伤。

⑥泡洗过程中，观察患者全身及局部症状，如出现心悸、汗出、头晕或局部皮肤瘙痒、红疹等情况，立即停止泡洗，遵医嘱进行处理。

⑦泡洗后适当休息，饮少量温开水。

55 糖尿病患者出现肢端溃疡时，如何进行中药敷贴护理？

（1）生肌油

【组成及制法】 大黄250g，虎杖、紫草（另包后下）各200g，黄连250g，当归200g，菜油5000g，黄芪200g。将上药研细或切成小碎块，放入菜油中浸泡10～15天，再用火煎至药微焦，紫草后下。用双层纱布过滤，装入瓶内进行高温灭菌备用。

【操作手法及时间】 将消毒纱布入生肌油浸润，外敷患处（创面），或外搽生肌油，隔日1次亦可。

（2）炉甘石膏

【组成及制法】 炉甘石60g，黄柏20g，冰片15g，密陀僧60g，猪板油200g，现将四味药共研细末，再把猪板油（去掉油皮）捣烂成泥，然后合并调成软膏，装瓶备用。

【操作手法及时间】 用高锰酸钾（1∶2000～1∶1500）或3%过氧化氢溶液清洁溃疡面，然后外敷炉甘石膏，用纱布包扎固定，隔7天换药1次，21天为一个疗程，如未获痊愈，可继续治疗。用药3～4天后，一般局部都有发痒感觉。

（3）蹄甲竭石膏

【组成及制法】 猪蹄甲40g，血竭10g，煅炉甘石30g，轻粉6g，甘草粉20g，铅粉9g，冰片6g，将蹄甲用河砂炒焦，铅粉用文火炒燃后，将以上各药研成极细末，混匀装瓶备用。

【操作手法及时间】 先将患处用花椒煎水洗20～30分钟，擦干后，将药末与凡士林按4∶6比例调成软膏，贴敷于患处。如疮面分泌物较多，3天换药一次，分泌物少者5天换药一次。

56 糖尿病足出现组织坏死时如何进行中医护理?

（1）中药贴敷——消散膏

【组成及制法】炙蜂房120g，公丁香、荜茇、细辛各60g，制乳香、制没药各90g，上药共研细末，以太乙膏500g烊化，取药50g，拌匀摊贴。

【用法】贴敷患处。

（2）中药热熨敷（热奄包）——附骨疽

【组成及制法】熨风散、羌活、防风、白芷、当归、细辛、芫花、白芍药、吴茱萸、肉桂各等份，赤皮葱全棵250g，上药除葱外，共研细末，赤皮葱捣烂，同药末和匀。

【用法】炒热后置布囊内，热熨患处。

57 糖尿病足的出院指导包括哪些?

（1）严格控制血糖，应定期监测血糖，根据血糖值及时调整用药量和药物种类，坚持长期服药，还可以采用胰岛素治疗，及时把血糖控制在正常范围。

（2）说明饮食治疗的重要性，详细告知饮食宜与忌的具体内容。

（3）保持情绪稳定，避免不良刺激。

（4）教会患者如何观察足部颜色、温度、知觉、足背动脉搏动，尽量做到早诊断、早治疗。

（5）严防足部外伤、挤压、烫伤、刺伤、烧伤等，防止发生水疱与血疱，一旦发生，不宜自行处理，需及时到医院治疗，防止感染。

58 糖尿病酮症酸中毒的常见证候要点是什么?

（1）燥火伤肺证：烦渴引饮，渴饮无度，随饮随消，四肢倦怠，纳呆泛恶，舌黯红，苔薄黄或黄腻，脉细数或滑数。

（2）浊毒中阻证：口燥咽干，大便秘结，舌红苔黄燥，脉沉细而数。

（3）浊毒闭窍证：口干微渴，心烦不寐，烦躁不安，或嗜睡，甚则昏迷不醒，呼吸深快，食欲下降，口臭呕吐，小便短赤，舌黯红而绛，苔黄腻而燥，脉细数。

（4）邪毒内陷证：高热，躁扰发狂，或见有呕血、便血、尿血，或见神昏，或见抽搐，舌质深绛，脉虚数，或细促。

（5）阴脱阳亡证：高热，汗多而黏，渴喜冷饮，口干唇焦，肌肤干瘪，或面色苍白，自汗不止，四肢厥逆，呼吸低微，舌黯淡无津，脉微细欲绝。

59 糖尿病酮症酸中毒的一般护理包括哪些？

（1）入院护理

①入院介绍：安排合适病房，立即通知医师，做好输液、给药等急救措施；病情稳定后，详细介绍病区病房设施、呼叫器的使用、科室作息时间及相关规章制度，介绍管床医师及责任护士。

②个人卫生处置：协助患者更换病号服，修剪指甲、进行沐浴，对于生活不能自理者由护士给予床上擦浴，指导患者注意个人卫生，保持口腔、皮肤、足的卫生，勤刷牙、勤洗澡，勤更衣，饭前便后洗手，每日清洗会阴。

③安全宣教：注意安全，勿自行打开水，勿自行使用热水袋，防止烫伤；活动宜缓慢，穿防滑鞋，避免滑倒；病情较重、躁动不安者，加固床挡保护，避免摔伤。

④入院评估：包括生活能力评估、跌倒/坠床危险因子评估、疼痛评估、Braden压疮危险因子评估。责任护士除了入院时进行四项评估外，出现病情变化、护理级别改变、出院时都要进行四项评估。

（2）体征监测

①入院时，测量身高、体重、体温、脉搏、呼吸、血压及入院即刻血糖。

②新入患者，当日测体温、脉搏、呼吸3次；若体温37.5～39℃者，每日测体温、脉搏、呼吸4次；若体温≥39℃，每4小时测体温、脉搏、呼吸1次；体温正常3日后，每日测体温、脉搏、呼吸1次。

③遵医嘱监测血压及血糖。

④每日记录大便次数1次，每周测量身高、体重1次；若有水肿患者，应遵医嘱每日测量体重。

⑤根据病情，遵医嘱正确记录24小时出入量。

（3）相关检查护理

①入院当日，指导患者留取即刻血、尿标本，完成胸片、心电图检查。

②告知患者晚22:00以后禁食、水，翌日晨抽取血标本及做空腹B超。

③联系相关科室，预约相关的科内外检查，讲解检查的相关注意事项及时间、地点，依据患者病情，联系外勤接送患者完成相关检查。

（4）病情观察

①遵医嘱执行级别护理，定时巡视病房，注意观察患者"三多一少"症状。

②重点观察饮食、小便及意识、呼吸气味、面色、脉象、汗出、尿糖、血糖等情况。如有恶心呕吐、脱水、意识改变、烂苹果气味等症状，应立即送验血、尿标本，通知医师，做好急救准备。

（5）饮食护理

①遵循糖尿病酮症酸中毒的饮食治疗原则。

②昏迷患者可经胃管内注入流质饮食，流质饮食中应加菜泥或菜汁；待昏迷缓解后，改糖尿病半流质或糖尿病饮食。

③对意识清楚、有咀嚼功能的患者，应给予高纤维饮食，防止便秘。

④对肥胖和有高血压的患者，摄入食盐应控制在3g/d，行胰岛素注射后30分钟进食。

（6）意识障碍的护理

①取平卧位，头偏向一侧，保持呼吸道通畅，预防肺部感染。

②病房应保持安静清洁、空气清新，并备齐急救药品和设备等便于抢救。

③遵医嘱给予持续低流量吸氧。

④躁动不安者要加床挡，以防意外发生。

（7）心理护理：向患者宣传有关本病的知识，使患者有效避免酮症酸中毒的发生；向患者介绍适合其控制血糖的方法并指导患者实施；组织患者互相交流，总结经验；针对本病所引发的个体化心理问题进行相应的疏导；关心、理解、体贴、同情患者。

（8）药物护理

①指导患者严格按医嘱定时、正确服用降糖药。

②确保餐前15～30分钟准确注射胰岛素。

③正确存放胰岛素，未开启的胰岛素应储存于2～8℃的冰箱内。

60 糖尿病酮症酸中毒的急救护理措施包括哪些？

（1）快速建立静脉通路，密切观察病情变化。

（2）遵医嘱给予心电监护。

（3）定期监测血糖，每2小时或每瓶液末时测一次。

（4）针对不同患者的病情，给予针对性护理。血糖过高者，应建立两条静脉通道，一条补充水与电解质，一条补充胰岛素。一般先补等渗盐水，开始时补液速度应较快，在2小时内输入1000～2000ml补充血容量，以改善周围循环和肾功能，以后根据血压、心率、每小时尿量，必要时根据中心静脉压决定输液量和速度。第2小时至第6小时输入1000～2000ml，第1天补液量4000～5000ml，甚至达8000ml。低血压或休克者，可输胶体溶液。当血糖降至13.9mmol/L时，改为糖盐水或者5%葡萄糖静脉输注，以防血糖骤降引起急性脑水肿或者低血糖昏迷等并发症。

（5）同时，合理安排好给药顺序，输液时应避免把碱性药与胰岛素用于同一静脉通道，以防胰岛素效价降低。

（6）酮体转阴后，需皮下追加胰岛素，剂量为4～10U。注射后需进餐，如患者因某种原因不能进餐者，不可皮下注射胰岛素。应依据血糖及电解质情况，酌情予5%GS或GNS加胰岛素持续静脉滴注，维持血糖在3mmol/L左右，直至患者恢复进食。

（7）一旦血钾低于4.0mmol/L，应立即补钾。应注意观察尿量变化，当尿量少于30ml/h时，不应补钾；血钾高于5.5mmol/L时，也不应补钾。

61 糖尿病酮症酸中毒的中医急症临床护理路径是什么？

糖尿病酮症酸中毒的中医急症临床护理路径见图6-2。

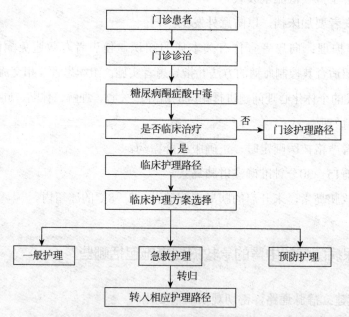

图 6-2　糖尿病酮症酸中毒的中医急症临床护理路径结构图

62 糖尿病酮症酸中毒倦怠乏力的中医护理包括哪些内容？

（1）艾灸

【取穴】

温和灸：大椎、神阙、足三里、关元、气海。

隔姜灸：主穴：第一组：足三里、中脘。第二组：命门、身柱、脾俞。第三组：

气海、关元。第四组：脊中、肾俞。第五组：华盖、梁门。第六组：大椎、肝俞。第七组：行间、中极、腹哀。第八组：肺俞、膈俞、肾俞。

配穴：脾俞、大都。

【穴位位置】详见附录2。

【操作手法及时间】

①温和灸：温和灸属于艾卷灸之悬起灸的一种，距离皮肤3～5cm熏烤，使局部有温热感而无灼痛为宜，一般每穴灸10～15分钟，至皮肤红晕为度，每日1次，15日为一疗程。先灸大椎后灸神阙，在寅卯和申酉时取穴疗效最佳。

②隔药灸（隔姜灸）：在穴位上放置2.5cm×3cm大小、厚0.2cm的衬隔物，事先用针在上面扎数个小孔，药饼上放置1cm艾炷，连续施灸3～5壮，以感到热气向体内渗透、局部皮肤潮红为度。每日1次，15次为一疗程。隔姜灸每穴灸10～30壮，每次一组主穴，轮换使用，隔日1次，50日为一疗程。

【注意事项】

①施灸顺序：先上后下，先头顶、胸背，后腹部、四肢。

②施灸后局部皮肤微红灼热，属正常现象。如出现小水疱，无须处理，可自行吸收。如水疱较大，可用无菌注射器抽吸后用无菌纱布覆盖。

③神阙穴灸治时间不宜过长，艾炷不宜过大，艾火不宜过旺，谨防烫伤。

④灸治过程中应饮食清淡、易消化，忌生冷、辛辣、油腻食物。

（2）穴位按摩

【取穴】脾俞、三焦俞、手三阳经、天枢、足三阴经、陷谷、太溪、三阴交。

【操作手法及时间】点按脾俞、三焦俞；揉拿手三阳经，点按天枢；最后提拿足三阴经，点按陷谷、太溪、三阴交。

【手法要求】

①按法：以手指指腹或手掌掌心，或以双手拇指重叠或双手手掌心重叠置于受术部位，静止不动而后逐渐用力，以受术者能耐受为限，再慢慢放松。过程中需紧贴受术部位，不可移动。

②压法：以拇指指腹前半部或手掌掌根或肘尖置于受术部位，逐渐让自身体重移到着力处，使力量垂直透入，以受术者能耐受为限，然后放松。

③点法：手指伸直，将力贯注于指端，着力于受术部位，持续或间断进行点按，或以关节骨突处（如指间关节、肘尖）着力于受术部位进行重力点按。过程中应逐渐施力，再逐渐减力。

④拿法：拇指与其余四指相对呈钳状，在施术部位进行节律性的提捏动作，以受术者有酸胀舒适感为度。操作时力量要由轻到重，动作要缓和而有连贯性。

⑤揉法：以单手或双手掌根、鱼际及掌心等定在受术部位或穴位上，以前臂带动腕部做灵活自如的旋动（掌揉法：以单指定于某一穴位施以旋转回环的连续动作；指揉法：施以揉法时不应仅在表皮抚摸，而要同时带动皮下组织进行旋动，用力要达到深部，动作连续，着力由小到大，均匀持续，宜轻宜缓。施术频率每分钟80～120次）。

⑥搓法：双手手掌五指并拢，两手相对，以手指或掌或掌根着力于受术部位，相对用力，进行迅速的一前一后的交替搓动。搓动要快，移动要慢，以皮肤发热为度。

⑦提法：用一手或双手握定受术部位，骤然用力提起受术部位，使受术部位在生理范围内达到某一高度。

【体位要求】 在为患者施以手法治疗过程中，要根据病变部位及运用的手法的需要，为患者安置一个舒适的体位。

①在颜面、胸腹、四肢前侧方等施以手法时，采用仰卧位。

②肩背、腰臀、下肢后侧方等施以手法时，采用俯卧位。

③臀部、下肢外侧等施以手法时，采用侧卧位。

④头、颈、肩、上背部等施以手法时，采用端坐位。

⑤在背部运用擦法、拍法、肘压法、擦法等手法时，采用俯坐位（屈肘前俯坐式）。

（3）穴位贴敷

1）归芪补益散

【取穴】 气海、关元穴。

【组成及制法】 黄芪20g，独活12g，当归、地龙、香附、补骨脂、延胡索各10g，没药、肉桂、川乌各6g。将诸药共研末，装瓶备用。

【操作手法及时间】 先将背、腹部用热水擦净，取药末适量，用蜂蜜或黄酒调成糊状，敷于背部、腰部及气海、关元穴上，外用敷料覆盖，胶布固定。每次敷12小时以上，隔日1次，5次为一疗程。

2）参芪散

【取穴】 神阙穴。

【组成及制法】 将党参、黄芪、丹参各等份，共研细末，装瓶备用。

【操作手法及时间】 取本散10g，用清水调和成糊状，外敷神阙处，纱布覆盖，胶布固定。每日换药1次，10次为一疗程。

3）注意事项：①一般一日换药1次，用药厚度要适中，不可太厚或太薄；②同一部位（每个或每组穴位）不宜连续贴敷过久，要交替部位使用，以免药物刺激太久，造成皮肤溃疡；③头面部、关节、心脏及大血管附近，不宜用刺激性太强的药物；④孕妇的腹部、腰骶部以及某些过敏穴位，如合谷、三阴交等处，不宜采用穴位贴敷发泡治疗；⑤孕妇禁用麝香。

（4）中药泡洗

【操作方法及时间】遵医嘱选用祛风通络、活血通脉药物，水温不超过37℃，时间10～15分钟。

【注意事项】①严重心肺功能障碍、出血性疾病者禁用；②皮肤、药物过敏者慎用；③泡洗前评估患者对温度的感知觉；④空腹及饭后1小时内不宜泡洗；⑤泡洗时间不宜过长、温度不宜过高，以防烫伤；⑥泡洗过程中，观察患者全身及局部症状，如出现心悸、汗出、头晕或局部皮肤瘙痒、红疹等情况，立即停止泡洗，遵医嘱进行处理；⑦泡洗后适当休息，饮少量温开水。

（5）中药热熨敷（热奄包）

【取穴】气海、关元、足三里。

【制法及用法】用粗盐制成大小合适的药包，敷于穴位处，每处穴位5分钟，每日1次。

【体位】以患者感舒适为宜。①头面、胸腹取仰卧位。②腰背、颈项取俯卧位。③肩胁部取侧卧位。④四肢取坐位。

【注意事项】

①治疗过程中，注意保暖及保护患者隐私。

②注意熨包的温度，避免烫伤。

③禁用部位：皮肤破损处、孕妇的腹部及腰骶部、急性炎症部位。

④禁忌证：高血压、严重心血管疾病、一些热性病症应慎用。

⑤治疗过程中，出现头晕、心慌等不适，立即停止治疗，遵医嘱给予处理。

63 糖尿病酮症酸中毒患者纳食不香的中医护理措施有哪些？

纳食不香采用耳穴贴压法。

（1）耳穴压迫法

【取穴】

主穴：胃、脾、胰、胆。

配穴：皮质下、交感、小肠。

【操作手法及时间】采用点压法或轻柔按摩法，一般每日2～3次，每周换贴3次，每次用一侧耳穴，两耳交替运用。7次为一疗程。

【手法要求】

①点压法：用指尖一压一松间断地按压耳穴，每次间隔0.5秒，不宜用力过重，以感到胀而略沉重刺痛为度。每穴每次按压27下（用九阳之数，3×9=27）。本法属于补法，是一种弱刺激手法，适用于各种虚证、慢性病、体弱久病患者，如心悸、失眠、神

经衰弱、头晕等。

②轻柔按摩法：用指腹（指肚）轻轻将压贴的穴丸压实贴紧，轻压并顺时针方向旋转，以有酸胀、胀痛、轻微刺痛为度。每穴每次轻柔按摩27转，本法若用力轻微属补法，具有补虚的作用，适用于久病体衰、年老体弱及耳穴敏感者；若用力适中，属平补平泻法，是最常用的手法。

（2）耳穴针刺法（埋针疗法）

【取穴】同上。

【操作手法及时间】无须按压或按揉，一般留置24小时，隔日埋针1次，每次用一侧耳穴，两耳交替运用。

【操作要求】①使用含碘消毒剂进行消毒；②耳部水肿、破溃、皮疹等情况，暂不进行埋针；③埋针过程中，注意观察局部皮肤，如红肿、疼痛剧烈，仍立即停止治疗。

（3）耳穴按揉法

【取穴】同上。

【操作手法及时间】使用拇指与示指对上述穴位进行点压或轻柔按摩，一般每日2~3次，每次一侧耳穴，两耳交替运用。

【手法要求】

①点压法：用指尖一压一松间断地按压耳穴，每次间隔0.5秒，不宜用力过重，以感到胀而略沉重刺痛为度。每穴每次按压27下（用九阳之数，3×9=27）。本法属于补法，是一种弱刺激手法，适用于各种虚证、慢性病、体弱久病患者，如心悸、失眠、神经衰弱、头晕等。

②轻柔按摩法：用指腹（指肚）对六位进行轻压并顺时针方向旋转，以有酸胀、胀痛、轻微刺痛为度。每穴每次轻柔按摩27转，本法若用轻微属补法，具有补虚的作用，适用于久病体衰、年老体弱及耳穴敏感者；若用力适中，原平补平泻法，是最常用的手法。

（4）相关穴位穴图：详见附录1。

 64 糖尿病酮症酸中毒患者出现恶心、呕吐时如何进行中医护理？

（1）耳穴针刺法

1）配穴方一

【取穴】

主穴：胃、神门、交感、皮质下、耳中。

配穴：枕、颈椎、肝、脾。

【穴位位置】详见附录1。

【操作手法及时间】每次取一侧耳穴，两耳交替使用。耳郭常规消毒后，先在胃穴找到敏感点，从胃穴进行，刺透耳中穴，或在耳穴找到敏感点，从耳中穴进针刺透胃穴，然后再针刺神门、皮质下、交感。随后随证选1个或2个配穴。虚症呕吐用补法，实证呕吐用泻法。每日或隔日针1次，10次为一疗程。也可用耳电针，虚证用断续波针10～15分钟，实证用连续波，针30～60分钟，每日或隔日1次。

2）配穴方二

【取穴】①胃、神门、交感、枕；②胃、交感、神门、皮质下；③胃、肝、脾、交感、神门、皮质下；④胃、脾、交感、神门、皮质下；⑤胃、交感、肝、神门、皮质下。

【穴位位置】详见附录1。

【操作手法及时间】每次取一侧耳穴，双耳交替使用。耳郭常规消毒后，用耳毫针对准所选穴位，一次刺入，强刺激，其中脾胃虚弱型和胃阴不足型用弱刺激，留针15～30分钟，捻转前三型用泻法，后两型用补法。每日或隔日针1次，5次为一疗程。

（2）拔罐疗法

①配穴方一

【取穴】膻中至神阙。

【操作手法及时间】采用梅花针叩刺后拔罐法。先用梅花针从上至下叩刺3～5遍，然后走罐至皮肤潮红为度，再在中脘、神阙穴留罐10分钟。每日或隔日1次。

②配穴方二

【取穴】中脘、足三里、胃俞。

【操作手法及时间】采用刺络拔罐法。用三棱针在应拔部位点刺后，拔罐5分钟。每日1次，至愈为止。

（3）刮痧

①配穴方一

【取穴】天突、华盖、膻中、鸠尾。

【操作手法及时间】用挑痧法。选在穴位上消毒，然后用三棱针（必须消毒）在每个穴位上进行反复挑刺，以不出血或微出血为度，然后再用消毒后的纱布包扎好，以免发生感染。

②配穴方二

【取穴】中脘、足三里、胃俞。

【操作手法及时间】用挑痧拔罐法。现在上述穴位消毒，再用三棱针（必须消毒）在上述穴位上进行挑刺，然后再在挑刺部位上拔罐3～5分钟，每天1次，至治愈为止。

（4）中药热熨敷

【取穴】涌泉穴、内关穴。

【组成及制法】

药物：生姜500g。

制法：将上药捣烂放入布袋内。

【操作手法及时间】用时敷于两足心，涌泉穴或两内关穴上，上置热水袋，热熨1~2小时，每日1次。

（5）中药贴敷

【取穴】涌泉穴。

①明矾膏

【组成及制法】

组成：明矾（研末），陈醋，面粉适量。

制法：上药调成糊状，备用。

【操作手法及时间】取适量药膏，敷于足底涌泉穴上，外用纱布包扎固定。2小时可除去药物。

②胡椒膏

【组成及制法】

组成：胡椒（研末）10g，葱白5根，樟丹适量。

制法：将葱白洗净与胡椒、樟丹共捣成膏，备用。

【操作手法及时间】上药压成两饼，敷于两足底（先洗净拭干）涌泉穴上，外用纱布包扎固定。每日换药1次。

65 糖尿病酮症酸中毒患者出现血压下降如何进行中医护理？

（1）耳穴贴压

【取穴】肾上腺、枕、心、脑点、皮质下。

【穴位位置】详见附录1。

【操作手法及时间】耳郭常规消毒后，用耳毫针，对准所选穴位，用强刺激，留针15~20分钟，5分钟进针1次，每日针治1次或2次。中病即止。

（2）艾灸

【取穴】

主穴：百会、人中、膻中、神阙、气海、关元、至阴。

配穴：涌泉、少阴、隐白、地机、足三里、三阴交、合谷、内关。

【操作手法及时间】

①艾炷着肤灸：每次选用2~5个穴位，施灸时不计壮数，以灸至脉回汗止为度。所

用艾炷如米粒、麦粒、绿豆或黄豆大。

②艾炷隔棉灸：根据病情每次选用5～8个穴位，隔薄棉每穴每日各灸5～7壮，艾炷如蚕豆大。

③艾炷隔盐灸：患者取仰卧位，将食盐适量纳入脐窝（神阙穴），使与脐平，上置艾炷点燃施灸，艾炷如黄豆或半个枣核大，每次施灸5～30壮，或更多些，以灸至脉回汗止为度。

④食盐熨灸：取食盐适量研细炒热，待稍温时纳入脐窝，使与脐平。再将麦麸适量加醋炒热，装入布袋，置于盐上熨之。

⑤艾卷温和灸：每次选用4～6个穴位，每穴每次施灸20～60分钟，所选腧穴多同时施灸。

（3）拔罐疗法

①配穴方一

【取穴】厥阴俞、命门、神阙、曲池、足三里。

【操作手法及时间】采用单纯拔罐法或留针罐法（神阙穴足针）、艾灸或姜艾灸罐法、敷姜罐法等。留罐15～20分钟，每日或隔日1次，10次为一疗程，每疗程间隔7天。

②配穴方二

【取穴】①大椎、心俞、肝俞；②身柱、灵台、肾俞；③大椎、神道、脾俞。

【穴位位置】详见附录2。

【操作手法及时间】采用单纯拔罐法或艾灸罐法，留罐10～15分钟，每次选一组，交替使用。每日或隔日1次，10次为一疗程，每疗程间隔5日。

③配穴方三

【取穴】第7颈椎至骶尾部督脉及其两旁膀胱经循行线。

【操作手法及时间】采用涂姜汁走罐法。按常规走罐，至局部皮肤紫红为度。若脏腑有病变者，起罐后，选取有关穴位（如有心脏病选心俞，肝病选肝俞，肾病选肾俞，胃病选胃俞），或穴位附近的压痛点进行闪罐5～6次，以加强刺激，每日或隔日1次，10次为一疗程，每疗程间隔5天。

（4）刮痧

①配穴方一

【取穴】胸椎1～5及其两侧、膝弯区。

【操作手法及时间】用刮痧法中的泻法，先在胸椎1～5及其两侧重刮7行，至出现痧痕为止，再刮膝弯区。

②配穴方二

【取穴】人中、合谷。

【穴位位置】详见附录2。

【操作手法及时间】用指针法，掐压人中和合谷，至复苏为度。

66 糖尿病酮症酸中毒的出院指导包括哪些?

（1）严格做好饮食管理。

（2）叮嘱患者必须坚持及定期复诊，定期到医院检查眼底、眼压等，预防视网膜病变等视力受损。

（3）伴有高血压、高血脂的患者，要经常测量血压，检查血脂，积极控制高血压和治疗高血脂。

（4）不可擅自停药、减量、减药、改用其他药物及乱用药。

（5）预防各种感染及外伤。

（6）嘱患者随身携带糖尿病保健卡，注明姓名、家庭住址，以便发生酮症昏迷时便于抢救。

67 糖尿病高渗性昏迷的常见证候要点是什么?

（1）肺燥津枯证：口干咽燥，烦渴引饮，欲饮冷饮，皮肤干瘪、无弹性，小便频数、量多，大便秘结，舌红少津，苔薄黄。

（2）痰浊中阻证：倦怠嗜睡，恶心呕吐，脘痞纳呆，口甜或口臭，烦渴欲饮，四肢重着，头晕如蒙，舌红，苔黄腻。

（3）热极津亏、闭阻清窍证：高热昏蒙，烦躁谵语，或昏睡不语，便干溲赤，口唇干裂，皮肤干燥，或痉挛抽搐，舌红绛，苔黄燥。

（4）热入心包证：神志昏蒙，或有谵语，甚则昏迷，咽部异物感，呼吸气粗，或见手足抽搐，四肢厥冷，舌绛少苔或苔黄燥。

（5）阴虚风动证：手足蠕动，强痉抽搐，头晕目眩，或口噤不开，躁动不安，或神志昏迷，大便秘结，舌红绛，苔黄。

（6）阴脱阳亡证：面色苍白，目闭口开，大汗不止，手撒肢冷，甚至大小便自遗。

68 糖尿病高渗性昏迷的一般护理包括哪些?

（1）入院护理

①入院介绍：安排合适病房，立即通知医师，做好输液、给药等急救措施；病情稳

定后，详细介绍病区病房设施、呼叫器的使用、科室作息时间及相关规章制度，介绍管床医师及责任护士。

②个人卫生处置：协助患者更换病号服、修剪指甲、进行沐浴，对于生活不能自理者由护士给予床上擦浴，指导患者注意个人卫生，保持口腔、皮肤、双足的卫生，勤刷牙、勤洗澡，勤更衣，饭前便后洗手，每日清洗会阴。

③安全宣教：注意安全，勿自行打开水，勿自行使用热水袋，防止烫伤；活动宜缓慢，穿防滑鞋，避免滑倒；病情较重、躁动不安者，加固床挡保护，避免摔伤。

④入院评估：包括生活能力评估、跌倒/坠床危险因子评估、疼痛评估、Braden压疮危险因子评估。责任护士除了入院时进行四项评估外，出现病情变化、护理级别改变、出院时都要进行四项评估。

（2）体征监测

①入院时，测量身高、体重、体温、脉搏、呼吸、血压及入院即刻血糖。

②新入患者，当日测体温、脉搏、呼吸3次；若体温37.5～39℃者，每日测体温、脉搏、呼吸4次；若体温≥39℃，每4小时测体温、脉搏、呼吸1次；体温正常3日后，每日测体温、脉搏、呼吸1次。

③遵医嘱监测血压及血糖。

④每日记录大便次数1次，每周测量身高、体重1次；若有水肿患者，应遵医嘱每日测量体重。

⑤根据病情，遵医嘱正确记录24小时出、入量。

（3）相关检查护理

①入院当日，指导患者留取即刻血、尿标本，完成胸片、心电图检查。

②告知患者晚22:00以后禁食、水，翌日晨抽取血标本及做空腹B超。

③联系相关科室，预约相关的科内外检查，讲解检查的相关注意事项及时间、地点，依据患者病情，联系外勤接送患者完成相关检查。

（4）病情观察

①遵医嘱执行级别护理，定时巡视病房，注意观察患者脱水症状。

②重点观察饮食、小便及意识、面色、脉象、汗出、尿糖、血糖等情况。如有恶心呕吐、脱水、意识改变等症状，应立即送验血、尿标本，通知医师，做好急救准备。

（5）饮食护理

①遵循糖尿病高渗性昏迷的饮食治疗原则。

②昏迷患者，可经胃管内注入流质饮食，流质饮食中应加菜泥或菜汁；待昏迷缓解后，改糖尿病半流质或糖尿病饮食。

③对意识清楚、有咀嚼功能的患者，应给予高纤维饮食，防止便秘。

（6）意识障碍的护理

①取平卧位，头偏向一侧，保持呼吸道通畅，预防肺部感染。

②病房应保持安静清洁、空气清新，并备齐急救药品和设备等便于抢救。

③遵医嘱给予持续低流量吸氧。

④躁动不安者要加床挡，以防意外发生。

（7）心理护理：向患者讲解有关本病的知识，使患者有效避免本病的再次发生；向患者介绍适合其病情的控制血糖的方法并指导患者实施；组织患者互相交流，总结经验；针对本病所引发的个体化心理问题进行相应的疏导；关心、理解、体贴、同情患者。

（8）药物护理

①指导患者严格按医嘱定时、正确服用降糖药。

②确保餐前15～30分钟准确注射胰岛素。

69 糖尿病高渗性昏迷的急救护理包括哪些？

（1）快速建立静脉通路，密切观察病情变化。

（2）遵医嘱给予心电监护、吸氧，监测血糖。

（3）补充血容量，纠正高渗状态。在实验室检查结果尚未回报之前，需静脉输入生理盐水。对高渗脱水的患者，生理盐水为低渗液。当检查回报后，根据结果进行进一步补液治疗。

（4）血糖＞33.3mmol/L、血钠＞150mmol/L、血渗透压＞330mmol/L、血压正常，应给予低渗液，如0.45%氯化钠，直至渗透压降至325mmol/L以下为止。对于血压低而血钠高的患者，先输低渗液，速度不宜过快，同时给予输血。当血浆渗透压＜330mmol/L时，改用等渗液；当血糖降至＜13.9mmol/L时，应改用5%葡萄糖或5%葡萄糖盐水。

（5）休克患者，应给予等渗液，即等渗盐水，尽快扩张微循环，补充血容量，纠正血压。

（6）补液速度不宜过快，补液量可按患者体重的10%～15%估计，应在2～3天内逐渐补足，切不可过急，第一天补失液量的一半，一般为3000～5000ml。

（7）补液过程中，应密切观察患者的心肺功能和尿量，心脏病患者（尤其是老年人）要做中心静脉压监护。

急症稳定后，转入相应的护理路径。

70 糖尿病高渗性昏迷的中医急症临床护理路径如何进行?

糖尿病高渗性昏迷的中医急症临床护理路径见图6-3。

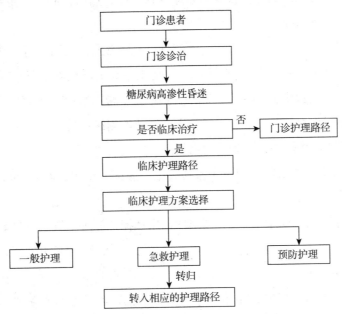

图6-3 糖尿病高渗性昏迷的中医急症临床护理路径结构图

71 糖尿病高渗性昏迷的出院指导包括哪些?

（1）严格做好饮食管理。

（2）叮嘱患者必须坚持及定期复诊，定期到医院检查眼底、眼压等，预防视网膜病变等视力受损。

（3）伴有高血压、高血脂的患者，要经常测量血压，检查血脂，积极控制高血压和治疗高血脂。

（4）不可擅自停药、减量、减药、改用其他药物及乱用药。

（5）预防各种感染及外伤。

（6）嘱患者随身携带糖尿病保健卡，注明姓名、家庭住址，以便于发生酮症昏迷时抢救。

72 糖尿病的自我保健法有哪些?

自我按摩，络通则气畅。用手摩擦头面部及上下肢的暴露部分，每日数次，每次数分钟，到皮肤微红为止。做穴位按摩对畅通身体气血、病情控制有一定帮助。常用的穴位和按摩手法有以下几种。

（1）穴位揉按：选穴：中脘、气海、关元、足三里、三阴交等。中脘在上腹部，前正中线上，当脐中上4寸。气海在下腹部，前正中线上，当脐中下1.5寸。关元在下腹部，前正中线上，当脐中下3寸。足三里在小腿前外侧，当犊鼻下3寸，距胫骨前缘1横指。三阴交在小腿内侧，当足内踝尖上3寸，胫骨内侧缘后方。选用以上穴位用手指揉按，同时按揉腰部中线两侧，每处约2分钟。

（2）推擦腹部、两胁部：用掌平推法直推上腹部、小腹部约4分钟，擦两胁肋部，以透热为度。

（3）拿四肢：用拿法拿上臂、下肢4次，用揉捏法施于上臂、下肢4次。

（4）指振大椎穴：大椎穴在后正中线上，第7颈椎棘突下凹陷中。采用指振大椎穴，时间约2分钟。

（5）擦胸骨下至中极穴：用手掌掌面紧贴腹部，两手交替自胸骨下至中极穴稍用力推2分钟左右。中极穴位于脐下方一横掌处。

73 糖尿病脑血管病变的药膳有哪些?

验方：二陈汤加减+解糖灵、补血大活络+平肝通络食疗方。

主治：适用于糖尿病性脑血管病变以风痰瘀血、痹阻脉络为主者。症见半身不遂，舌强言謇或不语，口舌㖞斜，偏身麻木，头晕目眩。

（1）二陈汤加减：共13味药。服药方法：水煎，每日1剂，分2次服用，连服两天。服汤药同时配以中成药解糖灵及补血大活络。中成药饭后服用，每日3次，每次4g。饮食方面以清淡为主。另需没药（又名末药）3g、什胆丸1g、蜈蚣2条、制草乌3g、羚羊角1g。

（2）中成药：解糖灵、补血大活络（映山药丸）。

（3）平肝通络食疗方（活血祛瘀，滋肾养肝，图6-9）。

制作方法：将180ml老陈醋倒入敞口玻璃瓶中，把洗净的鲜鸡蛋放入瓶中浸泡，36小时后蛋壳变软，用筷子挑破蛋壳并拿出，最后用田三七末搅拌均匀。

用法：取调兑好的10g醋汤加以稀释（醋汤与冷开水之比为1:3），搅拌均匀后空腹服用。

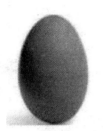 + 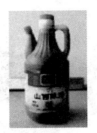 +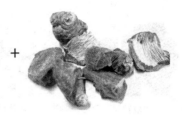

鸡蛋1个　　　　　　　　老陈醋180ml　　　　　　　田三七4g
（142kcal）　　　　　　　（76kcal）　　　　　　　味甘、微苦、性强

膳食纤维　无　　　　　　膳食纤维　无
升糖指数　无　　　　　　升糖指数　无

图6-9　平肝通络食疗方

知识链接：

田三七

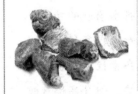　　田三七又称田七，素有"金不换""南国神草"之美誉。具有止血散瘀、消肿定痛的功效。糖尿病模型动物小白鼠食用三七提取物A-J后，发现其肝糖原含量升高，有降低葡萄糖性高血糖的倾向。

74 糖尿病视网膜病变的药膳有哪些？

验方：益气养明汤加减+解糖灵+益气养阴食疗方。

主治：适用于糖尿病性视网膜病变且气阴两虚兼有瘀阻者。患者的主要症状为视野模糊、声低懒言、气短乏力、口干咽燥、大便不调、自汗或盗汗、舌红少苔或有瘀点瘀斑者。

（1）益气养阴汤加减：共12味药。

服药方法：水煎，每日1剂，分2次服用，连服5天为佳。服汤药同时配以中成药解糖灵丸，每日饭后服8g，每日3次。饮食方面以清淡为主，忌食辛辣食物。另需合欢花3g、丹参10g、红花10g、牛膝30g。

（2）中成药：解糖灵。

（3）益气养阴食疗方（益气养阴，活血通络，图6-10）。

制作方法：将以下原料混入锅内，煮大约50分钟即可。

用法：每日1次，连服1周。

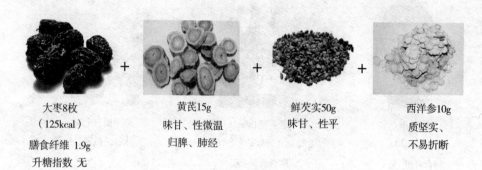

大枣8枚
（125kcal）
膳食纤维 1.9g
升糖指数 无

黄芪15g
味甘、性微温
归脾、肺经

鲜芡实50g
味甘、性平

西洋参10g
质坚实、
不易折断

图6-10 益气养阴食疗方

知识链接：

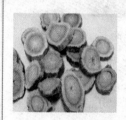

黄 芪

主治内伤劳倦、神疲乏力、脾虚泄泻、肺虚喘嗽、胃虚下垂等症状，具有补气升阳、固表止汗、行水消肿的功效。黄芪多糖对正常人血糖无明显影响，对血糖比较高的人可以有效降低血糖，缓解糖尿病的症状。给胰岛素性低血糖动物服用黄芪后，发现它有升高血糖水平的趋势，但升高幅度较小。因此，黄芪对血糖调节具有双向作用。

75 糖尿病并发高血压的药膳有哪些？

验方：龙胆泻肝汤加减+调血逍遥丸+清热解毒食疗方。

主治：适用于糖尿病并发高血压、肝火上炎者。症见头晕且痛、目赤口苦、胸胁胀痛、心烦易怒、寐少多梦、舌红苔黄腻。

（1）龙胆泻肝汤加减：共12味药。

服药方法：水煎冲服，每日1剂，分2次服用，需连服3天。服汤药同时服用调血逍遥丸，每次饭后服8g，每日3次。服药期间，戒食辛辣生冷的食物和海鲜。另需合欢花3g、山茱萸15g、郁金20g、羚羊角丝1g。

（2）中成药：调血逍遥丸（映山药丸）。

（3）清热解毒食疗方（清热解毒，清肝泻火，图6-11）。

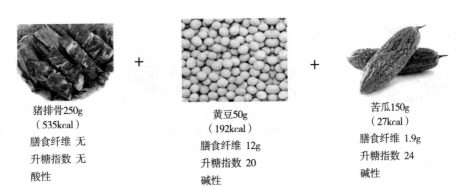

猪排骨250g　　　　　黄豆50g　　　　　苦瓜150g
（535kcal）　　　　（192kcal）　　　　（27kcal）

膳食纤维　无　　　　膳食纤维　12g　　　膳食纤维　1.9g
升糖指数　无　　　　升糖指数　20　　　　升糖指数　24
酸性　　　　　　　　碱性　　　　　　　　碱性

图 6-11　清热解毒食疗方

制作方法：将上述原料放入锅内，加适量清水，焖煮至排骨酥烂，加入盐即可食用。

用法：每日1次，连服5天为佳。

知识链接：

苦　瓜

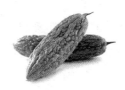

　　苦瓜为葫芦科植物，味苦，性寒，归心、脾、肺经，具有祛暑止渴、清热明目、解毒消肿等功效。《泉州本草》中曾对它有这样的介绍："主治烦热消渴引饮、风热赤眼、中暑下痢。"

76 糖尿病并发高血脂的药膳有哪些？

验方：丹参饮加减+补血大活络+活血食疗方。

主治：适用于糖尿病性高血脂症气滞血瘀者。症见胸闷、憋气，胸部闷痛、刺痛，痛处固定不移。主要伴有头痛、头晕、心悸、肢麻等现象。

（1）丹参饮加减：共13味药。

服药方法：水煎，每日1次，分2次服用，需连服5天。服汤药同时服用补血大活络，每次饭后服8g，每日3次。

（2）中成药：补血大活络。

（3）活血食疗方：活血补气（图6-12）。

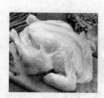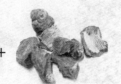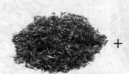

鸡肉25g
（62kcal）
膳食纤维 无
升糖指数 无

田三七5g
味甘、微苦、性温
归脾、胃、心、
肝、大肠经

红花2g
归心、肝经
活血经络，祛瘀止痛

西洋参15g
味微苦，质坚实
不易折断，断面平坦

图6-12 活血食疗方

制作方法：鸡肉切块，放入开水中。然后依次放入田三七、红花、西洋参，用武火煮沸，再改为文火煲2小时即可食用。

用法：每日1次，连服5天。

知识链接：

红 花

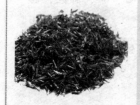

红花具有降低冠脉阻力、增加冠脉流量的作用，可以有效预防和改善心肌缺血。红花黄色素提取物能对抗心律失常、扩张周围血管、降低血压、抑制血小板聚集、增强纤维蛋白溶解、降低血液黏稠度。

77 糖尿病足的药膳有哪些？

验方：四君子汤加减+加味陈夏六君丸、健脾和中丸+益气养血食疗方。

主治：适用于糖尿病足气血两虚兼有瘀湿者。主要症状为患肢发凉、麻木酸胀或疼痛，间歇跛行，局部皮温下降，皮肤颜色正常或苍白，肢端出现瘀斑或瘀点，腐肉不生或肉芽色淡，且生长缓慢。

（1）四君子汤加减：共13味药。

服药方法：水煎，每日1剂，分2次服用，需连服5天。服汤药同时服加味陈夏六君丸和健脾和中丸，每次饭后各服4g，每日3次。饮食上要忌辛辣及油腻。另需红花10g、黄芪15g、田三七5g、党参15g。

（2）中成药：加味陈夏六君丸、健脾和中丸。

（3）益气养血食疗方：补气益血，化瘀祛湿（图6-13）。

制作方法：将下述原料放入适量清水中（可加入4g田三七），用武火煮沸后，改用文火煲2小时左右即可。

用法：每日1次，连服5天。

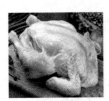 + 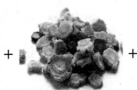 + 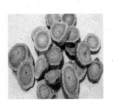 +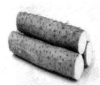

鸡肉100g
（248kcal）
膳食纤维 无
升糖指数 无

北沙参10g
根苦，微寒，无毒
除寒气，补中，
益肺气

黄芪10g
味苦、微温
归肺、脾、肝、
肾经

山药20g
味苦、性平
归肺、脾、肾经

图 6-13　益气养血食疗方

知识链接：

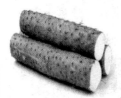

山 药

山药具有健脾益肺、补肾固精、养阴生津等功效。主治虚热消渴、脾虚泄泻、食少倦怠、虚劳羸瘦、肺虚咳喘、气短自汗等症状。对糖尿病模型小动物用山药水煎剂后，发现它可以很好地对抗因外源葡萄糖而引起的血糖升高的症状。对糖尿病的治疗和预防有一定的疗效。

78 糖尿病肾病的药膳有哪些？

验方：参苓白术散加减+健脾和中丸、解糖灵+健脾和胃食疗方。

主治：适用于糖尿病肾病脾虚胃逆者。主要症状为面色少华、神疲乏力、口渴不多饮、恶心犯呕、脘腹胀满、食少便溏、舌体胖、苔白。

（1）参苓白术散加减：共13味药。

服药方法：水煎，每日1剂，分2次服用，需连服7天。服汤药同时服健脾和中丸、解糖灵。每日3次，每次饭后各服4g。饮食方面忌食辛辣，忌郁怒。另需升麻10g、天花粉10g、柴胡15g、郁金15g、党参15g。

（2）中成药：健脾和中丸、解糖灵。

（3）健脾和胃食疗方：健脾和胃（图6-14）。

制作方法：将下述原料加适量清水，煮40分钟即可食用。

用法：每日1次，连服5天。

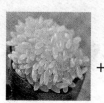 ＋ 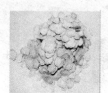 ＋ 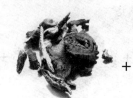 ＋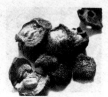

大米150g　　　　　西洋参10g　　　　　陈皮5g　　　　　山楂10g
（530kcal）　　　味微苦，质坚实　　　性温，味苦　　　性微温，味酸
膳食纤维 0.4g　　不易折断，断面平坦　归脾、肺经　　　归脾、胃、肝经
升糖指数 84
酸

图6-14　健脾和胃食疗方

知识链接：

西洋参

西洋参，别名花旗参、洋参，具有补气养阴、清热生津等功效。主治消渴、气虚阴亏、内热、咳喘痰血、虚热烦倦、口燥咽干等症状。西洋参可以降低血糖，调节胰岛素分泌，促进糖代谢和脂肪代谢，对治疗糖尿病有一定辅助作用。

附录1 耳部穴位图及穴位位置

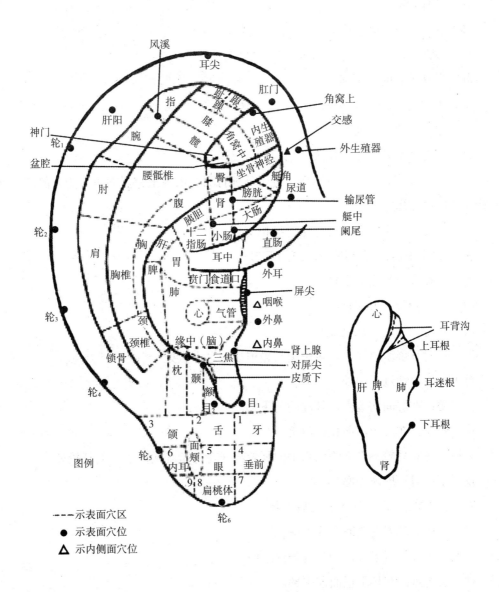

风溪 耳尖 肛门 角窝上 交感 外生殖器
指 膝 膝 内生殖器 坐骨神经 艇角 尿道 输尿管 艇中 阑尾
肝阳 腕 踝 盆腔 轮₁ 腰骶椎 臀 膀胱 大肠 直肠 外耳
神门 肘 腹 胰胆 小肠 耳中 屏尖 咽喉 外鼻
轮₂ 肩 胸椎 十二 胃 贲门食道口 心 气管 内鼻 肾上腺
轮₃ 颈 颈椎 脾 肺 缘中（脑） 三焦 对屏尖 皮质下
锁骨 枕 颞 额 目₂ 目₁
轮₄ 3 2 舌 牙
颌 面颊 5 4 垂前
图例 轮₅ 6 内耳 眼 7
9 8 扁桃体
轮₆

心 耳背沟 上耳根 肝 脾 肺 耳迷根 下耳根 肾

---- 示表面穴区
● 示表面穴位
△ 示内侧面穴位

耳部穴位位置：

贲门：在耳轮脚下方后1/3处，即耳甲3区。

便秘点：在三角窝中1/3处。

大肠：在耳轮脚及部分耳轮与AB线之间的前1/3处。

耳背脾：在耳背中央部。

耳背肾：在耳背下部。

耳和骨髎：在头侧部，当鬓发后缘，平耳郭根之前方，颞浅动脉的后缘。

耳门：在面部，耳屏上切迹前方，下颌骨髁状突后缘，张口有凹陷处。

耳迷根：在耳轮脚后沟的耳根处。

耳中：耳轮脚上。

肺：在心、气管区周围处。

风溪：在耳轮结节前方，指区与腕区之间。

肝：在耳甲艇的后下部。

睾丸/皮质下：对耳屏内侧面。

踝：跟、膝两穴之间。

饥点：在耳屏外侧面下1/2处。

降压沟：耳背有一"耳背沟"，位于耳郭背面，由内上方斜向下方走行的凹沟处，有稳定血压的作用。

交感：对耳轮下脚末端与耳轮内缘相交处。

精宫/内生殖器：在三角窝前1/3的下部。

渴点：在耳屏外侧面上1/2处。

口：在耳轮脚下方前1/3处。

髋：耳轮上脚的下1/3处。

脑点：对耳屏游离缘上，对屏尖与轮屏切迹之中点处。

脑干：轮屏切迹正中处。

内分泌：在屏间切迹内，耳腔的前下部。

内生殖器：在三角窝前1/3的下部。

尿道：与对耳轮下脚下缘同水平的耳轮部（在与膀胱穴同水平的耳轮处）。

皮质下：对耳屏内侧面。

脾：在BD线下方、耳甲腔的后上部。

丘脑：在对耳屏内侧面中线下端。

三焦：外耳门后下方，肺与内分泌之间。

神经衰弱点：在耳垂正面前中部。

神门：三角窝后1/3的上部。

肾：在对耳轮下脚下方后。

肾上腺：耳屏游离缘下部尖端。

十二指肠：耳轮脚上方后1/3处。

输尿管：肾与膀胱两穴之间。

外耳：屏上切迹前方近耳轮部。

外生殖器：与对耳轮下脚上缘同水平的耳轮部（在与交感同水平的耳轮处）。

胃：在耳轮脚消失处。

膝：耳轮上脚的中1/3处。

小肠：在耳轮脚及部分耳轮与AB线之间的中1/3处。

心：在耳甲腔正中凹陷处。

胸：在对耳轮体前中2/5处。

咽喉：耳屏内侧面上1/2处。

眼：耳垂正面，从屏间切迹软骨下缘至耳垂下缘划两条等距水平线，再在第二水平线上引两条垂直等分线，由前向后，由上向下把耳垂分为九个区，五区即为本穴。

胰：在耳甲艇的后上部。

枕：在对耳屏外侧面的后部。

直肠：在耳轮脚棘前上方的耳轮处。

指：将耳舟分为五等分，自上而下，第一等分即为指。

足：耳轮上脚的内上角。

附录2 人体穴位图及穴位位置

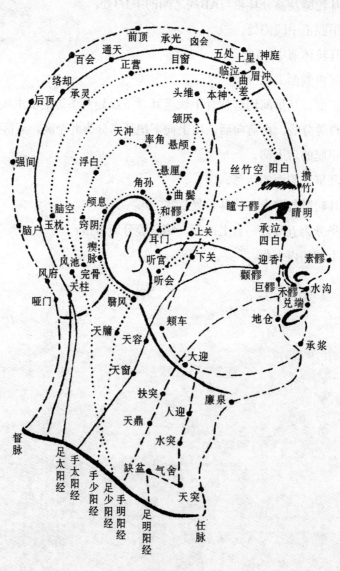

头面部穴位图

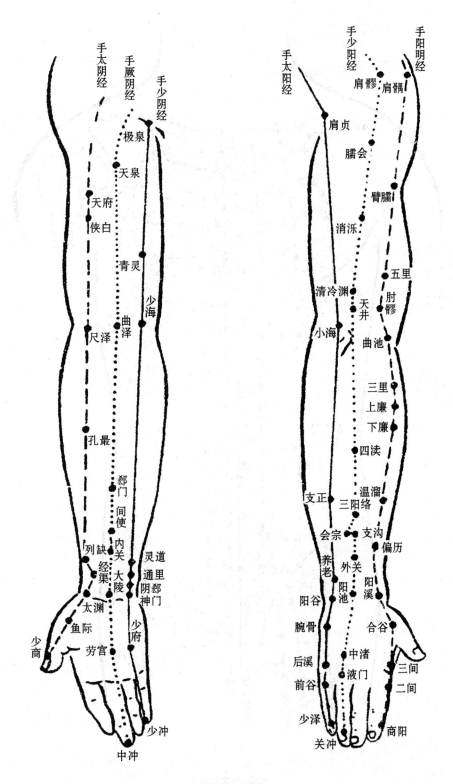

上肢穴位图

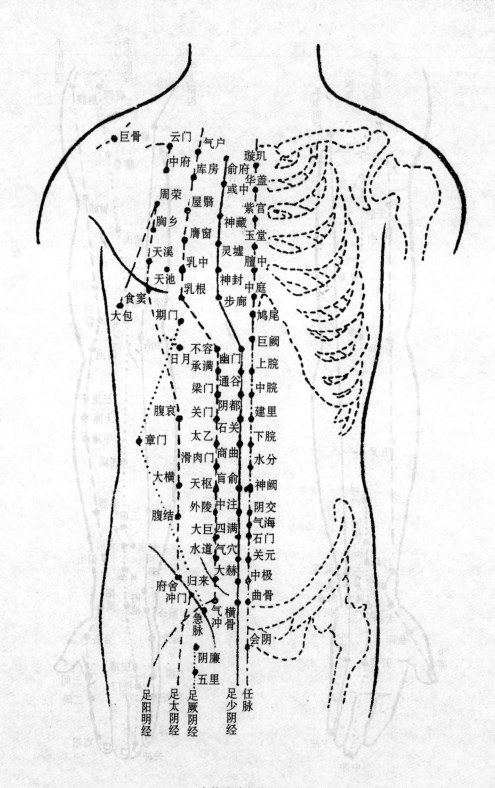

人体胸腹部穴位图

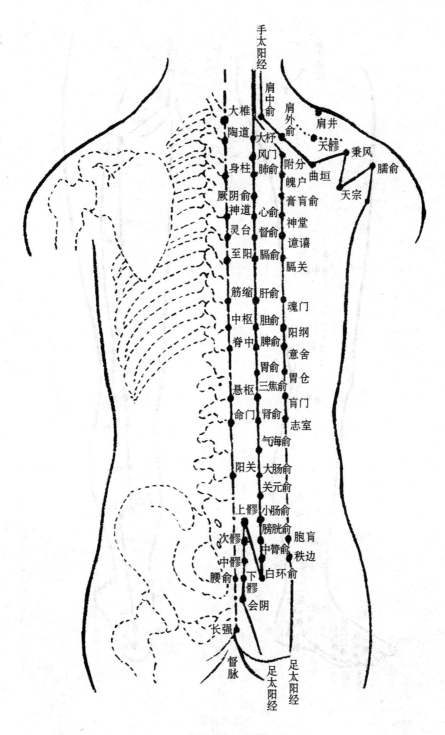

人体背部穴位图

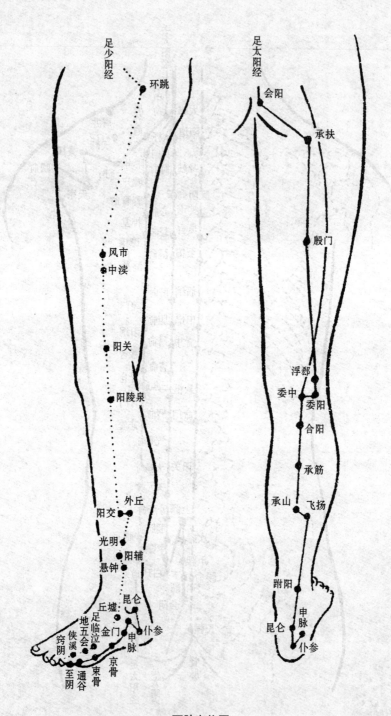

下肢穴位图

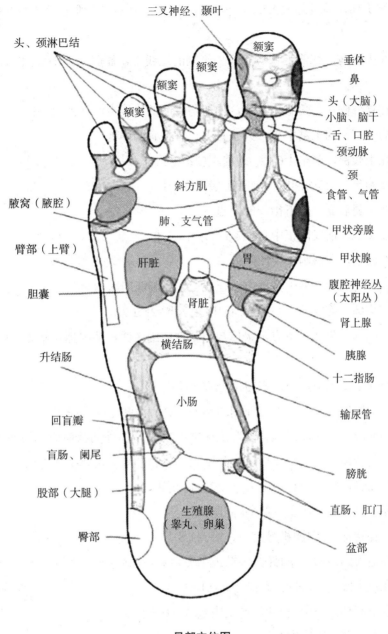

三叉神经、颞叶

头、颈淋巴结

额窦

额窦

额窦

额窦

腋窝（腋腔）

斜方肌

肺、支气管

臂部（上臂）

肝脏

胆囊

肾脏

升结肠

横结肠

回盲瓣

小肠

盲肠、阑尾

股部（大腿）

臀部

生殖腺
（睾丸、卵巢）

垂体

鼻

头（大脑）

小脑、脑干

舌、口腔

颈动脉

颈

食管、气管

甲状旁腺

甲状腺

腹腔神经丛
（太阳丛）

肾上腺

胃

胰腺

十二指肠

输尿管

膀胱

直肠、肛门

盆部

足部穴位图

阿是穴：是以痛为俞，就是人们常说的"有痛便是穴"，按压时会有酸、麻、胀、痛的感觉以及皮肤的变化。

安眠：耳垂后的凹陷与枕骨下的凹陷连线的中点处。

八邪穴：在手指背侧，微握拳，第1～5指间，指蹼缘后方赤白肉际处，左右共8个穴位。

百会：在头部，前发际正中直上5寸，或两耳尖连线的中点处。

本神：在头部，前发际上0.5寸，神庭旁开3寸、神庭与头维连线的内2/3与外1/3交点处。

髀关：在大腿前，髂前上棘与髌底外侧端的连线上，屈股时，平会阴，居缝匠肌外侧凹陷处。

臂臑：在臂外侧，三角肌止点处，曲池与肩髎的连线上，曲池上7寸。

秉风：肩胛部，冈上窝中央，天宗直上，举臂有凹陷处。

不容：在上腹部，脐中上6寸，距前正中线2寸。

步廊：在胸部，第5肋间隙，前正中线旁开2寸。

承扶：在大腿后面，臀下横纹的中点。

承光：在头部，前发际正中直上2.5寸旁开1.5寸。

承浆：在面部，鼻唇沟正中凹陷处。

承筋：在小腿后面，委中与承山的连线上，腓肠肌肌腹中央，委中下5寸。

承灵：在头部，前发际上4寸，头正中线旁开2.25寸。

承泣：在面部，瞳孔直下方，眼球与下眼眶边缘之间，即眼球正下方，眼眶骨凹陷处。

承山：小腿后面正中，委中穴与昆仑穴之间。

尺泽：位于肘横纹肱二头肌腱外侧凹陷处，具有清肺止咳的作用。

冲门：在腹股沟外侧，距耻骨联合上缘中点3.5寸，髂外动脉搏动处的外侧。

冲阳：在足背最高处，踇长伸肌腱和趾长伸肌腱之间，足背动脉搏动处。

次髎：在骶部，髂后上棘内下方，第2骶后孔处。

大包：在侧胸部腋中线上，第6肋间隙处。

大肠俞：在背部，第4腰椎棘突下，旁开1.5寸。

大都：在足大趾内侧，第1跖趾关节前下方，赤白肉际处。

大敦：在足大趾末节外侧，距趾甲角0.1寸。

大赫：在下腹部，脐中下4寸，前正中级旁开0.5寸。

大横：在腹中部，距脐中4寸。

大陵：在腕掌横纹的中点处，掌长肌腱与桡侧腕屈肌腱之间。

大迎：在下颌角前方，咬肌附着部前缘，当面动脉搏动处。

大钟：在足内侧，内踝下方，跟腱附着部的内侧前方凹陷处。

大杼穴：在背部，第1胸椎棘突下，后正中线旁开1.5寸。

大椎：在后颈部，第7颈椎棘突下凹陷处。

带脉：在侧腹部，章门下1.8寸，第12肋骨游离端下方垂线与脐水平线的交点上。

胆俞：在背部，第10胸椎棘突下，旁开1.5寸处。

地仓：在面部，口角外侧，口角旁开0.4寸，上直对瞳孔。

地机：位于人体的小腿内侧，内踝尖与阴陵泉穴的连线上，阴陵泉穴下3寸。

地五会：在足背外侧，足4趾本节（第4趾关节）的后方，第4、5趾骨之间，小趾伸肌腱的内侧缘。

犊鼻：屈膝、髌骨下缘髌韧带外侧凹陷处，又称外膝眼。

兑端：在面部，上唇的尖端，人中沟下端的皮肤与唇的移行部。

二间（荥）：微握拳，在手示指前，桡侧凹陷处。

飞扬：在小腿后面，外踝后，昆仑穴直上7寸，承山外下方1寸处。

肺俞：在背部，第3胸椎棘突下，后正中线旁开1.5寸。

丰隆：在小腿前外侧，外踝尖上8寸。

风池：在颈部，枕骨之下，胸锁乳突肌与斜方肌上端之间的凹陷处。

风府：发际正中直上1寸，两斜方肌之间的凹陷中。

风门：在背部，第2胸椎棘突下，旁开1.3寸。

风市：在大腿外侧部的中线上，属横纹上7寸。或直立垂手时，中指尖处。

伏兔：大腿外侧，髂前上棘与髌骨外缘的连线上，髌骨外上缘上6寸处。

扶突：颈外侧部，胃经人迎穴的外侧约2横指，胸锁乳突肌前、后缘之间，与甲状软骨喉结相平处。

浮白：在头部，耳后乳突的后上方，天冲与完骨的弧形连线的中1/3与上1/3交点处。

府舍：冲门穴外上方0.7寸，前正中线旁开4寸。

复溜：在小腿内侧，太溪直上2寸，跟腱的前方。

腹哀：脐上3寸，前正中线旁开4寸。

腹结：府舍穴上3寸，大横穴下1寸，距任脉旁开4寸。

腹泻特效穴：在神阙与气海之间。

肝俞：在背部，第9胸椎棘突下，旁开1.5寸。

膏肓俞：在背部，第4胸椎棘突下，左右旁开3寸。

膈俞：在背部，第7胸椎棘突下，旁开1.5寸。

公孙：在足内侧缘，第1跖骨基底的前下方，赤白肉际处。

关冲：手环指末节尺侧，距指甲角0.1寸（指寸）。

关元：在下腹部，前正中线上，脐下3寸。

关元俞：在背部，第5腰椎棘突下，左右旁开2指。

光明：在小腿外侧，外踝尖上5寸，腓骨前缘。

颔厌：在头部鬓发上，头维与曲鬓弧形连线的上1/4与下3/4交点处。

行间：在足背侧，第1、2趾间，趾蹼缘的后方赤白肉际处。

禾髎：在上唇上外侧，鼻孔外缘直下，上唇上1/3与中1/3的交界点取穴。

合谷：在手背，第1、2掌骨间，第2掌骨桡侧的中点处。

横骨：在下腹部，脐中下5寸，前正中线旁开0.5寸。

后顶：在头部，后发际正中直上5.5寸（脑户上3寸）。

后溪：在手尺侧，微握拳，小指后的远侧掌横纹赤白肉际。

华盖：在胸部，前正中线上，平第1肋间。

环跳：侧卧屈股，股骨大转子最凸点与骶管裂孔连线的外1/3与中1/3交点处。

肓俞：在腹中部，脐中旁开0.5寸。

会阳：在骶部，尾骨端旁开0.5寸。

会阴：在会阴部，男性阴囊根部与肛门连线的中点，女性大阴唇后联合与肛门连线的中点。

会宗：在前臂背侧，腕背横纹上3寸，支沟尺侧，尺骨的桡侧缘。

箕门：在血海穴与冲门穴的连线上，血海穴直上6寸。

极泉：上臂外展，腋窝正中，腋动脉搏动处。

急脉：在耻骨结节外侧，气冲穴外下方，腹股沟股动脉搏动处前正中线旁开2.5寸。

脊中：在背部，后正中线上，第11胸椎棘突下凹陷中。

夹脊穴：在背腰部，第1胸椎至第5腰椎棘突下两侧，后正中线旁开0.5寸，一侧17个穴位。

颊车：在面颊部，下颌角前上方约1横指（中指）。

间使：掌后第1横纹上3寸。

肩井：在肩上，前直乳中，大椎与肩峰端连线的中点上。

肩髎：在肩峰后下方，上臂外展时，肩髃穴后寸许凹陷中。

肩外俞：在背部，第1胸椎棘突下，旁开3寸。

肩俞：肩髃穴与云门穴连线中点。

肩髃：在肩部三角肌上，臂外展或向前平伸时，肩峰前下方凹陷处。

肩贞：在肩关节后下方，臂内收时，腋后纹头上1寸（指寸）。

肩中俞：在背部，第7颈椎棘突下，旁开2寸。

建里：在上腹部，前正中线上，脐上3寸。

交信：在小腿内侧，太溪直上2寸，复溜前0.5寸，胫骨内侧缘的后方。

角孙：在侧头部，折耳廓向前，耳尖直上入发际处。

解溪：足背与小腿交界处的横纹中央凹陷中。

筋缩：在背部，后正中线上，第9胸椎棘突下凹陷处。

京门：在侧腰部，章门后1.8寸，12肋骨游离端的下方。

睛明：在面部，目内眦角稍上方凹陷处。

鸠尾（络穴，膏之原穴）：在上腹部，前正中线上，胸剑结合部下1寸。

居髎：在髋部，髂前上棘与股骨大转子最凸点连线的中点处。

巨骨：在肩上，锁骨肩峰端与肩胛冈肩峰之间凹陷处。

巨髎：在面部，瞳孔直下，平鼻翼下缘处，当鼻唇沟外侧。

巨阙（心经募穴）：在上腹部，前正中线上，脐上6寸。

绝骨（悬钟）：在小腿外侧，外踝尖上3寸，腓骨前缘处。

厥阴俞：在背部，第4胸椎棘突下旁开1.5寸处。

孔最：在前臂掌面桡侧，尺泽与太渊连线上，腕横纹上7寸。

昆仑：在足部外踝后方，外踝尖与跟腱之间的凹陷处。

劳宫：在第2、第3掌指关节后，第3掌骨桡侧边。

蠡沟：在小腿内侧，内踝尖上5寸，胫骨内侧面中央。

厉兑：在足第2趾末节外侧，距趾甲角0.1寸。

廉泉：在颈部，前正中线上，结喉上方，舌骨上缘正中凹陷处。

梁门：在上腹部，脐中上4寸，距前正中线2寸。

梁丘：在股前区，髌底上2寸，髂前上棘与髌底外侧端的连线上。

列缺：位于桡骨茎突上方、腕横纹桡端上1.5寸，具有祛风宣肺的作用。

临泣：位于足背外侧，第4趾、小趾跖骨夹缝中。

灵道：在前臂掌侧，尺侧腕屈肌腱的桡侧缘，腕横纹上1.5寸。

灵台：人体的背部，后正中线上，第6胸椎棘突下凹陷中。

灵墟：在胸部，第3肋间隙，前正中线旁开2寸。

漏谷：在内踝尖与阴陵泉的连线上，内踝尖上6寸。

瘈脉：在头部，角孙与翳风之间，沿耳轮连线的上、中1/3的交点处。

络却穴：在头部，前发际正中直上5.5寸，旁开1.5寸。

率谷：在头部，耳尖直上入发际15寸，角孙直上方。

肓门：在腰部，第1腰椎棘突下，旁开3寸。

命门：在背部，后正中线，第2腰椎棘突下凹陷处。

目窗：在头部，前发际上1.5寸，头正中线旁开2.25寸。

脑户：在头部，后发际正中直上2.5寸，风府上1.5寸，枕外隆凸的上缘凹陷处。

脑空：在头部，枕外隆凸的上缘外侧，头正中线旁开2.25寸，平脑户。

内关：在前臂掌侧，腕横纹上2寸，掌长肌腱与桡侧腕屈肌腱之间。

内庭：足背第2、3跖骨结合部前方凹陷处。

膀胱俞：在背部，第2骶椎棘突下旁开1.5寸。

脾俞：在背部，第11胸椎棘突下，旁开1.5寸。

偏历（络）：屈肘，前臂背面桡侧，阳溪与曲池连线上，腕横纹上3寸。

魄户：在背部，第3胸椎棘突下，旁开3寸。

仆参：在足外侧部，外踝后下方，昆仑直下，跟骨外侧，赤白肉际处。

期门：在胸部，乳头直下，第6肋间隙，前正中线旁开4寸。

气冲：在腹股沟稍上方，脐中下5寸，距前正中线2寸。

气海：在下腹部，前正中线上，脐下1.5寸。

气海俞：在背部，第3腰椎棘突下，旁开1.5寸。

气穴：在下腹部，脐中下3寸，前正中线旁开0.5寸。

前顶：在头部，前发际正中直上3.5寸（百会前1.5寸）。

前谷：在手尺侧，微握拳，小指前的掌指横纹头赤白肉际。

强间：在头部，后发际正中直上4寸（脑户上1.5寸）。

桥弓穴：人体脖子两侧的大筋上。

郄门：掌后第1横纹上5寸。

青灵穴：在手臂内侧，肘横纹上3寸，肱二头肌的尺侧缘。

清冷渊：在臂外侧，屈肘时，肘尖直上2寸，即天井上1寸。

丘墟：在外踝的前下方，趾长伸肌腱的外侧凹陷处。

曲鬓：在头部，耳前则角发际后缘的垂线与耳尖水平线交点处。

曲差：在头部，前发际正中直上0.5寸，旁开1.5寸。

曲池：在肘横纹外侧端，屈肘，尺泽与肱骨外上髁连线中点。

曲骨：在下腹部，耻骨联合上缘上方凹陷。

曲泉：屈膝，膝内侧横纹头上方凹陷中。

曲垣：在肩胛部，冈上窝内侧端，膈俞与第2胸椎棘突连线的中点处。

曲泽：在肱二头肌腱的尺侧，肘横纹上。

颧髎：在面部，目外眦直下，颧骨下缘凹陷处。

缺盆：在锁骨上窝中央，距前正中线4寸。

然谷：在足内侧缘，足舟骨粗隆下方，赤白肉际。

人迎：在颈部，喉结旁，胸锁乳突肌的前缘，颈总动脉搏动处。

人中：人体鼻唇沟的中点，上嘴唇沟的上1/3与下2/3交界处，为急救昏厥要穴。

日月：在上腹部，当乳头直下，第7肋间隙，前正中线旁开4寸。

臑会：在臂外侧，肘尖与肩髎的连线上，肩髎下3寸，三角肌的后下缘。

臑俞：在肩部，腋后纹头直上，肩胛冈下缘凹陷中。

乳根：在胸部，乳头直下，乳房根部，第5肋间隙，距前正中线4寸。

乳中：在胸部，第4肋间隙，乳头中央：距前正中线4寸。

三间（输）：微握拳，在手食指后，桡侧凹陷处。

三焦（俞）：在背部，第1腰椎棘突下，旁开1.5寸。

三阳（络）：在前臂背侧，腕背横纹上4寸，尺骨与桡骨之间。

三阴交：内踝尖上3寸，胫骨内侧面后缘。

膻中（心包经募穴，气会）：在胸部，当前正中线上，平第4肋间，两乳头连线的中点。

商丘：内踝前下方凹陷中，舟骨结节与内踝尖连线的中点处。

商曲：在上腹部，脐中上2寸，前正中线旁开0.5寸。

商阳（井）：在示指末节桡侧，距指甲角0.1寸（指寸）。

上关：在耳前，下关直上，颧弓的上缘凹陷处。

上巨虚：在小腿前外侧，犊鼻下6寸，距胫骨前缘一横指。

上廉：屈肘，前臂背面桡侧，阳溪与曲池的连线上，肘横纹下3寸。

上髎：在骶部，髂后上棘与后正中线之间，适对第1骶后孔处。

上脘：在上腹部，前正中线上，脐上5寸。

上星：在头部，前发际正中直上1寸。

少府：在手掌面，第4、5掌骨之间。

少商：位于大拇指桡侧，指甲角外约1分许，具有醒脑、利咽、清火的作用。

少阴：由手太阴肺经、手厥阴心包经和手少阴心经组成，分布在手臂的内侧，由胸走手。

少泽：在手小指末节尺侧，距甲根角0.1寸。

申脉：在下肢，外踝直下方凹陷中。

身柱：在背部，后正中线，第3胸椎棘突下。

神藏：在胸部，第2肋间隙，前正中线旁开2寸。

神道：位于人体背部，后正中线上，第5胸椎棘突下凹陷中。

神封：在胸部，第4肋间隙，前正中线旁开2寸。

神门：在腕横纹尺侧端，尺侧腕屈肌腱的桡侧凹陷处。

神阙：在脐中部，脐中央。

神堂：在背部，第5胸推棘突下，旁开3寸。

神庭：在头部，前发际正中直上0.5寸。

肾俞：在背部，第2腰椎棘突旁开1.5寸处。

十宣：在手十指尖端，距指甲游离缘0.1寸，左右共10个穴位。

石关：在上腹部，脐中上3寸，前正中线旁开0.5寸。

石门（三焦经募穴）：在下腹部，前正中线上，脐下2寸。

食窦：在第5肋间隙，前正中线旁开6寸。

手三里：在前臂背面桡侧，阳溪与曲池连线上，肘横纹下2寸。

手五里：在臂外侧，曲池与肩髃连线上，曲池上3寸处。

水道：在下腹部，脐中下3寸，距前正中线2寸。

水分：在上腹部，前正中线上，脐上1寸。

水沟：在面部，人中沟的上1/3与中1/3交点处。

水泉：在足内侧，内踝后下方，太溪直下1寸，跟骨结节的内侧凹陷处。

丝竹空：在面部，眉梢凹陷处。

四白：在面部，瞳孔直下，眶下孔凹陷处。

四渎：在前臂背侧，阳池与肘尖的连线，肘尖下5寸，尺骨与桡骨之间。

四满：在下腹部，脐中下2寸，前正中线旁开0.5寸。

四神聪：在百会前、后、左、右各开1寸处，因共有四穴，故名四神聪。

素髎：在面部，鼻尖的正中央。

太白：在第1跖骨小头后缘，赤白肉际凹陷处。

太冲：在足背，第1、2跖骨结合部前方凹陷处。

太溪：在足部，内踝尖与跟腱之间的凹陷处。

太阳：在耳郭前面，前额两侧，外眼角延长线的上方。

太渊：在大多角骨的桡侧，掌后第1横纹上。

陶道：在背部，后正中线上，第1胸椎棘突下凹陷中。

天池：乳外旁1寸。

天神：在头部，耳根后缘直上入发际2寸，率谷后0.5寸。

天窗：在颈外侧部，胸锁乳突肌的后缘，扶突后，与喉结平。

天鼎：在颈外侧部，锁骨上窝之上，扶突穴直下1寸，胸锁乳突肌后缘。

天府：在腋下3寸，肱二头肌的桡侧沟中。

天井：在臂外侧，屈肘时，肘尖直上1寸凹陷处。

天髎：在肩胛部，肩井与曲垣的中间，肩胛骨上角处。

天泉：在腋前纹头下2寸，肱二头肌肌腹中。

天容：在颈外侧部，下颌角的后方，胸锁乳突肌的前缘凹陷中。

天枢：在腹部，横平脐中，前正中线旁开2寸。

天突：在颈部，前正中线上，胸骨上窝中央。

天溪：在第4肋间隙，前正中线旁开6寸。

天牖：在颈侧部，乳突的后下方，平下颌角，胸锁乳突肌的后缘。

天柱：项部大筋（斜方肌）外缘之后发际线凹陷中，约后发际正中旁开1.3寸。

天宗：在肩胛部，冈下窝中央凹陷处，与第4胸椎相平。

听宫：在面部，耳屏前，下颌骨髁状突的后方，张口时呈凹陷处。

听会：在面部，耳屏间切迹的前方，下颌骨髁突的后缘，张口有凹陷处。

通谷：在上腹部，脐中上5寸，前正中线旁0.5寸。

通里：在前臂掌侧，尺侧腕屈肌腱的桡侧缘，腕横纹上1寸。

通天：在头部，前发际正中直上4寸，旁开1.5寸。

瞳子髎：在面部，目外眦旁，当眶外侧缘处。

头临泣：在头部，瞳孔直上入前发际0.5寸，神庭与头维连线的中点处。

头窍阴：在头部，耳后乳突的后上方，天冲与完骨的弧形连线的中1/3与下1/3交点处。

头维：在头侧部，额角发际上0.5寸，头正中线旁4.5寸。

外关：在前臂背侧，腕横纹向上三指宽处，与正面内关相对。

外丘：在小腿外侧，外踝尖上7寸，腓骨前缘，平阳交。

完骨：在头部，耳后乳突的后下方凹陷处。

腕骨：在手尺侧，第5掌骨基底与钩骨之间的凹陷处。

维道：在侧腹部，髂前上棘的前下方，五枢前下0.5寸。

委阳：在腘横纹外侧端，股二头肌腱的内侧。

委中：在腘横纹中点，股二头肌腱与半腱肌腱的中间。

胃俞：在背部，第12胸椎棘突下，旁开1.5寸。

温溜：屈肘，前臂背面桡侧，阳溪与曲池连线上、腕横纹上5寸。

五枢：在侧腹部，髂前上棘的前方，横平脐下3寸处。

郄门：掌后第1横纹上5寸。

膝关：在小腿内侧，胫骨内上髁的后下方，阴陵泉后1寸。

膝阳关：在膝外侧，股骨外上髁上方的凹陷处。

侠白：在上臂前区，腋前纹头下4寸。

侠溪：在足背外侧，第4、5趾间，趾蹼缘后方赤白肉际处。

下关：在面部，耳前方，颧弓与下颌切迹所形成的凹陷中。

下廉：屈肘，前臂背面桡侧，阳溪与曲池的连线上，肘横纹下4寸。

下髎：在骶部，中髎内下方，适对第4骶后孔处。

下脘：在上腹部，前正中线上，脐上2寸。

陷谷：在足背，第2、3跖骨间，第2跖趾关节近端凹陷中。

消渴穴：在内踝尖直上5寸，胫骨后缘。

消泺：在臂外侧，清冷渊与臑会连线中点处。

小肠俞：骶正中嵴（第1骶椎棘突下）旁开1.5寸。

小海：在肘外侧，尺骨鹰突与肱骨内上髁之间凹陷处。

心俞：在背部，第5胸椎棘突下，旁开1.5寸。

囟会：在头部，前发际正中直上2寸（百会前3寸）。

胸乡：在第3肋间隙，前正中线旁开6寸。

悬厘：在头部鬓发上，头维与曲鬓弧形连线的上3/4与下1/4交点处。

悬颅：在头部鬓发上，头维与曲鬓弧形连线的中点处。

悬枢：在腰部，当后正中线上，第1腰椎棘突下凹陷中。

悬钟：在小腿外侧，外踝尖上3寸，腓骨前缘。

璇玑：在胸正中线，天突下1寸，胸骨柄中央处。

血海：屈膝，在髌底内上缘上2寸，股四头肌内侧头的隆起处。

哑门：在项部，后发际正中直上0.5寸，第2颈椎棘突下缘。

阳白：在前额部，瞳孔直上，眉上1寸。

阳池：在手腕背部横纹中，指伸肌腱的尺侧凹陷处。

阳辅：在小腿外侧，外踝尖上4寸，腓骨前缘稍前方。

阳谷：在手尺侧，尺骨茎突与三角骨之间的凹陷处。

阳交：在小腿外侧，外踝尖上7寸，腓骨后缘。

阳陵泉：在膝斜下方，小腿外侧之腓骨小头稍前凹陷中。

阳溪（经）：在腕背横纹桡侧，手拇指向上翘起时，拇短伸肌腱与拇长伸肌腱之间的凹陷中。

养老：在前臂背面尺侧，尺骨小头近端桡侧凹陷中。

腰骶椎：自屏轮切迹至对耳轮上下脚分叉处分为五等份，上2/5为腰骶椎。

腰眼：在腰部，第4腰椎棘突下旁开3.5寸凹陷中。

腰阳关：在腰部，后正中线第4腰椎棘突下凹陷处。

腰俞：在骶部，后正中线上，适对骶管裂孔。

液门：在手背部，第4、5指间，指蹼缘后方赤白肉际处。

胰俞：在背部，第8胸椎棘突下，旁开1.5寸处。

翳风：在耳垂后方，乳突与下颌角之间的凹陷处。

阴包：在大腿内侧，股骨内上髁上4寸，股内肌与缝匠肌之间。

阴都：在上腹部，脐中上4寸，前正中线旁开0.5寸处。

阴谷：在腘窝内侧，屈膝时，半腱肌肌腱与半膜肌肌腱之间。

阴交：在下腹部，前正中线上，脐下1寸。

阴廉：在大腿内侧，气冲穴直下2寸，大腿根部，耻骨结节的下方长收肌的外缘。

阴陵泉：在小腿内侧，胫骨内侧下缘与胫骨内侧缘之间的凹陷中。

阴郄：在前臂掌侧，尺侧腕屈肌腱的桡侧缘，腕横纹上0.5寸。

龈交：在上唇内，唇系带与上齿龈的相接处。

隐白：在足大趾内侧，趾甲角旁开0.1寸。

印堂：在额部，在两眉头的中间。

迎香：在面部鼻唇沟内的上段，横平鼻翼中部，口禾髎穴外上方1寸处。

涌泉：在足底，第2、3跖趾缝纹头端与足跟连线的前1/3交点上。

幽门：在上腹部，脐中上6寸，前正中线旁开0.5寸。

鱼际：位于手掌第1掌骨中点桡侧，具有清肺和胃、得咽止血的作用。

鱼腰：在额部，瞳孔直上，眉毛中。

俞府：在胸部，锁骨下缘，前正中线旁开2寸。

玉堂：在胸正中线，平第3肋间。

彧中：在胸部，第1肋间隙，前正中线旁开2寸。

渊腋：在侧胸部，举臂，腋中线上，腋下3寸，第4肋间隙中。

云门：位于锁骨下缘平齐，旁开锁骨中点二横指的凹陷处。

攒竹：在面部，眉头凹陷中，眶上切迹处。

章门：在侧腹部，第11肋游离端的下方。

长强：在尾骨端下0.5寸，当尾骨端与肛门连线的中点处。

照海：在足内侧，内踝尖下方凹陷处。

辄筋：在侧胸部，渊腋前1寸，平乳头，第4肋间隙中。

正营：在头部，前发际上2.5寸，头正中线旁开2.25寸。

支沟：在腕背横纹上3寸，尺骨与桡骨之间。

支正：在前臂背面尺侧，阳谷与小海的连线上，腕背横纹上5寸。

趾：对耳轮上脚的后上角，近耳舟部。

至阳：在背部，第7胸椎棘突下凹陷中。

至阴：在足小趾末节外侧，距趾甲角0.1寸（指寸）。

志室：在背部，第2腰椎棘突下，旁开3寸。

中冲：在中指尖端。

中都：在小腿内侧，内踝尖上7寸，胫骨内侧面的中央。

中渎：在大腿外侧，风市下2寸，或腘横纹上5寸，股外肌与股二头肌之间。

中封：在足背侧，商丘与解溪连线之间，胫骨前肌腱的内侧凹陷处。

中府：锁骨下缘平齐，旁开锁骨中点二横指，向下1寸。

中极：在下腹部，前正中线上，脐中下4寸。

中髎：在次髎内下方，适对第3骶后孔处。

中枢：在背部，后正中线上，第10胸椎棘突下凹陷中。

中庭：在胸部，前正中线上，平第5肋间，即胸剑结合部中点。

中脘：在上腹部，前正中线上，脐中上4寸。

中渚：在手背，第4、5掌骨小头后缘之间凹陷中，液门穴后1寸。

中注：在下腹部，脐中下1寸，前正中线旁开0.5寸。

周荣：在第2肋间隙，前正中线旁开6寸。

肘髎：在臂外侧，屈肘，曲池上方1寸，肱骨边缘处。

筑宾：在小腿内侧，太溪与阴谷的连线上，太溪上5寸。

紫宫：在胸正中线，平第2肋间。

足临泣：在足背外侧，足4趾本节（第4趾关节）的后方，小趾伸肌腱的外侧凹陷处。

足窍阴：在第4趾末节外侧，距趾甲角0.1寸。

足三里：在小腿外侧，犊鼻下3寸。

足三阳：十二经脉中的三条经脉，即足阳明胃经、足太阳膀胱经和足少阳胆经。分布在腿的外侧和后侧，属表。它们的循行方向均由头部经过躯干部、下肢外侧抵止于足部。

足三阴经：由足太阴脾经、足少阴肾经和足厥阴肝经组成，分布在腿的内侧，由足部经过下肢内侧、腹部抵止于胸部。

足五里：在大腿内侧，气冲直下3寸，大腿根部，耻骨结节的下方，长收肌的外缘。

左心俞：在背部，第5胸椎棘突下，旁开1.5寸。

参考文献

［1］郭晓蕙，沈犁，戴霞等.中国糖尿病护理及教育指南.护理及糖尿病教育学组编写，2009.

［2］丁淑贞，陈正女，刘永宁等.内分泌科临床护理.北京：中国协和医科大学出版社，2016.

［3］纪立农，郭晓惠等.中国糖尿病患者胰岛素使用教育管理规范.天津：天津科学技术出版社，2011.

［4］陈伟菊，古成璠等.内分泌科临床护理思维与实践.北京：人民卫生出版社，2013.

［5］卢根娣，王蓓等.血糖护理指南.上海：第二军医大学出版社，2015.

［6］寿松涛，柴艳芬等.健康新图说：糖尿病患者贴身读本.北京：人民卫生出版社，2018.

［7］吴欣娟.内分泌科护理工作指南.北京：人民卫生出版社，2016.

［8］高怀林等.远离糖尿病.北京：军事医学科学出版社，2009.

［9］李令仪.图解糖尿病.天津：天津科学技术出版社，2011.

［10］李令仪.疾病看得见：糖尿病图解.第2版.天津：天津科学技术出版社，2014.

［11］中华中医药学会.糖尿病中医防治指导.北京：中国中医药出版社，2007.

［12］中华医学会糖尿病分会.中国2型糖尿病防治指南，2013.

［13］中华医学会糖尿病学分会护理及糖尿病教育学组.中国糖尿病护理及健康教育指南.2009.

［14］张素秋，苏宁，倪青.糖尿病中医精准护理方案.北京：科学出版社，2007.

［15］欧阳冬生.临床护理药物手册.北京：人民卫生出版社，2007.

［16］田鹏霞.糖尿病养生与食疗.延吉：延边大学出版社，2006.

［17］刘玉珍.中国标准护理计划.内科分册.长沙：湖南科学技术出版社，2003.

［18］杨春玲，张瑞敏.临床护理路径.北京：军事医学科学出版社，2009.

［19］张素英.中药注射剂应用手册.北京：人民军医出版社，2013.

［20］宋一同，李业甫，宋永忠，夏建龙.中国推拿治疗学.北京：人民卫生出版社，2011.

［21］田从豁，臧俊崎.中国灸法全书.哈尔滨：黑龙江科学技术出版社，2013.

［22］梅全喜.中药熏蒸疗法.北京：中国中医药出版社，2012.

［23］迟家敏.实用糖尿病学.北京：人民卫生出版社，2009.

［24］倪青.糖尿病中医循证治疗学.北京：科学技术文献出版社，2015.

［25］程爵荣.艾灸疗法治百病.北京：人民军医出版社，2009.

［26］程爵荣.足底疗法治百病.北京：人民军医出版社，2010.

［27］朱云喜.实用针罐疗法.北京：人民卫生出版社，2007.

［28］张素秋，石福霞.中医护理技术操作实训.北京：人民军医出版社，2011.

［29］张素秋，苏宁.糖尿病中医护理路径.北京：科学技术文献出版社，2012.